有病者歯科治療ハンドブック

監修代表

日本歯科大学歯学部大学院歯学研究科歯科臨床系（口腔外科学1）
日本有病者歯科医療学会理事長
白川　正順

日本歯科大学歯学部歯科麻酔学教室
日本有病者歯科医療学会編集長
古屋　英毅

監修委員（日本有病者歯科医療学会常任理事）

熊本市・伊東歯科医院
伊東　隆利

日本歯科大学歯学部大学院歯学研究科歯科臨床系（口腔外科学1）
白川　正順

鶴見大学歯学部口腔外科学教室第1講座
瀬戸　皖一

三井記念病院歯科口腔外科
寶田　博

東京慈恵会医科大学歯科学教室
田辺　晴康

日本歯科大学歯学部歯科麻酔学教室
古屋　英毅

日本歯科医師会前専務理事
光安　一夫

編集委員（日本有病者歯科医療学会理事）

自治医科大学歯科口腔外科学教室
赤坂　庸子

鶴見大学歯学部歯科麻酔学講座
雨宮　義弘

大阪歯科大学歯科麻酔学講座
上田　裕

東京女子医科大学口腔外科学教室
扇内　秀樹

東京歯科大学歯科麻酔学講座
金子　譲

名古屋市・鈴木歯科医院
鈴木　俊夫

神戸市立中央市民病院歯科口腔外科
田中　義弘

岩手県立中央病院歯科口腔外科
中里　滋樹

鹿児島市立病院歯科口腔外科
増田　敏雄

岡崎市民病院歯科口腔外科
山田　祐敬

明海大学歯学部口腔外科学第1講座
山本　美朗

山形大学医学部歯科口腔外科学講座
吉澤　信夫

（五十音順）

クインテッセンス出版株式会社

執筆者一覧 （五十音順）

自治医科大学歯科口腔外科学教室
赤坂　庸子

鶴見大学歯学部歯科麻酔学講座
雨宮　義弘

日本歯科大学歯学部総合診療科1
石垣　佳希

熊本市・伊東歯科医院
伊東　隆利

大阪歯科大学歯科麻酔学講座
上田　裕

東京女子医科大学口腔外科学教室
扇内　秀樹

東京歯科大学歯科麻酔学講座
金子　譲

神戸市立中央市民病院歯科口腔外科
河合　峰雄

熊本市立熊本市民病院歯科
川口　辰彦

岡崎市民病院歯科口腔外科
木下　弘幸

三井記念病院歯科口腔外科
坂本　泰宏

日本歯科大学歯学部大学院歯学研究科歯科臨床系（口腔外科学1）
白川　正順

大阪歯科大学歯科麻酔学講座
杉岡　伸悟

名古屋市・鈴木歯科医院
鈴木　俊夫

日本歯科大学歯学部歯科麻酔学教室
砂田　勝久

鶴見大学歯学部口腔外科学教室第1講座
瀬戸　晥一

山王病院歯科口腔外科
髙田　典彦

三井記念病院歯科口腔外科
寳田　博

神戸市立中央市民病院歯科口腔外科
田中　義弘

東京慈恵会医科大学歯科学教室
田辺　晴康

山形大学医学部歯科口腔外科学講座
冨塚　謙一

岩手県立中央病院歯科口腔外科
中里　滋樹

国立精神神経センター武蔵病院歯科
中村　広一

日本歯科大学歯学部歯科麻酔学教室
古屋　英毅

鹿児島市立病院歯科口腔外科
増田　敏雄

東京歯科大学歯科麻酔学講座
間宮　秀樹

岡崎市民病院歯科口腔外科
山田　祐敬

明海大学歯学部口腔外科学第1講座
山本　美朗

山形大学医学部歯科口腔外科学講座
吉澤　信夫

推薦の辞

　この度，日本有病者歯科医療学会の監修・編集による有病者医療ハンドブックが，全人的歯科医療を目指す臨床歯科医の要望に応えて，上梓される運びとなりました．洵に時代のニーズに合致した時宜を得た発刊でありまして，歯科受診の有病患者さん方々のためにも大変幸せであると信じ，誠に同慶の至りと存じます．現在までも大きな専門学会が，学会員の資質の向上と自学自習，そして何よりも目の前の患者の診療に即座に役立たせるために，この種の企画立案がガイドラインとして発刊された例は多いのでありますが，歯科領域に於いてこのような目的で，学会主導で学会員のための全身病態を主眼に有病者の歯科治療に，切り込んだ書籍は皆無と言って良いとも思われます．もとより医療は深い学識とそれが臨床経験が実証実践体験に結びついて，本来，患者のための医療の成果が上がるものでありますが，近時疾病構造の変化が著しく，そのため，診断や治療指針の策定や実施に当たり，困惑を感ずる病態に逢着することも数多く，それは決して珍しいことではありません．

　夙に，本学会ではこれらの事態に急ぎ対応するために，役員会や委員会を通じて，何よりも患者の幸福のために，そして治療者自身のための治療指針，すなわちガイドラインとしてのハンドブックの作成に，学会を挙げて取り組んで参りました．それらの熱意と宿願の帰結として，この教本すなわち本書が出来上がったのであります．

　内容を繙きますと，斬新な企画とアイデアで臨床医の気持ちになり，その立場にたった診療室で欲しい知識，直ぐさま役立つ項目立てが随所に盛られております．

　すなわち，問診に基づく医科との連繋，歯科治療のポイント，その際の注意事項，臨床検査一覧など，見出しや括りのキーワードなども付いており，明解で便利この上もありません．さらに，訪問歯科診療について丁寧で細心な記述や，取り扱い手続きなども網羅されておりまして，現下の介護保険制度の発足，実施早々のただ今の現時点で，喫緊の要事に大変役立ち，即座に臨床に裨益すること請け合いでありましょう．是非とも一人でも多く，歯科臨床医の諸先生方が本書を利用され有効活用されますよう，茲に，お薦めする次第であります．

平成13年10月

前日本有病者歯科医療学会　理事長
日本学術会議会員　明倫短期大学学長　内田安信

発刊の辞

　"病気を見ずして患者を診よ"とは今でいう全人的見方を示唆したある医科大学の高名な創設者が述べた名言である．全身を診る医科の世界でも名言として捉えられているように，疾患を局所で捉えてしまいがちなのは歯科だけではないことを意味しています．

　21世紀を境に全世界的に超高齢化社会が進み，特にわが国は世界の最長寿国にランクされています．人口構造の変化に伴い医療，歯科医療においても疾病構造が変化し，医療，歯科医療に大きな転換期が訪れました．このような社会の変革にあわせて日本有病者歯科医療学会が平成3年4月27日設立（故園山昇初代理事長）されましたが，当初の予測を上回る状況を迎えているといえます．少子高齢化は今後も加速化し，歯科界においても高齢有病者を対象とする在宅医療介護などを中心とする歯科医療体制の充実に重きが置かれることが予測されます．
　従来まで有病者の歯科治療は大学病院あるいは総合病院の歯科・口腔外科で扱うのが一般的通念でしたが，高齢有病者率の増加により一般臨床医への歯科受診が日常的になるのは眼に見えています．

　かねてより日本有病者歯科医療学会学術大会において"種々の疾患に対応した歯科治療指針が是非必要である"，あるいは"学会として有病者歯科治療ガイドラインの作成が急務である"などの提案がなされてきました．多くの臨床家は有病者の歯科治療に少なからず苦慮した経験があるはずで，疾患，症例にあわせた具体的な治療指針を必要としています．このような経緯から今後の歯科医療の向上，発展にも寄与し得るような"有病者歯科治療のガイドライン"の作成が本学会の責務であると気負って討議しましたが，一朝一夕に目的が達成できるわけがありません．"有病者歯科治療ガイドライン"については本学会の事業の一環として作業グループを作り，じっくり取組む必要があります．
　こんな矢先，クインテッセンス出版から臨床研修医や一般歯科臨床医向けガイドブック刊行のご依頼がありました．本学会における有病者歯科治療の方向性，考え方の基礎固めの第一歩になると確信して，第10回本学会総会において提案いたしました．その結果，会員の総意により学会事業としてお受けすることになりました．いつでも

携帯できるようなポケット版で，しかも臨床に役立つ簡易的なものを目指して本書の体裁としました．

　本書は読者に分かりやすく，またいつでも携帯できるポケット版実践書として構成しました．第1章は総説とし，有病者の定義づけやその診かた，考え方を，第2章は各疾患の各論的解説，歯科治療を行う上でのポイントを，第3章では訪問歯科診療のポイントについて関連する基礎知識，病診連携，訪問治療の実際を具体的に示しました．また第4章では診療の前に知っておきたい知識として歯科治療で注意すべき薬剤，検査値，用語などを一覧させて頂きました．

　本書の刊行にあたっては全ての会員に執筆参加をお願いしなければならない所でしたが，誌面に限りがあるため常任理事，理事の先生方を中心に監修，編集ならびに執筆の労を取って頂きました．会員諸氏におかれましては，この点了承頂きたくお願い申し上げます．

　また，末尾ではございますが，監修ならびに編集にあたっていただいた日本有病者歯科医療学会の常任理事，理事各位，執筆頂いた諸兄に監修委員を代表して深く感謝申し上げます．また，このような出版の機会を与えて頂いたクインテッセンス出版ならびに編集に協力頂いた小野克弘氏に深甚なる感謝を申し上げます．

　本書が明日の有病者歯科治療のための治療指針として読者の座右の書となればと願っております．

平成13年10月1日

監修代表
白川正順
古屋英毅

目次

第1章　総説
1. 日常診療における有病者歯科診療 …………………………………… 2
   （白川正順）
2. 訪問歯科診療について …………………………………………………… 14
   （伊東隆利）

第2章　各疾患に対する基礎知識
1. 循環器系疾患 …………………………………………………………… 26
   （金子　譲・間宮秀樹）
2. 呼吸器系疾患 …………………………………………………………… 46
   （瀬戸皖一・高田典彦）
3. 神経・筋疾患 …………………………………………………………… 54
   （田辺晴康）
4. 代謝性疾患 ……………………………………………………………… 63
   （赤坂庸子）
5. 消化器系疾患 …………………………………………………………… 80
   （白川正順・石垣佳希）
6. 血液・造血器疾患 ……………………………………………………… 91
   （扇内秀樹）
7. 腎疾患 …………………………………………………………………… 101
   （中里滋樹）
8. 内分泌疾患 ……………………………………………………………… 115
   （田中義弘・河合峰雄）
9. アレルギー性疾患 ……………………………………………………… 128
   （山本美朗）
10. 膠原病・自己免疫疾患 ………………………………………………… 134
    （吉澤信夫・冨塚謙一）

11. 精神障害 ……………………………………………………… 143
      （中村広一）
12. 皮膚疾患 ……………………………………………………… 151
      （増田敏雄）
13. 妊娠・婦人疾患 ……………………………………………… 158
      （山田祐敬・木下弘幸）

第3章　訪問歯科診療のポイント

1. 訪問歯科診療を始める前に必要な各種情報 ………………… 172
      （伊東隆利）
2. 要介護者の罹患疾病とリスクとモニタリング ……………… 187
      （上田　裕・杉岡伸悟）
3. 訪問歯科診療時の観血処置 …………………………………… 196
      （寶田　博・坂本泰宏）
4. 病診連携の実際 ………………………………………………… 205
      （川口辰彦）
5. 歯科訪問診療の実際 …………………………………………… 211
      （鈴木俊夫）

第4章　診療の前に知っておきたい知識

1. 歯科治療で注意すべき薬剤 …………………………………… 232
      （雨宮義弘）
2. 検査値一覧 ……………………………………………………… 244
      （古屋英毅・砂田勝久）
3. 略号一覧 ………………………………………………………… 250
      （古屋英毅・砂田勝久）

索　引 ……………………………………………………………… 261

第1章

総説

1. 日常診療における有病者歯科診療

キーワード

日本有病者歯科
医療学会

a. 有病者歯科治療の概念

　最近では基礎疾患をもつ患者さんの歯科治療を『有病者の歯科診療（医療）』と誰もが表現している．
　『日本有病者歯科医療学会』が設立（平成3年4月27日）された当初，この呼称が適切か否かの議論を沸騰させ，多くの時間を費やしたことを想い起こす．議論の焦点は"歯科患者も有病者なので有病者歯科と表現するのは適切ではない"，というものであった．確かに歯科疾患も有病であることには相違ないが，ここでいう有病者とは歯科疾患以外の合併症，なかでも基礎疾患を保有している患者を対象とした呼称と筆者だけではなく，誰もが理解していた．しかし，反対論者の見解では"歯科疾患は多くの全身的疾患を誘発することがあるため，局所に限局した解釈はおかしい．歯科疾患も立派な有病と表現しうる．歯科疾患患者を有病者から外すと歯科疾患そのものが疾患ではないという概念が作られ妥当ではない"，という意見であったと記憶している．もっともな意見であり，一同，一理あると頷いたのも事実であった．元来，賛成論者の間でも有病者という名称命名については確たるエビデンスに基づいた意見があって提案されたものではなかった．というのも当初，有病者の定義について定まったものがなかったからで，全身合併症をもつ患者という一般的な概念に従ったというのが実情であった．『有病者』，『有病者歯科診療』の名称は文字数が少なく，一般の人にも極めて分かりやすい．敢えて説明しなくても自然に理解出来るイメージがある．これ以外に端的に表現できる名称が見当たらない，などの理由で一応決着ついたが，いまでもこの議論が消えたわけではない．『有病者の歯科治療』に関する成書は1981年医歯薬出版（株）歯界展望の別冊として刊行されているが[1]，分かりやすいタイトルとして筆者も抵抗なく受け入れていた．20年経過した現在もこの表現法を踏襲している．しかし，必ずしも適切な表現法ではないと誰もが考えている．これも事実である．しかし，いまだにこの名称以上に的確に表現された名称

有病者

が浮かばないのも皮肉な話である．

　それでは歯科治療における有病者について，具体的にどのような患者を指すのか，改めて考えてみることにする．欧米では「Medically Compromised Patient」と表現されている．ちなみに，日本有病者歯科医療学会も英語名称はJapanese Society of Dentistry for Medically Compromised Patientである．「Medically Compromised Patient」を日本語に意訳すれば，"全身的な疾患を有する患者で歯科治療に際し，内科医の対診等なんらかの配慮を必要とするもの"，と解釈することができる．このような点から考えると，鼻疾患，眼疾患または皮膚疾患など，局所に限られた疾患を有する患者については，有病者とは考えにくい．無論，歯科疾患についてもこの中には含まないのである．しかし，眼疾患でも糖尿病性網膜症，皮膚疾患でも全身性エリテマトーデスなどの自己免疫疾患などは明らかに有病者といえる．

　各施設から有病者を対象とする統計学的検索を行った報告をみるとき，眼疾患，皮膚疾患，アレルギー性などの局所疾患についても記載されているが，このように考えるとこれらを対象疾患とするのは適切ではないということになる．この記載が行われているのは有病者に関する明文化された定義がないためである．定義がまだ明文化されていない現段階では，広義の意味でこれら歯科隣接疾患についてもその範疇に含めているのは間違いとはいい難いが，私見としては適切ではないと考えている．この点について日本有病者歯科医療学会としては甚だ責任を感じるところであり，概念あるいは定義について早急に解決しなければならない検討事項といえる

　Edward B. Seldin[2]は「有病者の管理」を「Management of Medically Compromised Patient」と表現し，観血的処置を行う際に配慮しなければならない対象疾患を以下のごとく，挙げている．

・　心機能障害
・　肺機能障害
・　高血圧症
・　腎機能障害

- 肝障害およびアルコール中毒症
- 血液凝固障害と出血性素因
- てんかん発作
- 内分泌疾患
- 糖尿病
- 甲状腺機能障害
- 副腎機能障害および副腎皮質ホルモン服用患者
- 免疫機能障害，HIV感染とAIDS

　この記載をみると，有病者に対する共通概念は国内外ともに一定している．

　一方，医科に眼を向けてみると，有病者については歯科医師に関わらず，内科医以外の分野の医師は専門的治療を行うに際し，例外なく内科医の対診のもとに診療計画をたてている．医科でも有病者の名称は日常使用されている．つまり，有病者とは，内科医を除く医師，歯科医師から見た共通の呼称であると解釈できる．結論として『有病者』なる名称は固有名詞に近いものになっているといえるが，正しくは『いわゆる有病者』と表現すべきであろう．

b．21世紀における高齢社会と有病者歯科診療の展望－

　20世紀末から，わが国ばかりでなく，世界的に人口構造の大きな転換期を迎えた．新聞紙上で「**少子高齢化時代**」という見出しを毎日眼にしたのも久しい感があるが，今後ますます超高齢化は進もうとしている．とくにわが国では近年，欧米先進国に類をみないスピードで世界の最長寿国となった．総務庁統計局「日本の推計人口」（平成9年1月推計）の推計によると，1990年時で65歳以上の**高齢者人口**が全人口の12.0％であったのに対し，1995年で14.5％，2000年には17.2％，であった．5年間で約3％弱増加したことになる．21世紀では2010年には22.0％，2025年には27.4％に達すると試算している．（図1，表1）当然，このような人口構造の変化に伴って疾病構造が変わり，医科ばかりでなく歯科医療においても新たな視野に立って医療に取り組まざるを得ない状況といえる．高齢化時代における歯科

日本人の平均寿命

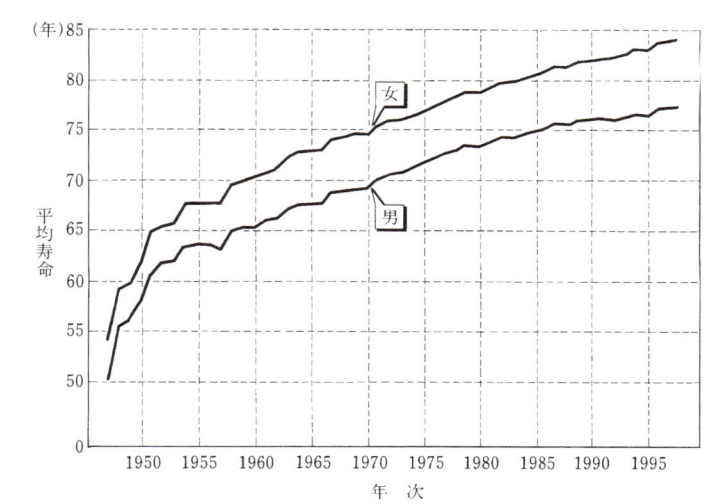

図1 日本人の平均寿命（1947～98年）．平成10年（'98年）は男77.16年，女84.1年．

平均寿命の国際比較

表1 平均寿命の国際比較

	男		女	
1位	日本	77.2	日本	84.0
2位	スウェーデン	76.5	スイス	81.9
3位	スイス	75.7	フランス	81.9
その他欧米諸国の例	ノルウェー	75.4	スウェーデン	81.5
	キプロス	75.3	スペイン	81.5
	イスラエル	75.3	カナダ	81.2
	オーストラリア	75.2	ノルウェー	81.1
	カナダ	75.2	オーストラリア	81.1

（厚生の指標　臨時増刊／国民衛生の動向，1999より引用）

医療の特徴は言うまでもなく，在宅医療あるいは診療室内における高齢，有病者を対象とした医療である．行政面でみても在宅往診医療にウエイトが置かれ，疾病構造，医療内容が大幅に変化している．これに伴って一般歯科臨床医にとっても戸惑う猶予が許されないテンポの速さで，医療内容が多様化しようとしている．深刻なことは歯科の生命線であった2大疾患は少子

化現象，齲蝕罹患率の減少など，によって崩れようとしている．人口構造，疾病構造の変化を迎えた現状から歯科医療を分析すると，今後対象となる患者層は高年，高齢者層の受診率が自ずと高くなる．ターゲットを高年，高齢者の医療に移していくのが自然である．さらに，高齢者はすなわち基礎疾患を有する患者と考えてよく，必然的に有病者率が高くなる．このような点から，診療対応の訓練，卒後実地教育，研修なども視野にいれていく必要がある．

従来までは一般歯科医院での有病者の治療は禁忌とされ，大学病院や総合病院歯科口腔外科で対応するのが一般的通念であった．しかし，患者減少という局面を迎えて，一般歯科臨床医にとっても対応せざるを得ない状況を迎えようとしている．

さて，臨床の場に眼を向けると，血圧変動，ショック，出血，術後感染などが問題となる．とくに血圧の変動については高血圧症，虚血性心疾患（狭心症，心筋梗塞）あるいは糖尿病の患者があげられる．血圧変動の原因はストレスあるいは身体的痛みが原因となるため，歯科治療によって偶発的トラブルが起こりやすい．これら有病患者は，健常者と同様の日常生活を営んでいる比較的軽症のものから，多数の基礎疾患を合併している重症例までさまざまである．その病状程度に関係なく歯科治療時，これらの基礎疾患を基盤とした種々の身体反応を継発することがあるので，その病態に合わせた対応法を身につけて置く必要がある．

厚生省の統計によれば増齢とともに成人から老年にかけて循環器系疾患が急増し，この傾向は今後さらに強まっていくと推計している（図2，3）．とくに最近，循環器系疾患に対する薬物療法や外科的療法が目覚しく進歩し，以前には救い得なかった重症患者の延命が可能になったからである．筆者，白川らが行った疾患別受診調査[3,4]をみても，循環器系疾患が全体の60％を占めている（表2）．循環器系疾患患者の歯科受診率が高いことは，偶発的トラブルの発生する危険率が高くなることを意味している．参考までに，表3，4に各施設群の受診状況を示すが，一般歯科臨床医でも10.2％の受診率をみる．この数

血圧変動

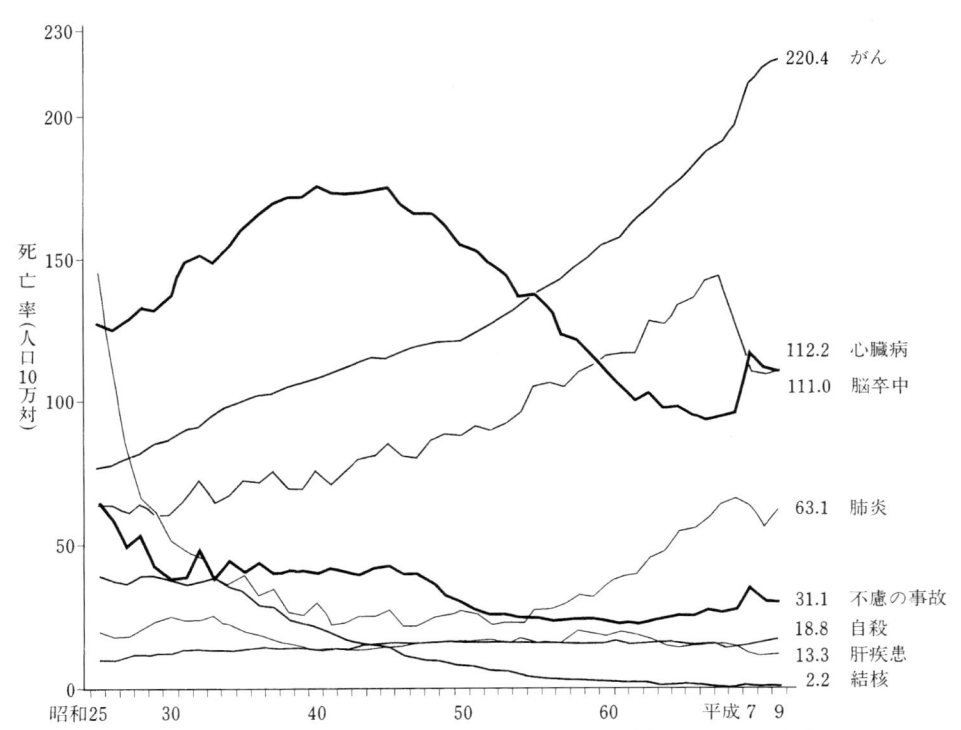

図2 主な死因別にみた死亡率の年次推移(昭和25～平成9年).がんの死亡率は上昇をつづけている(財団法人 厚生統計協会,最近の人口動態,第35号:平成11年,P.15より引用).

表2 疾患別内訳

疾患	例 (%)
循環器疾患	1,521 (60.0)
代謝疾患	371 (14.6)
消化器疾患	313 (12.4)
呼吸器疾患	98 (3.9)
泌尿器疾患	85 (3.4)
内分泌疾患	69 (2.7)
血液疾患	30 (1.2)
その他	47 (1.8)
計	2,534 (100.0)

図3 平成9年の性・年齢階級別にみた主な死因の死亡数.若者は不慮が,中高年はがんが多く,年齢を加えるごとに心臓病,脳卒中,肺炎が多くなっている(財団法人厚生統計協会,最近の人口動態,第35号:平成11年,p.18より引用).

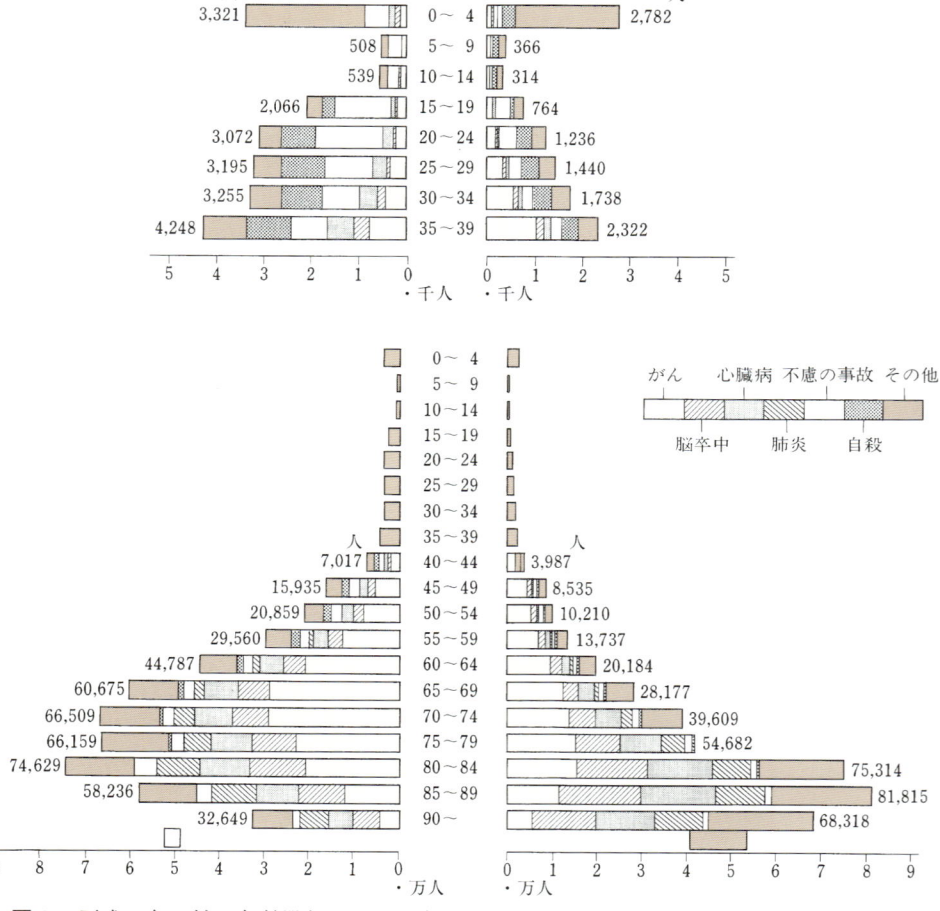

表3 各施設の有病者率

施設	受診者総数	有病者数(%)
歯科大学口腔外科(I群)	5,395	2,067(38.3)
医科大学口腔外科(II群)	21,161	6,680(31.6)
病院歯科口腔外科(III群)	23,985	6,377(26.6)
一般歯科臨床医(IV群)	9,783	996(10.2)

表4 各施設別の疾患内訳

疾患名	I群：数（％）	II群：数（％）	III群：数（％）	IV群：数（％）
循環器疾患	1,063 (47.0)	2,323 (31.2)	1,842 (27.5)	418 (42.0)
消化器疾患	196 (8.7)	1,318 (17.7)	734 (11.0)	0 (0.0)
精神疾患	71 (3.1)	132 (1.8)	49 (0.7)	0 (0.0)
代謝・内分泌疾患	157 (6.9)	791 (10.6)	727 (10.8)	99 (9.9)
脳神経疾患	31 (1.4)	210 (2.8)	326 (4.9)	0 (0.0)
呼吸器疾患	28 (1.2)	708 (9.5)	302 (4.5)	0 (0.0)
腎・泌尿器疾患	78 (3.4)	479 (6.4)	203 (3.0)	0 (0.0)
アレルギー疾患	190 (8.4)	15 (0.2)	0 (0.0)	169 (17.0)
その他	448 (19.8)	1,477 (19.8)	2,519 (37.6)	310 (31.1)
総疾患数	2,262 (100.0)	7,453 (100.0)	6,702 (100.0)	996 (100.0)

（表2,3,4ともに：日本歯科医学会誌第17巻，73～82，1998．白川らより引用[3]）

字は市街地，住宅街，近郊など地域差によって異なるが，医療技術の地域格差の平均化傾向を見る限り減少する可能性はない．

c．歯科治療で留意すべきこと

歯科治療で留意すべきものは，偶発的トラブルが発生しやすい**観血的処置**があげられる．従来まで観血的処置は絶対禁忌という考え方があった．内科医にとっても糖尿病や高血圧症，虚血性心疾患などの管理に難渋する時代があった．現況では歯科的観血的処置を治療対象から外してしまうことはない．現況では医科側も，全身疾患と歯科疾患との相互の関連性について理解が深まったからである．"痛い，噛めない，食べられない"というのは基礎疾患の病状悪化につながるため，一刻も早くその苦痛から開放しなければならないと考えるようになったからである．そのため，積極的に歯科受診を進める内科医も多い．対応する一般歯科臨床医にとっては実にやりがいのある診療行為である．しかし，医科との情報交換あるいは連携医療が円滑にして密であることが前提となる．

日常臨床で注意しなければならない点は基礎疾患を保有しながら患者も施術者も気づいていないというケースである．この場合は両者がまったく無防備状態であり，突発的にトラブルが生じる可能性があるため，即応が難しく，危険度が高い．問診

― 観血的処置

あるいは術前の全身精査の重要性が強調されるところである．ところが，一般歯科臨床医にとって全身精査は日常的ではないので，処置後に保有疾患が判明して胸を撫で下ろす，こんな経験が一度はあるはずである．むしろ日常臨床では，このようなケースが多いのではないかと筆者は考えている．しかし，何時，遭遇するか分からない偶発的トラブルをいたずらに恐れ，神経質になりすぎては日常臨床が疎ましくなる．事故を未然に防ぐための方策は，なんといっても患者を全人的に観察して潜在する疾患を見逃さないことである．

d．有病者歯科診療時の心がまえ

有病者の歯科受診患者について具体的に考えてみることにしよう．ほとんどの場合には現在内科に通院加療中という患者が多いので，内科からの紹介状あるいは歯科治療の依頼状をもって来院する．そのため，病状あるいは歯科治療時の注意事項についてなんらかの情報が得られるものである．もし情報が不十分な場合には内科主治医へ問い合わせるか，あるいは逆照会し，情報を入手しなければならない．しかし，全身疾患に罹患しているのに自覚のない患者あるいは自覚があっても受診しない患者は，問診で異常を確認する以外に方法がない．最近では成人健康診断の普及，健康管理の認識が高まっていることもあって，病識のない患者は少なくなったが，それでも医者嫌い，自覚症状を軽視する患者が意外に多いことを忘れてはならない．

患者のタイプ

有病者が受診する際の**患者のタイプ**を筆者は従来より以下の4つに分けて考えている[4,5]．

　1）全身疾患に罹患しているのに，自覚症状がない患者
　2）全身に異常の自覚はあるが，受診しようとしない患者
　3）不定期ではあるが，内科医に通院加療している患者
　4）定期的に内科医に通院加療している患者

などが考えられるが，1），2）に該当する患者が日常臨床の上でもっともトラブルを起こしやすいケースである．トラブルを最小限にするためには，患者を診る目と，問診などによる全身状態の聞き出し方いかんに関わってくる．何気なく患者に接し

ていた一般歯科臨床医でも，全身的異常を保有している患者については直感的に識別し得るものである．職業的習慣で無意識のうちに患者を観察している．もしその習慣がなければ，今後は意識して習慣づけ，診る目を養いたいものである．患者が受診した際，患者の申告だけを鵜呑みにするわけにはいかないが，現在の全身状態について詳細に聴き出し，正確な病態の把握に努める必要がある．

● **欠かせない日常のキーポイント**
1. 全体像の観察　　　2. 問診
3. 血圧測定・脈拍　　4. 内科主治医への問い合わせ

---

e．有病者歯科診療時の診査手順

診査の手順

日常臨床における**診査の手順**について，順を追って考えてみよう．

問診

まず，患者と接するには**問診**から始めるが，その前に入室時の歩行の仕方，姿勢，体格，栄養状態などを観察しておく．また，顔の表情，顔色，眼の充血や白濁あるいは皮膚の色，爪の色や形などを見て，健康人か有病者かの識別を行う．次に問診票に記載された既往と症状を照らし合わせながら観察する．有病者であることが事前にわかっている場合は，わずかな症状でも記載漏れのないようにする．その際，患者の意識や精神状態，呼吸状態などについても注意深く観察するようにする．

全身疾患の有無やその症状の程度，加療状況などを患者に直接問診する．何らかの既往があったときにはその場で詳しく聴き出すことが能率的で，患者にとっても答えやすい．問診票は簡略なほうが望ましく，質問事項が複雑だと記載を嫌ったり，隠したりする患者がいる．とくに留意しなければならないのは，患者の中にはウイルス性肝炎を理由に，診療を敬遠された経験を持つものがあることである．このような経験を持った患者は，記載を嫌うようになることを念頭に置いたほうがよい．超高齢者や脳血管障害の患者は家族や付添人の立ち会いのもとに問診し，家族や立会人に確認を求める必要がある．

f. 患者の不安・恐怖心への対応

　歯科治療は健康な人でも精神不安がつきまとうものである．有病者の場合には，ストレスを誘発するような精神不安を与えない特別な配慮が必要である．日常臨床でストレスの原因となる事項について考えてみると，表5のように，歯科治療に関するあらゆるものが患者の不安をつのらせ，ストレスを増強させている．その結果，図4に示すメカニズムでストレスを原因とする二次的反応が生じるため，日常臨床ではきめの細かい配慮が必要である．

ストレスの原因

表5　ストレスの原因

種類	内容	原因あるいは対象
精神的	不安	痛み 麻酔 治療（内容，器具，予後，経費）
	緊張	タービン音 歯科医師
	心配	アシスタント 治療室の雰囲気
身体的	痛み	針の刺入 薬物の刺入 施術（麻酔の奏効）

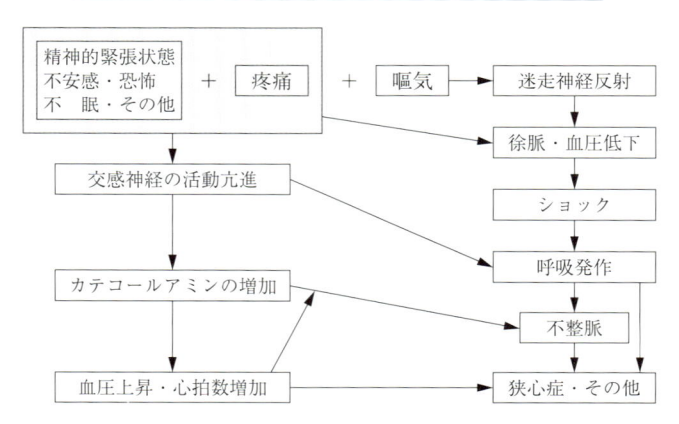

図4　精神的ストレスと合併症発現の関係．

〈歯科治療に際しての注意点〉

　治療上の対応としては，患者との親密なコミュニケーション

により不安感を取り除くこと，可能な限り痛みを与えない治療（例えば表面麻酔による注射針刺入時の痛みの軽減），リラックスできるような環境の整備（BGMや優しい配色による環境）などが考えられる．

また，笑気鎮静法による無痛治療や静脈内鎮静法も考慮しておく．慌てて受診したり，息せき切って来院した場合にはしばらく安静にさせ，落ち着くまで待つ必要がある．

アポイントは循環器系疾患がある場合には午後にすることが望ましい．最近では，血液学的に午前中は血栓溶解能が低いため血栓形成しやすいといわれている．そのため午前中に精神的ストレスをかけるのは危険なので避け，午後の落ち着いた時間を選択するほうがよい．また，所要時間なども短時間治療を考慮する．実際の歯科治療については，その患者にとって最も**楽な体位**で治療することが望ましいし，身体的，精神的にも負担のかからない処置から始めるようにする．歯科治療に対する慣れ，予備力を徐々につけていく．患者が常用している薬があれば，投薬時重複しないように，また拮抗作用，配合禁忌などを調べたうえで処方する．

以上述べたように，手慣れたその態度が患者の安心感を深めるものである．血圧が高すぎたり（収縮期血圧160mmHg以上），不整脈や激しい血圧の変動が予測される場合，あるいは歯科治療恐怖症の場合には種々のトラブルが予測されるので，この場合には静脈内鎮静法を積極的に進めていくことが，望ましい．

【参考文献】
1) 大塚博寿, 佐々木次郎, 瀬戸皖一：有病者の歯科治療. 歯科展望別冊. 医歯薬出版, 東京, 1981.
2) Edward B. Seldin：有病者の管理.69〜115, 白川正順, 小笠原建文訳. MGH口腔外科マニュアル, 監訳 河合 幹, 夏目長門, 医学書院, 東京, 1999.
3) 白川正順ほか：有病者歯科患者の歯科治療リスクについての臨床的研究. 日本歯科医学会誌, 17：73〜82, 1998.
4) 白川正順, 伊東隆利, 河村 博編集：有病者歯科診療. 医歯薬出版（株）, 東京, 2000.
5) 白川正順監修：歯科衛生士のための有病者歯科医療. 歯科衛生士別冊. クインテッセンス出版, 東京, 1995.

2. 訪問歯科診療について

キーワード

a. 少子高齢社会と医療の体制

1）人口構造，疾病構造の変化

　医学，医療の進歩により，感染症をはじめとする急性疾患による死亡率が激減し，寿命が延び，高齢者が多くなった社会となった．一方，女性の社会進出など生活の変化により，女性の晩婚化，少産化により，少子社会となり，少子高齢社会となって久しい．

　急性期疾患は減ったが，機能障害を含む慢性疾患は増加し，疾病の構造にも変化が見られ，寝たきり期間はその半数以上が3年以上，平均8.5か月という調査結果が出ている[1]（図1）．生命は助かったが，後遺症ともいえる慢性機能障害が残り，Quality of life（QOL）が著しく阻害されている状況が続いている．

　これまで医学の目指すところは原因を突き止め，対策を立てることであったし，医療の目標は救命であり，治癒を目標としてきたが，これからは機能障害，後遺障害による要介護状態の予防，QOLの向上のための医療提供が強く望まれる．

2）医療提供体制の変化

　そのためには医療機関の配置が，人口構造の変化，疾病構造の変化に見合うよう，これまで4次にわたる医療法改正がなされ，医療界の構造改革が進められてきた．

　その結果，現在の医療提供体制は特定機能病院を頂点として，急性期，慢性期，回復期，維持期，療養期などに区分けされ，患者は時系列的に医療機関を移動し，最終的に在宅という形を

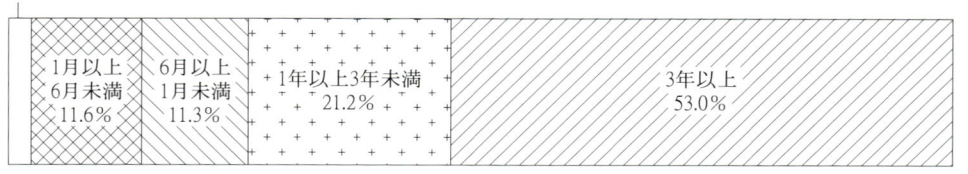

| 1月未満 2.8% | 1月以上6月未満 11.6% | 6月以上1月未満 11.3% | 1年以上3年未満 21.2% | 3年以上 53.0% |

図1　寝たきり期間別にみた寝たきり者の割合（資料：厚生省大臣官房統計情報部「平成7年国民生活基礎調査」）．

とることになる．

高齢・有病の患者が廻る医療施設に歯科が設置されている割合は非常に少なく，またあってもその対応はマチマチである．

われわれ歯科医師は患者がどのステージであっても，歯科治療のオーダーがあれば対応できるようにならなければならないが，現行法律では一般病院に歯科が設定されている率は低く，老人保健施設では歯科の設置が必須でなく協力医を置くことが望ましいに，とどまっている．

3）訪問歯科診療の必然性

こうした背景から訪問歯科診療が歯科医療提供の1つの形として平成のはじめ頃よりクローズアップされてきた[2]．

この診療システムは歯科界が高齢社会に対応するために，歯科医師，地区歯科医師会，行政などが手を組んで作りあげた新しい歯科医療文化である．いろいろな問題をかかえながらも平成6年には診療報酬上でも歯科訪問診療料として設定され，段階的に報酬も上がってきた．また社会からもそれなりに評価を受けて，高齢者の食生活，健康生活の実現に貢献してきた．

2000年4月1日より公的介護保険がスタートし，訪問歯科診療は一部には減少，停滞したとの報告もあるが[3]，これからの高齢社会，在宅医療の進展に伴って，ニーズは継続的に増大するものと考えられる．

しかし，訪問歯科診療対象の患者は，歯科外来の通常の患者と比較すると，一人ひとりがより複雑で，高度な問題もかかえており，医療，健康，生命に対する価値観も，本人，家族とも多岐に分かれ，対応がむずかしいことが考えられる[4]．

b．訪問歯科診療システムの事例紹介

全国的にシステムとして一般化しているのは各市町村が主体となり，各郡市歯科医師会が協力して推進している主として在宅患者対応のシステムである．

筆者の所属する熊本市歯科医師会は平成3年より熊本市と委託契約を結び，訪問歯科診療を推進している．図2に推進事業システムの実施手順を示している[5]．

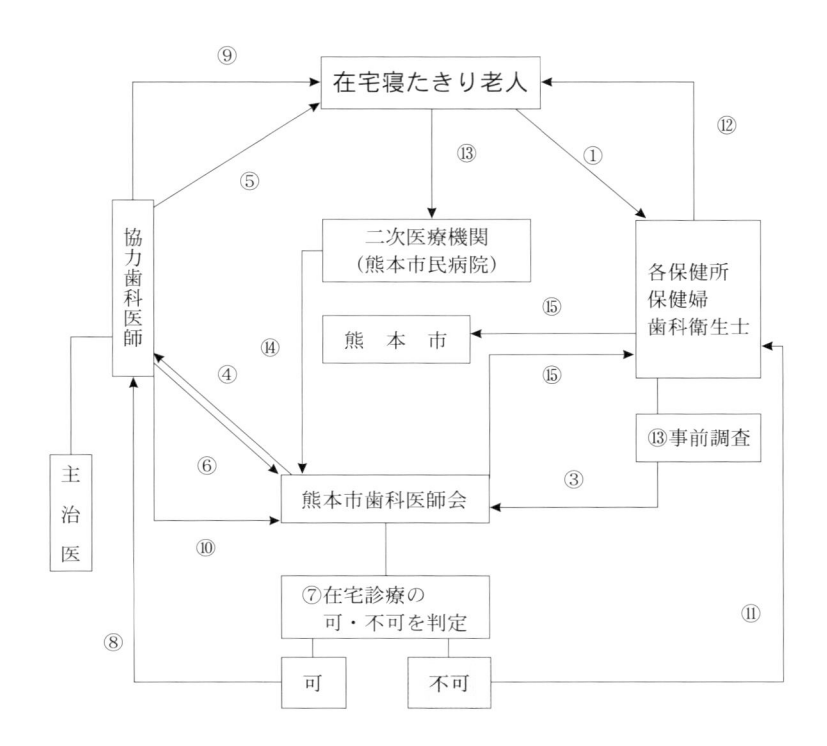

①申し込み　　　　　　　⑥検診結果の報告　　　　　　⑪在宅診療不可および診療結果を
②事前調査　　　　　　　⑦在宅診療の可・不可を判定　　　報告
③検診依頼　　　　　　　⑧派遣（在宅診療のため）　　　⑫二次医療機関の報告
④派遣（検診のため）　　⑨在宅診療　　　　　　　　　　⑬受信
⑤検診　　　　　　　　　⑩診療結果の報告　　　　　　　⑭二次医療機関の診療結果の報告
　　　　　　　　　　　　　　　　　　　　　　　　　　　⑮報告

図2　熊本市における寝たきり老人等歯科保健推進事業システム（実施手順図式）.

　筆者も熊本市歯科医師会の一会員として熊本市からの在宅寝たきり老人等の診療の依頼を受けてきた．

　2000年4月から介護保険法がスタートし，熊本市行政も本事業の見直しを行ったので，この実施手順は2000年3月末までのものと了解いただきたい．

　表1は熊本市における在宅寝たきり老人等推進事業の過去9年間の実績を示す．

　熊本市は人口65万の地方中核都市であるが，寝たきり者の登録は急速に増加し，平成11年度では2739名を数えている．訪問

表1　熊本市在宅寝たきり老人等歯科保健推進事業実績

	熊本市の寝たきり者数	申し込み数	訪問者実数	健康診療延回数
平成3年7月～平成4年3月	(H4, 4, 1) 529名	137名	111名	452回
平成4年4月～平成5年3月	(H5, 4, 1) 617名	171名	185名	1,058回
平成5年4月～平成6年3月	(H6, 4, 1) 719名	180名	195名	1,083回
平成6年4月～平成7年3月	(H7, 4, 1) 821名	196名	213名	1,204回
平成7年4月～平成8年3月	(H8, 4, 1) 906名	217名	240名	1,516回
平成8年4月～平成9年3月	(H9, 4, 1) 1,171名	251名	275名	1,807回
平成9年4月～平成10年3月	(H10, 7, 1) 1,202名	285名	324名	1,895回
平成10年4月～平成11年3月	1,959名	289名	331名	2,123回
平成11年4月～平成12年3月	2,739名	244名	279名	1,979回
合計	10,663名	1,970名	2,153名	13,117回

表2　平均年齢と男女別数

	全平均	男性	女性
平成9年度	74.5歳	74.5歳	78.3歳
平成10年度	75.5歳	74.9歳	76.0歳
平成11年度	80.6歳/232名	83.0歳/97名	78.2歳/135名

2．訪問歯科診療について■17

歯科診療の新規申込数，訪問者実数は年毎に増加し，訪問診療（健診を含む）回数は平成10年では2000回を越えている．

平均年齢では平成11年度80.6歳と超高齢であり，男女比では1：1.4で女性が多かった（表2）．

表3では平成11年度事業の中で**寝たきりになった理由**を示しているが，脳血管障害，心疾患，高血圧症，骨折，老衰，糖尿

寝たきりになった理由

表3　寝たきりになった理由（重複）

傷病名	人数(人)	傷病名	人数(人)
脳血管障害	72	パーキンソン症	13
高血圧	31	在宅O₂	11
心疾患	25	糖尿病	11
老衰	20	全盲	9
骨折	20	骨粗しょう症	8
リウマチ	16	歩行困難	8
癌	15	関節疾患	7

＊その他
腎臓疾患
小児麻痺後遺症
脊髄小脳変性症
精神疾患・うつ病
ALS
ウェルナー症候群
アルツハイマー
脳結核

日常生活自立度別分布

表4　日常生活自立度別分布

寝たきり度ランク	受健者数		
A－1 準寝たきり （近所と室内移動可）	11	男	4
		女	7
A－2 準寝たきり （室内の移動可，つたい・杖等）	85	男	32
		女	53
B－1 寝たきり （自分で車椅子に移る）	41	男	10
		女	31
B－2 寝たきり （介助で車椅子に移る）	50	男	26
		女	24
C－1 寝たきり （1日中ベッドで過ごすが寝返り可能）	28	男	18
		女	10
C－2 寝たきり （寝返りもできない）	17	男	7
		女	10

病，パーキンソン病，癌，リウマチ，骨粗鬆症など，多種多様にわたっている．

表4は同時期の対象者の障害老人の**日常生活自立度**を示すが，A-2ランクが最も多く37％，ついでB-2ランク22％，B-1ランク18％，Cランク19％であった．

表5は同期間になされた処置を示すが，観血処置よりも義歯調整490回，修理124床，新製163床など補綴処置が多い．抜歯81歯，歯髄処置69歯，歯周疾患処置239人，摂食・嚥下訓練42回，訪問歯科衛生指導1862回などが認められた．主治医との連絡13回，二次医療機関への依頼4人と，病診連携，診診連携が推進されていることがうかがわれた．

一方「個」としての取り組みも全国的に展開され，実数的には最も多く行われているようである．筆者は「個」としての取り組みを主として一般病院や，老人保健施設などの介護施設に協力医としての訪問歯科診療を行っている．

高齢・有病者は在宅から，医療施設，介護施設へと環境の変化が多いので，一貫した訪問歯科診療を心がけている．

表5　治療内容

- ●義　歯
  - 調整　490回
  - 修理　124床
  - 新製　163床　Br　2装置
- ●外科処置
  - 抜　歯　42人　81歯
  - 切　開　6人
- ●歯周疾患処置
  - 基本検査　19人
  - 除　石　201回
  - P処置　239人
- ●充填処置
  - コーピング　1人　2歯
  - アイオノマー充填　19人　33歯
  - インレーSet　3人　3歯
  - AF　1人　1歯
  - CRF　50人（のべ）98歯
- ●歯髄処置
  - 単　治　18人　27歯
  - 麻　抜　8人　11歯
  - 感染処　5人　6歯
  - RCT　19人　25歯
- ●その他
  - FCK　8人　9歯
  - 前装冠　16人　22歯
  - 再Set　8人
  - 削合　11人
  - 除去　2人
  - 咬合調整　1人
  - 歯冠形態修正　1人
  - Hys処置　10回
  - ㊙　36人
- ●摂食嚥下訓練　10人　42回
- ●投薬　41人
- ●主治医との連絡　13回
- ●二次医療機関での処置　4人

c．訪問歯科診療の効果

1）言い伝えは本当だった，伝承から科学へ

　寝たきり老人が歯の治療を終わった後，非常に元気になって起きあがってきた，というような歯科医師仲間での言い伝え—伝承が，「歯科医療による高齢者の身体機能の改善」という，才藤栄一藤田保健衛生大学教授を中心としたチームによる厚生科学研究で科学的に実証された[6]．

2）歯科医療による高齢者の身体機能の改善

　調査対象は愛知県，仙台市，熊本市在住の訪問歯科診療の対象者70名で，筆者も診療，調査を通じて協力した．

　調査は訪問歯科治療前と治療後の障害を比較し，治療の効果を確認したものである．

　患者を「先発治療群」すなわち初回調査後1週間以内に治療を開始する群と「6週間待機群」すなわち観察期間として6週間をおき，その後に治療を開始する群の2群に分けた．このことで，「6週間待機群」の観察期間を対照群にした対照研究を同時に行っている（図3）．

　この対照群の9割以上の症例では，6か月以上も前からリハビリテーションの訓練などの介入は開始されており，定常なもの

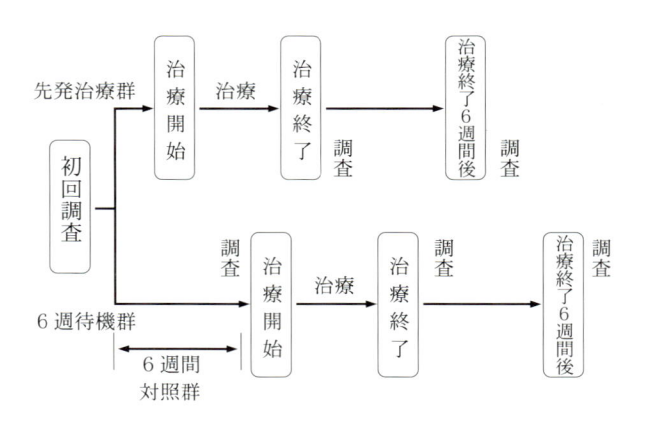

図3　歯科治療による高齢者の身体機能の改善の調査の流れ（鈴木美保，才藤栄一ほか：高齢者の歯科治療とその障害に対する効果について．日本歯科医師会雑誌，52(5)：608〜617, 1999より引用）．

となっているので，その結果に歯科治療以外の介入の影響は全くないと考えられるという設定で，対照群としている．この種の対照群を設定することが困難な研究としては素晴らしい工夫がなされている．

治療対象者には図4のような治療がなされていた．内容としては義歯新製の49人をはじめ，抜歯14人，充塡などの齲蝕処置16人，除石17人，保健指導12人などであり，1人で複数の治療を受けた患者が多く認められた（図5）．

その結果が表6であるが，日常活動動作では，食事，感情の

歯科治療の内容

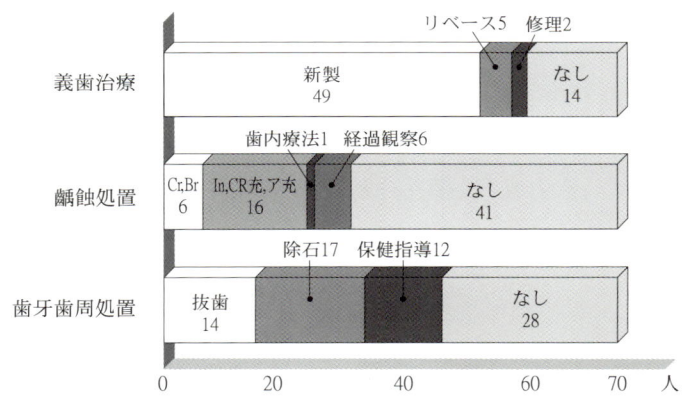

図4　歯科治療の内容①．Cr：クラウン，Br：ブリッジ，In：インレー，CR充：光重合レジン充塡，ア充：アマルガム充塡（鈴木美保，才藤栄一ほか：高齢者の歯科治療とその障害に対する効果について．日本歯科医師会雑誌，52(5)：608～617, 1999より引用）．

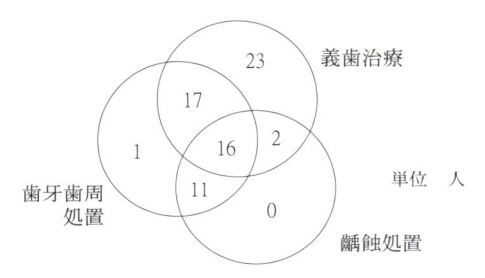

図5　歯科治療の内容②．複数の治療を受けた患者が多かった（鈴木美保，才藤栄一ほか：高齢者の歯科治療とその障害に対する効果について．日本歯科医師会雑誌，52(5)：608～617, 1999より引用）．

表6　障害への歯科治療効果

〔意識レベルと知的評価〕			〔QOL〕	
意識状態*		0.03	生活満足度*	0.02
知的評価	人	0.61	友人満足度	0.11
	場所	0.09	食事満足度*	<0.01
	時*	0.02	患者のface scale	0.06
	計算	0.35	治療者からみたface scale*	<0.01
〔嚥下機能〕	RSST	0.09	〔食　事〕	
〔ADL〕			食事内容*	0.03
FIM	食事*	0.01	食事介助	0.07
	排尿	—	食事時間	0.09
	移乗	0.12	食事場所と体位	0.27
	移動	0.24	〔咀嚼能率と口腔清潔度〕	
	表出*	0.03	ガムテスト*	<0.01
	社会的交流	0.07	川口式咀嚼機能*	<0.01
	起き上がり*	0.03	RDテスト*	<0.01
	FIM合計*	<0.01	義歯汚れ*	<0.01
寝たきり度*		<0.04	口臭*	<0.01

70例の治療前・後の各指標について治療前・後の差を検討した．数値は危険率を示す．
* Wicoxon matched pairs検定で有意差（p<0.05）のあったもの．いずれも治療後の値は改善傾向
（鈴木美保，才藤栄一ほか：高齢者の歯科治療とその障害に対する効果について．日本歯科医師会雑誌，52(5)：608〜617，1999より引用）

表出，起き上がりなどに有意差があり，指標として用いたFIMの合計ではP<0.01の強い相関が認められた．

意識状態，寝たきり度にも有意の改善が認められ，食事の満足度，生活の満足度，治療者からみたface scaleの改善度など，QOLの改善が著明であった．

機能的にも，ガムテスト，川口式咀嚼機能テストで表される咀嚼機能率の著明な向上，RDテスト，義歯の汚れ，口臭で表される口腔清潔度も著明な向上を示している．

以上のように歯科治療の介入によって日常活動動作をはじめ生活の質が確実に向上していることが実証された．

これまで歯科医師仲間で「歯がよくなると全身がよくなるらしい」とささやかれていた言い伝え—伝承が，科学的に検証され，歯科界としては方向性を得たと同時に，これを社会のあらゆる分野に向けて情報発進せねばならない責任がでてきた．

d. これからの課題
1）情報の共有化と地域ネットワークづくり

　2000年4月に介護保険がスタートしたが，歯科医師の担当する居宅療養管理指導が思いのほかレセプトとして請求されていなく，歯科関係者は愕然とした．筆者もそれまでに歯科医師会の活動を通じて，また介護支援専門員として，歯科医師会会員に介護保険事業への積極的参加を呼びかけたり，病院，老人保健施設，在宅などへの積極的な訪問診療を通して，介護職員にアピールしてきたのであるが，2000年中は数枚のレセプトを提出するにとどまってしまった．

　全国的にもこの傾向は強く認められ，歯科界としては，これまで介護支援専門員の養成，介護認定審査員の選出などトップダウン的に思考していたが，これからは地域の利用者のニーズに応えるボトムアップ的思考へ転換せねばならないのではないかと考えている．

　地域において，食への支援，口腔保健の確立のニーズは確かに手応えとしてあり，歯科医師がどう具現化していくかが問題である．

　そのためには利用者の主治医，介護支援専門員，訪問看護，ホームヘルパーなど介護関連職員と，その利用者を中心としたネットワークを作り，情報を受けたり，情報を発信できる土壌の育成が必要であろう．診療の内容を主治医，介護支援専門員や訪問看護婦に知らせるようなことから手がけるべきであろう．

2）重層化した歯科医療提供体制の構築

　情報革命，経済のグローバリゼーション，個人の尊重，価値観の多様化などの波が世界中を駆けめぐっている．
医療界もこの大波を受けながら4次にわたる医療法改正が重ねられ，その波に対応するよう構造改革が行われてきた．

　E. B. M.（Evidence based Medicine），医療機能評価—分担，情報開示—カルテ開示などと私達の身の回りでもその余波がヒタヒタと押し寄せてきている．

　しかしながら医療提供体制の構造改革が一般医科では急速に進展したにもかかわらず，歯科界では進んでいない．日本の数

少ないある地域に偏在する大学病院と，60000ヶ所以上の一般開業医の2極に分化するのみで，一般医科にみられるような地域の中核的医療施設が少ない．病院歯科がこの間を埋めるものとしてクローズアップされてきたが，病院歯科の今後の発展を期待するとともに，歯科医師による，有床歯科施設の運営も医療資源として考えられるべきことであろう．

筆者は過去25年間地方都市において有床歯科施設を運営し，地域の社会資本，医療資源として機能するよう努力してきた．

平成9年11月に「日本有床歯科施設協議会（会長伊東隆利）」が設立され，高齢社会における歯科医療の展開を考えるグループとして誕生した．今後の活動が期待されるところである．

【参考文献】
1) 厚生省高齢者ケアサービス体制整備検討委員会監修：介護支援専門員標準テキスト．（財）長寿社会開発センター, 1998.
2) 厚生省健康政策局歯科衛生士課：今後の在宅寝たきり老人歯科保健医療対策の進め方について．1990.
3) 新井誠四郎ほか：特集　21世紀の課題　介護保険，介護保険の現状をどう捉えるか．Dental Review, 61（2）：97-106, 2001.
4) 上田慶二ほか：編集：介護保険と高齢者医療．日本医師会雑誌臨時増刊, 118（9）：日本医師会, 1997.
5) 関剛一：平成11年度熊本市在宅寝たきり老人等歯科保健推進事業実績報告書．熊本市歯科医師会, 1999.
6) 鈴木美保，才藤栄一ほか：高齢者の歯科治療とその障害に対する効果について．日本歯科医師会雑誌, 52（5）：608-617, 1999.
7) 石井拓男ほか：座談会　厚生科学研究「口腔保健と全身的な健康状態の関係」の成果を検証する．歯界展望, 94（5）：1023-1039, 1999.

第 2 章

各疾患に対する基礎知識

1. 循環器系疾患

a. 成り立ちと病態

1) 高血圧症

　高血圧症とは2回以上の血圧の平均値で，収縮期血圧が140mmHg以上または拡張期血圧が90mmHg以上である状態，あるいは降圧薬治療を受けている状態をいう（表1）．高血圧症は原因不明の**本態性高血圧症**が全体の85〜90％を占め，それに対し血圧上昇の原因が明らかなものを**二次性高血圧症**といい，腎性高血圧，内分泌性高血圧，心・大動脈病変による高血圧，脳血管障害によるものなどが含まれる．

　血圧の異常上昇により**高血圧性脳症**，**脳出血**が発生する．高血圧性脳症は急激な血圧上昇に伴い，激しい頭痛，悪心，嘔吐などの脳圧亢進症状，意識障害，けいれん発作などを主症状とする緊急事態である．脳出血は高血圧に基づく脳内細小動脈の破綻によって発症し，多くは頭痛，意識障害を伴い，部位により失語や麻痺を発生する．また高血圧は心肥大，冠動脈硬化の促進をきたし，虚血を発生しやすくする．一方，脳には体血圧がある範囲内で変動しても脳血流量を一定に維持する**自己調節機能**があるが（図1），正常者に比較して高血圧症患者の場合には自己調節可能な血圧域は高値側にシフトしており，平均動脈圧が80〜90mmHgを切れば脳血流量減少の危険がある．この

キーワード

本態性高血圧症
二次性高血圧症

高血圧性脳症
脳出血

自己調節機能

表1　高血圧症の分類と定義

範囲 (mmHg)	収縮期血圧	拡張期血圧
最適血圧	<120	<80
正常血圧	<130	<85
正常高値	130–139	85–89
高血圧症 (Grade1)	140–159	90–99
境界域	140–149	90–94
高血圧症 (Grade2)	160–179	100–109
高血圧症 (Grade 3)	≧180	≧110
収縮期のみの高血圧	≧140	<90
境界域	140–149	<90

—WHO—国際高血圧学会の高血圧治療ガイドライン（1999）による—

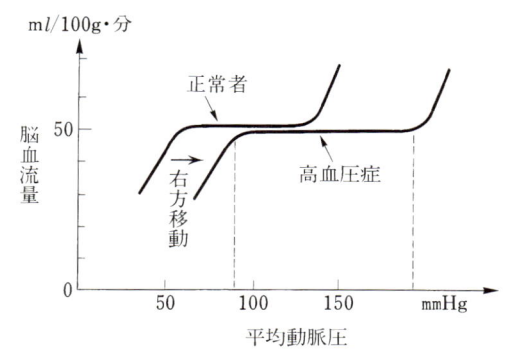

図1 平均動脈圧と脳血流量の関係．脳血流を一定に調節する自己調節機能域は高血圧症患者では右方移動しているため，平均動脈圧80〜90mmHg以下では脳血流減少の危機がある．

点から高血圧症患者の急激な血圧低下は避ける．

高血圧を放置すると**臓器障害**が進行し，うっ血性心不全や虚血性心疾患などの心臓疾患，脳血管障害，蛋白尿や腎不全などの腎合併症をきたす．したがって高血圧症の重症度は血圧の絶対値そのものと続発した臓器障害の程度を併せて評価する．

2）虚血性心疾患

冠動脈（心臓に酸素を供給する血管）の狭窄，閉塞，攣縮により，心筋への酸素の供給と需要のアンバランスが生じ，特有の臨床症状を呈する疾患．

（1）狭心症

心筋が一過性に酸素欠乏に陥ったために生じる胸痛ないし胸部不快感を主症状とする臨床症候群．心電図ではST部分の低下を示すことが多い（図2）．運動や精神的ストレスなど酸素需要の増大によって発作が誘発される**労作狭心症**と，睡眠時など酸素需要の増大を伴わない時期に発生する**安静狭心症**に分類され，後者はより危険度が高い．安静狭心症で発作時に心電図でST上昇を示すものを**異型狭心症**といい，冠攣縮が原因と考えられている．また発作の頻度，誘発因子，持続時間等に変化のみられない**安定狭心症**と，発作が次第に増悪し，急性心筋梗塞に至る危険の高い**不安定狭心症**がある．狭心症の自覚症状は，

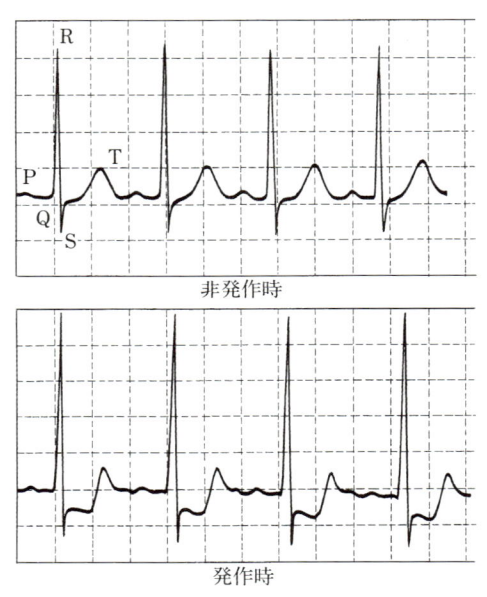

図2 心筋虚血の心電図．ST部分の低下がみられる．

胸痛（鋭い痛みではなく，圧迫感．痛みは限局せず，放散する）であり，持続時間は数分程度で，ニトログリセリン等の冠拡張薬（冠動脈の血行を改善する薬剤）によって症状が軽快する．

（2）心筋梗塞

冠動脈の閉塞または高度の狭窄によって血行障害をきたし，心筋虚血が一定時間以上持続した結果，心筋細胞が壊死に陥り，肉眼的に認め得る一定の大きさになったもの．左室心筋量の20％以上で収縮が停止すると左心不全の徴候が生じ，40％以上では重症なポンプ不全が生じて心原性ショックが生じ，死亡することもある．自覚症状は激烈な胸痛の持続で，心電図上ではST部分の上昇，異常Q波，陰性T波の出現が時間の経過に従って認められる（図3）．また心筋が壊死するため，血清中に心筋逸脱酵素が発現する．これは心筋の壊死により，含まれていた酵素が血中に流れ出したものである（図4）．

側注:
- 胸痛
- 冠拡張薬
- 心筋梗塞
- 心筋逸脱酵素

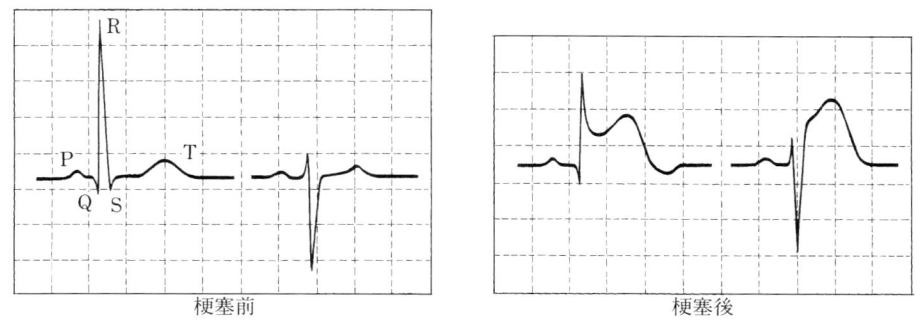

図3 極早期心筋梗塞の心電図変化．ST上昇，T波増高，R波減高がみられる．

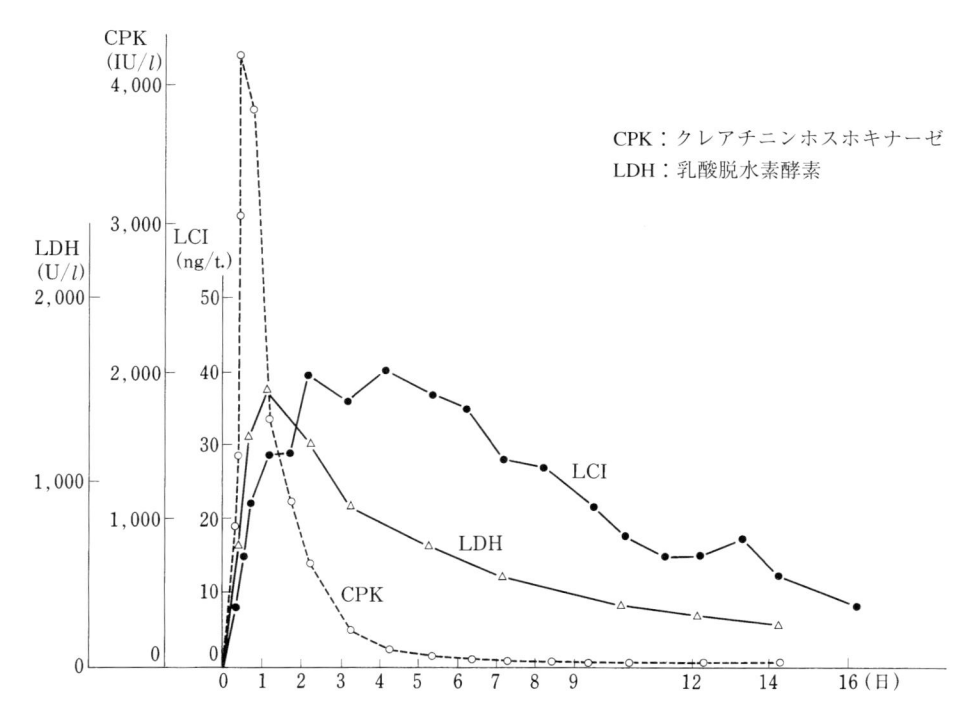

図4 血中CPK，ミオシン軽鎖（LCI）およびLDHの変動パターン（矢崎義雄：生化学的検査．臨床VISUAL MOOK3．虚血性心疾患．金原出版，東京，1986，p.68より引用）．

CPK：クレアチニンホスホキナーゼ
LDH：乳酸脱水素酵素

3）心臓弁膜症

心臓の4つの弁（僧帽弁，大動脈弁，三尖弁，肺動脈弁）が単独あるいは連合して異常を示し，血液拍出が障害される疾患．

（1）**僧帽弁狭窄症**

僧帽弁の肥厚・癒合により弁口部が狭くなり，拡張期に左房から左室への血液の流入が障害される．そのため左房圧上昇→肺静脈・肺毛細管圧の上昇→肺うっ血，肺水腫という経過をたどる．労作時呼吸困難，易疲労感，チアノーゼなどの症状が30～40代から現れ，進行すると肺水腫，右心不全に至る．原因のほとんどはリウマチ性である．

（2）**僧帽弁閉鎖不全症**

僧帽弁の閉鎖が不完全なため収縮期に左室から左房へ血液が逆流し，左房は容量負荷により拡張する．左室も左房から大量の血液を受け，左室拡張終期容量が増加して拡大と肥大が生じる．心拍出量は重症では減少する．原因のほとんどはリウマチ性である．30～40代から易疲労感，労作時呼吸困難が現れる．心房細動，肺高血圧症，塞栓症は僧帽弁狭窄症よりも起こりにくいが，**感染性心内膜炎**は起こりやすい．感染性心内膜炎とは歯科処置後に発生した一過性の菌血症により，起炎菌が心内膜や大血管内膜に着床し，弁や中隔組織の破壊，主要血管の塞栓などをもたらす病変をいう．

（3）**大動脈弁狭窄症**

大動脈弁の肥厚，融合，石灰化により弁口面積の狭小化を生じたもの．左室から大動脈への血液の駆出が障害されるため，左室・大動脈間に収縮期圧較差が生じて左室圧が上昇する．そのため左室は求心性に肥大し，左室コンプライアンスは減少する．やがて収縮力が低下すると左室腔は拡大する．左室拡張期圧上昇，左房圧上昇に伴い，肺うっ血，肺水腫などの左心不全症状が発現する．リウマチ性，動脈硬化性，先天性の原因で発生する．

4）心筋症

原因不明の心筋疾患と定義され，拡張型，肥大型，拘束型に分類されるが，本邦では拘束型はまれである．突然死や難治性

の急性心不全を起こすことがある.

(1) 拡張型心筋症

基本的な病態は心臓の拡張で,伸びきったゴムが縮まらなくなったような状態.すなわち心筋収縮力が低下するため左室拡張期および収縮期容量は増大し,駆出率が低下して低拍出量性心不全を呈する.駆出率(左室駆出率)とは拡張期に左室に充満した血液のうち何%が1回の収縮によって拍出されたかを表し,50%未満は機能異常を疑う.拡張型心筋症は病状の進行とともに左室拡張期圧の上昇もみられ,うっ血型心筋症ともいわれる.動悸,呼吸困難,浮腫,頸静脈・四肢静脈の怒張,肝腫などの心不全症状がみられる.予後不良である.

(2) 肥大型心筋症

心室中隔を中心とする心室の肥大が特徴.典型例では左室壁の肥厚に比べて心室中隔の肥厚が著しく,非対称性中隔肥厚(中隔/後壁比≧1.3)を呈する.左室内腔は狭小化し,心筋肥大により左室のコンプライアンスが低下するため左室流入抵抗が増加する.通常心筋収縮力は保たれている.無症状のことも多いが,肺うっ血や体血流減少による動悸,呼吸困難,易疲労感,冠血流低下による胸部圧迫感,胸痛,脳血流低下によるめまいを生ずる.

5) 不整脈

脈拍が不規則であること(図5).危険を伴う不整脈を有する患者は一般歯科医院での治療対象にはならない.

(1) 心室性期外収縮

心室に発生する早期の異所性収縮である.しばしば認められるが,即時治療対象となるものは少ない.

(2) 心房細動

心房の電気的活動が正しく統合されずに個々の心筋細胞が不規則かつ非同期的興奮を起こす状態.リウマチ性心疾患,僧帽弁膜症,高血圧症,虚血性心疾患,心筋症,甲状腺機能亢進症などが原因となる.心房細動自体の危険性よりも続発症としての心不全と心耳内血栓形成が重要である.いずれも頻脈が誘因となりやすいので,ジギタリス製剤によって心拍数をコントロ

上室性期外収縮

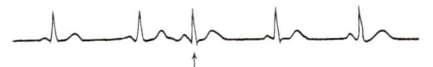

正常の心拍より早期に刺激が発生し、心房や房室結節などの上室部から興奮が始まったもので、普通はQRSの形は正常のものと変わりがない

心房細動

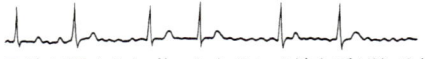

P波が認められず、かわりにf波と呼ばれる細かい波状の基線の動揺が現れる．心室は不規則に収縮する

WPW症候群

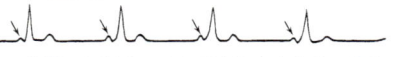

PQ時間が短縮し、QRS幅は広くなる．QRSの立ち上りの所にデルタ波と呼ばれるゆるやかな立ち上りを示す

心室性期外収縮

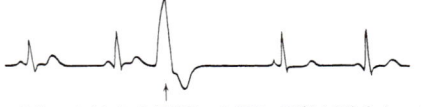

正常の心拍より早期に心室に刺激が発生し、興奮が始まったもので、QRS波の幅が広い

R on T

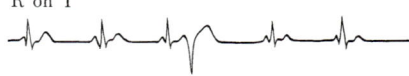

心室性期外収縮が先行する収縮のT波の所から始まる

short run

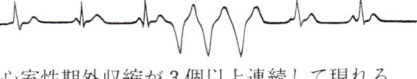

心室性期外収縮が3個以上連続して現れる

第2度房室ブロック（モビッツⅡ型）

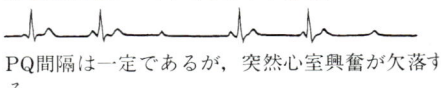

PQ間隔は一定であるが、突然心室興奮が欠落する

完全房室ブロック

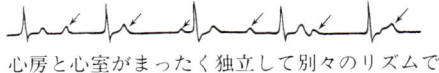

心房と心室がまったく独立して別々のリズムで拍動する

心室細動

はっきりしたQRSはなく不規則な波が続く．心臓は機械的収縮が不可能となり血液の循環は停止する

心室頻拍

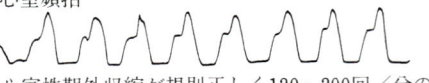

心室性期外収縮が規則正しく120～200回/分の速さで現われる．心室細動に移行しやすい

心動停止

心臓が突然機械的収縮を行わなくなり血液の駆出が止まった状態

図5　不整脈の種類．R on T以降は危険な不整脈に分類される（中久喜喬ほか：歯科麻酔学実習ノート．医歯薬出版，東京，1987, p.10～11より改変）．

ールする．遊離血栓が脳血管を閉塞すると脳梗塞を発症する．

（3）**WPW症候群**

　心房―心室間にKent束などの副伝導路が存在し，刺激がここを通って心室に早く伝達されるために心電図でPR間隔短縮，QRS幅拡大，特徴的なデルタ波を示し，発作性頻拍症を繰り返す．発作性頻拍症とは突然発生する上室性頻脈で，治療は頸動脈洞マッサージ，カルシウム拮抗薬，β遮断薬，プロカインアミド投与を行う．

6）先天性心疾患

チアノーゼの有無により分類される．非チアノーゼ性は**左─右シャント**（左心系から右心系への血液の混合）により肺血流量が増加する．疾患には心房中隔欠損，心室中隔欠損などが含まれる．チアノーゼ性は**右─左シャント**（右心系から左心系への血液の混合）により肺血流量が減少する．この結果，静脈血が動脈血に混合するため動脈血中の酸素含量が減少し，同時に肺における酸素の取り込みが減少するためチアノーゼを起こす．疾患にはファロー四徴症が含まれる．非チアノーゼ性疾患でも長期間の肺血流量増加は肺動脈壁の肥厚や硬化をきたし，肺高血圧症が起こる．このため右室に圧負荷がかかり，右室肥大，最終的に右─左シャントとなる．この状態を**アイゼンメンガー症候群**という．

（1）心房中隔欠損

心房中隔に欠損を生じる疾患．**一次孔欠損**とは心房中隔下部に生じた欠損をいい，**二次孔欠損**は中隔上部や中央部付近に欠損孔があるものをいう．心室拡張期には左室は右室より圧が高いため，心房間に左─右シャントが起こり，右心負荷増大，肺血流増加が起こる．

（2）心室中隔欠損

心室間に欠損孔が生じ，左─右シャントを生じる疾患．肺高血圧症を伴うと右─左シャントを生じ，チアノーゼが発生する．欠損孔が大きいと呼吸困難，易疲労感，心不全などの症状を呈する．

（3）ファロー四徴症

肺動脈狭窄，心室中隔欠損，大動脈騎乗，右室肥大の4症状を有する．肺動脈狭窄により右室圧が上昇し，左室圧と等しくなると，心室中隔欠損のため騎乗した大動脈に右室からの静脈血が流入し，右─左シャントが生じてチアノーゼが発生する．呼吸困難と体動時疲労感，多血症，**ばち状指**を有する．ばち状指とは太鼓のばち様に指趾の末端が球状に膨大している状態で，低酸素症の持続により指先に繊維性組織が増殖したために起こる．また歩行時に**蹲踞**（膝を抱え込むことにより，腹部大動脈

と大腿動脈が圧迫され，体血管抵抗が増加し，呼吸困難を軽減する自己防衛動作），無酸素発作を生じることがある．

7）心不全

十分な静脈還流があるにも関わらず，心筋のポンプ機能が障害されたため，生体の各組織に必要な酸素を供給するだけの血液を拍出できなくなった状態．高血圧症，弁膜症，心筋症，虚血性心疾患などが進行した結果発症する．歯科受診をする心不全患者の多くは慢性心不全の状態である．**左心不全**とは左室の機能低下が生じた状態をいい，そのため肺うっ血を招き，進行すると**肺水腫**（心原性肺水腫），**起坐呼吸**，血痰を生じる．肺水腫とは左室からの心拍出量低下から左房圧の上昇が起こり，肺毛細管圧上昇により肺に血漿が漏出した状態をいう．呼吸困難，チアノーゼ，喘鳴，ピンク色泡沫状の気管内分泌物排出等の症状がみられる．起坐呼吸とは，臥位では静脈還流が増加することによって息苦しくなるため，患者が上体を起こして呼吸困難を改善することをいう．**右心不全**とは右室の機能低下が生じた状態をいい，右室からの拍出量が減少するため体循環系に圧負荷が加わり，下肢の浮腫や頸静脈の怒張，肝肥大，尿量減少が生じる．

b．検査と薬用状況を知る

1）高血圧症

(1) 検査により臓器障害の程度を把握し，重症度を判定する（表2，3）．血液検査や尿検査は二次性高血圧症のスクリーニングの意味合いが強い．

(2) 患者の内服薬剤が歯科治療に使用する薬剤とどのような相互作用を有するかを知っておく（表4）．利尿薬内服患者は，歯科治療中に尿意を訴えることがあるため，処置を短時間で終了する．β遮断薬内服患者はエピネフリン投与によりα作用が強く現れ，著しい高血圧が発現することがある．

表2 高血圧の患者評価のために知りたい検査データ

心　臓	①心電図 ②胸部エックス線検査による心拡大 ③心臓超音波検査
腎　臓	①尿検査（タンパク・糖・沈渣） ②PSP排出試験（15分値） ③血清尿素窒素またはクレアチニン ④静脈性腎盂撮影（若年者や多少とも二次性高血圧が疑われるときはかならず行う）
眼底検査	
血液生化学検査	①血清　Na，K，Cl ②血清総コレステロール（できれば中性脂肪，リポタンパク） ③血清尿酸（空腹時血糖，総タンパク：必要により）
その他	①一般血球算定（赤血球，白血球，ヘモグロビン） ②赤沈

（増山善明：降圧剤の選択．高血圧症治療（鴨谷亮一編），東京大学出版会，東京，1979，p.195～204より一部改変）

WHOによる高血圧の病期分類

表3　WHOによる高血圧の病期分類

第1病期	臓器障害の他覚的徴候が明らかでない時期
第2病期	次の臓器障害のうち少なくとも一つが認められる時期 ・理学的所見，胸部エックス線，心電図，心エコー図などによる左室肥大 ・網膜の動脈のび漫性および局所性狭窄 ・蛋白尿の存在，または血漿クレアチニン濃度の軽度上昇
第3病期	高血圧による諸臓器の障害の結果，次の徴候の出現する時期 ・心臓：左心不全 ・脳　：大脳，小脳，または脳幹部の出血，高血圧性脳症 ・眼底：網膜の出血と滲出性病変

表4 薬物相互作用

薬物名	併用する薬物名	相 互 作 用
エピネフリン	ブチルフェノン系薬物（ハロペリドールなど）α受容体遮断薬	昇圧作用を逆転して血圧下降を起こす
	β受容体遮断薬	α作用が増強され，高血圧と徐脈をきたす．
	ジギタリス製剤	異所性不整脈を誘発することがある
	キニジン	心室細動を起こすことがある
	β受容体作動薬	不整脈・心停止の恐れがある

（金子　譲：歯科診療時における循環器系疾患患者の管理．日歯医誌,9：3-18,1990より一部改変）

2）虚血性心疾患

心臓カテーテル検査，心筋シンチ，負荷心電図，超音波検査の結果を主治医対診時に添付してもらうことが望ましい．**抗血栓薬内服患者**に観血処置を施行する際には，局所止血が可能か，内服中止するのかを処置内容と全身リスクとの兼ね合いを考え，主治医と相談して判断する．通常の抜歯や小手術であれば抗血小板薬の中断は必要なく，抗凝固薬もほとんどの場合中断の必要がないと考えられている．心臓バイパス手術後の患者では観血処置前の抗生剤投与が必要である．

（欄外：**抗血栓薬内服患者**）

3）心臓弁膜症

（1）僧帽弁狭窄症

心臓超音波検査により弁口面積（正常 $4～8\,cm^2$，$1.5\,cm^2$ 以下で症状発現）などが測定される．心電図で心房細動の有無を確認する．胸部エックス線写真で間質性肺炎と左房拡大をチェックする．左房内血栓に由来した脳塞栓が起こりやすいため抗血栓薬を服用していることがある．

（2）僧帽弁閉鎖不全症

心臓超音波検査により逆流率が30％未満なら軽症,30～60％なら中等度,60％を超えれば重症と判定．

（3）大動脈弁狭窄症

病態把握には心臓超音波検査が行われる．抗血栓薬投与が行われている患者では，止血困難の可能性を考慮する．

4）心筋症

（1）拡張型心筋症

頸静脈怒張，肝腫，浮腫の有無を確認する．胸部エックス線写真で心陰影の著明な拡大，心電図における洞性頻脈，心房細動，心室性不整脈，びまん性非特異的ST-T変化，心室内伝導障害．心臓超音波検査における左室拡大，中隔と後壁の運動低下，駆出率減少がみられる．

（2）肥大型心筋症

心臓超音波検査で非対称性中隔肥厚がみられる．胸部エックス線写真は正常あるいは心陰影の軽度拡大．心電図では左室肥大，異常Q波，ST-T変化．

5）不整脈

心室性期外収縮はLownによる重症度分類（表5）を用いて評価する．WPW症候群は心奇形や虚血性心疾患に伴うものも多く，それらの合併の有無を確認する．発作性頻脈の既往を問診する．頻脈や徐脈の診査にはホルター心電図が有用である．抗不整脈薬は歯科治療の前後も継続する．超音波検査により心耳内血栓の有無を確認する場合もある．

心室性期外収縮の重症度

表5　心室性期外収縮の重症度（Lown分類）

grade	特　　徴
0	期外収縮なし
1	散発性（30／時間　未満）
2	多発性（30／時間　以上）
3	多形性
4 a	2連発
4 b	3連発以上
5	R on T

＊grade 3，4，5が重症
＊最初の報告は，心筋梗塞急性期での検討であった

6）先天性心疾患

（1）心房中隔欠損

欠損孔の大きさと合併疾患によりリスクが異なるため，その情報が得られるように対診する．

（2）心室中隔欠損

欠損孔の大きさ，肺高血圧症の有無，程度，シャントの方向と量などの血行動態を心臓超音波検査等で調べる．

（3）ファロー四徴症

胸部エックス線写真で長靴状の心臓（肺動脈形成不全による左第2弓陥凹のため）と肺血管陰影の減弱がみられる．心電図では右室肥大，右軸変位が認められる．

赤血球増多症も特徴的．経皮的動脈血酸素飽和度は通常70〜90％である．チアノーゼ発作に対してβ遮断薬を内服していることがある．

7）心不全

心臓超音波検査により心機能評価を行う．心電図は心不全に特有なものはなく，基礎疾患に関連した変化がみられる．**NYHA分類**は日常活動制限による重症度分類で，危険度の評価に役立つ（表6）．ジクロフェナックナトリウムはジゴキシンの作用を増強する，など患者の内服薬剤と歯科薬剤の相互作用に留意する．

表6　New York Heart Association（NYHA）の分類

1度：心疾患はあるが，身体活動制限の必要はない． 　　　日常の生活活動で，疲労，動悸，息切れ，狭心症などの症状は起こらない．
2度：軽度の身体活動制限を必要とする． 　　　安静時には何も症状はないが，日常の生活活動で，疲労，動悸，息切れ，狭心症状などが起こるもの．
3度：中等度ないし高度の身体活動制限を必要とする． 　　　日常生活活動を軽度に制限しても，疲労，動悸，息切れ，狭心症状が起こるもの．
4度：強度に身体活動を制限しても，心不全や狭心症状が起こり，安静からはずすと訴えが増悪するもの．

c．対応と医科との連携

1）高血圧症

内科主治医に患者の臓器障害の程度，内服薬剤を対診する（表7，図6）．

表7　高血圧症患者の問診のポイント

- 原因（本態性高血圧なのか二次性高血圧か）
- 経過（経過が長ければ臓器障害を有する可能性が高い）
- 現在の血圧コントロール状態（投薬内容）
- 臓器障害の有無（検査データ）

照会状

```
主治医　　先生御机下　　H13○月○日
この度，患者○○○○殿（○○歳）をご照会申し上げます．

当科診断：上顎第二大臼歯根尖性歯周炎

　上記診断のため，局所麻酔下（12.5μg/mlエピネフリン添加2％
リドカイン1.8m）の処置を予定しております．患者は貴院にて高
血圧症の治療中ということですが，現在までの病状，検査データ，
投薬内容など教えていただきたいと存じます．また，そのほか注意
事項がございましたら，お教えいただければ幸いです．

以上，ご多忙中恐縮ですがよろしくお願いします．
　　　　　　　　　　　　　　○○歯科医院　　歯科医師○○　　○○拝
```

図6　照会状の例．

2）虚血性心疾患

内科主治医に虚血性心疾患の種類，現在の状況および服薬内容，過去の発作の時期と程度，手術歴があればその時期と内容を対診する（表8，図7）．

表8　虚血性心疾患患者の対診のポイント

- 分類（狭心症のタイプ，心筋梗塞の範囲など）
- 発症時期，経過，治療内容
- ADL（activity of daily living）（日常生活活動）
- 投薬内容（発作時服用薬剤，抗凝固薬内服の有無）
- 最近の検査データ
　　心電図，負荷検査のデータ，心臓超音波検査，カテーテル検査など

照会状

> 主治医　先生御机下　H13○月○日
> この度，患者○○○○殿（○○歳）をご照会申し上げます．
>
> 当科診断：上顎第二大臼歯根尖性歯周炎
>
> 　上記診断にて局所麻酔（2％リドカイン1/16万エピネフリン含有）下に抜歯を予定しております．患者は貴院にて狭心症の治療を受けているとのことですが，つきましては以下について御教授願えれば幸いです．
>
> 1．現在の病状および治療経過
> 2．投薬内容（発作時の内服薬，抗凝固薬休薬の可否）
> 3．最近行った検査のデータ（負荷心電図，心エコーなど）
>
> 以上，ご多忙中恐縮ですがよろしくお願いします．
> 　　　　　　　　　　○○歯科医院　　歯科医師○○　　○○拝

図7　照会状の例．

3）心臓弁膜症
（1）僧帽弁狭窄症
　左房内血栓，全身性塞栓症，急性肺水腫，右心不全などの合併症の有無を内科主治医に対診する．心房細動のある場合には心房収縮がないために左室への血液流入時間が短縮され，左房圧の上昇は著しくなる．したがって，頻拍性の心房細動は危険である．

（2）僧帽弁閉鎖不全症
　僧帽弁狭窄症合併は右室不全をきたしやすく，危険度はさらに高くなる．重症例では歯科治療が行える時期かどうかを対診する．

（3）大動脈弁狭窄症
　心筋虚血を起こしやすいため，狭心症症状の有無を確認する．抗血栓薬への対処を考えておく．

4）心筋症
（1）拡張型心筋症
　心不全の有無を確認し，歯科治療が行える状況か対診する．

（2）肥大型心筋症
全身状態の評価，疾患のコントロール状態を対診する．

5）不整脈
Lownの分類でgrade 4以上は内科治療を優先させ，grade 3でも頻発する場合には対診する．心房細動で原因疾患が存在する場合はその重症度を対診する．WPW症候群では発作性頻脈の有無と発作時の対処法を聞いておく．心房細動患者の急激な体位変換や患者のいきみは血栓の遊離を起こしやすく，脳塞栓を発症する危険がある．治療中に急激な意識レベルの低下をみた場合には脳梗塞の発生を疑い，ただちに専門医に紹介する．

6）先天性心疾患
心臓手術の既往を尋ね，既往があればそれが根治的手術か姑息的手術なのかを確認する．根治的手術後の患者の多くは軽度の運動制限程度で日常生活を送ることができ，心内膜炎予防に留意することのほか歯科治療時に大きな制限はない．姑息的手術であれば，原疾患に応じた注意が必要となる．手術既往のない場合には手術の必要がないほど軽症なのか，今後手術が予定されているのかでリスクは大きく異なる．いずれの場合も主治医に詳しく対診をとることが必要である．

（1）心房中隔欠損
シャント量が少なければ危険は少ないが，欠損孔が大きな場合，うっ血性心不全，肺高血圧症の合併がある場合はリスクが高い．

（2）心室中隔欠損
肺動脈圧が高いと危険が増加するため，対診で確認する．

（3）ファロー四徴症
根治手術の有無を確認する．未治療の患者では血行動態不良に陥る可能性がきわめて高い．手術前であれば，歯科治療の可否を主治医に確認する．

7）心不全
急性心不全の患者は歯科治療の適応にはならない．慢性心不全患者は心機能について主治医に対診し，歯科治療を行ってよい時期か，原疾患のコントロールがついているかを対診する．

d．歯科治療のポイント

1）高血圧症

（1）治療前の血圧がSBP180mmHg，あるいはDBP100mmHgを超えているとき，頭痛やめまいなどの自覚症状を伴うときは処置延期を考慮する．

（2）治療中は**アドバンスモニタ**（血圧計，心電図計，パルスオキシメータ）を装着して容態の変化を迅速にとらえる．

（3）精神的ストレス，肉体的ストレスは副腎，交感神経系を介した内因性カテコラミンの放出を促し，循環を亢進させる．また血管収縮薬エピネフリンは外因性カテコラミンとして血圧変動因子となるため，この3者の制御が循環安定化の鍵である．

（4）精神的ストレスの軽減には患者を安心させて不安を取り除くことが大事である．言葉によって緊張が除けない患者には精神鎮静法を適用する．ハイリスクと考えられる場合には静脈内鎮静法を行う．

（5）局所麻酔薬注入時の疼痛緩和のために，表面麻酔の使用，適切な刺入点の選択，緩徐な注入を心がける．エピネフリンは中等度の循環器系疾患患者への適用は40μgまで，重症患者では20μgまでの投与にとどめる．フェリプレシン添加局所麻酔薬も1回に2〜3カートリッジまでの使用にとどめる．

（6）血圧が200mmHgあるいはDBP100mmHg以上になったとき，あるいは頭痛などの自覚症状が発現したときにはただちに処置を中止して降圧を図る．カルシウム拮抗薬のニフェジピン（5あるいは10mg）は舌下投与可能なタイプがあるため使いやすい．静脈確保されていればニカルジピン（0.5〜1.0mg間欠投与）により，迅速な降圧が図れる．どちらも過度の降圧と反射性の頻脈に留意し，モニタリング下に使用する．カルシウム拮抗薬は脳圧上昇が疑われる場合には投与しない．

（7）術後痛は血圧を上昇させるため，鎮痛薬の早期投与を行う．

(8) WHO病期分類で1〜2期の患者はモニタリング下に歯科処置が可能である．

(9) 加齢により圧受容体の感受性や自律神経機能が低下し，**起立性低血圧**をきたしやすい．起立性低血圧とは起立によって脳虚血や失神等の症状を呈することをいう．そのため高齢者の歯科治療中に背板を急激に起こすのは危険である．

2）虚血性心疾患

処置中はアドバンスモニタを装着し，心筋酸素消費量を増加させないように管理する．心筋酸素需要は**RPP**（rate pressure product）をもって推察する．これはSBPとHRの積で，これを6000〜12000の間に保つことにより心筋酸素消費増加を抑える．そのため，患者に精神的・肉体的ストレスを与えない（とくに心拍数の増加を抑える）．また酸素供給増加の意味で鼻カテーテルからの酸素投与（1〜2l／分）も有用である．心筋梗塞発作直後は再梗塞の危険が高いため緊急処置以外は行わない．発作後3か月経過すれば側副血行路が形成され，再梗塞の危険は減少するといわれている．常用薬剤は原則として継続する．心筋虚血発生のリスクが高いときには冠拡張薬のテープを処置前に貼付する．胸痛発生時には，すみやかに歯科治療を中断し，患者を楽な体位とする（通常は水平位）．そして酸素投与を行い，バイタルサインを確認する．呼吸・心拍停止時には救急蘇生を施行する．冠拡張薬を投与して経過を追うが，心筋梗塞が疑われる際は医療機関への迅速な搬送が必要である．

3）心臓弁膜症

(1) 僧帽弁狭窄症

不安や緊張により交感神経緊張状態にならないように，患者を安心させ，ストレスを与えない管理を行う（高血圧症の項参照）．抗血栓薬内服中の患者では，その扱いに留意する．人工弁置換術後の患者に対して観血処置を行う前には人工弁感染予防のため抗生物質の前投与を行う．

(2) 僧帽弁閉鎖不全症

観血処置前には抗生剤投与が必須である．高血圧症に準じた

ストレスフリーの管理を行う．心拍数減少により逆流量が増加するため徐脈を避ける．

（3）大動脈弁狭窄症
人工弁置換術後の患者に対して観血処置を行う前には抗生物質の前投与を行う必要がある．抗血栓薬内服に留意する．

4）心筋症
（1）拡張型心筋症
ストレスフリーの全身管理を行う（高血圧症の項参照）．処置中は循環器系モニタリングを行い，必要に応じて静脈内鎮静法を行う．

（2）肥大型心筋症
高血圧症に準じたストレスフリーの管理を行う．心筋収縮力を高め，左室流出路狭窄を増強する薬剤は投与禁忌．エピネフリンは使用しない．

5）不整脈
ストレスは発作性頻脈の引き金になり得るので，痛みと不安を与えない．不整脈のある患者の処置時には心電図モニター下に行い，緊急薬剤投与路確保の意味も兼ねて静脈内鎮静法下に行うことが望ましい．Lownの分類でgrade 3以上は大学病院や病院歯科に依頼したほうがよい．

6）先天性心疾患
手術前の患者，姑息的手術のみ受けた患者は大学病院や病院歯科で歯科治療を行ったほうがよい．根治手術後で日常生活制限ない患者は，心内膜炎予防の抗生物質予防投与を行い，モニタリング下にストレスフリーの処置を行う．

（1）心房中隔欠損
一次孔欠損では感染性心内膜炎が起こりやすいため，観血処置前後には抗生剤投与を行う．

（2）心室中隔欠損
術前にチアノーゼと心不全の有無を確認する．感染性心内膜炎が起こりやすく，観血処置前後には抗生剤投与を行う．

（3）ファロー四徴症
根治手術後の患者では感染性心内炎に対する注意が必要であ

る．また脱水は心仕事量を増加させるため避ける．無酸素発作は疼痛刺激や緊張などのストレスによって発生しやすく，ストレスフリーの診療をアドバンスモニタ下に行う．

7）心不全
・安定期の慢性心不全患者であっても，心予備力は少ないものと考え，ストレスを与えない歯科治療を行う．
・治療中はモニタリングを行い，容体の変化を迅速に捉える．
・NYHA分類Ⅱ度までの患者はモニタ下に一般歯科医院でも歯科処置可能であるが，Ⅲ度以上の患者は大学病院や病院歯科に紹介する．

【参考文献】
1）上田　裕ほか編：有病者・高齢者歯科治療マニュアル．医歯薬出版，東京，1996．
2）五幸　恵：病態生理できった内科学　1循環器疾患．医学教育出版，東京，1999．
3）金子　譲ほか編：歯科麻酔学第5版．医歯薬出版，東京，1997．
4）髙北義彦，大曽根洋編：全身疾患を有する患者の対処法．日本歯科評論社，東京，1996．
5）上田　裕監修：高齢者歯科治療マニュアル．永末書店，京都，1992．
6）五島雄一郎，大林完二監修：心電図のABC．日本医師会雑誌臨時増刊 vol.101　No.13，1989．
7）福山裕三，高杉佑一：よくわかる内科．金原出版，東京，1990．
8）後藤　稠ほか編：最新医学大辞典．医歯薬出版，東京，1987．

2．呼吸器系疾患

キーワード

呼吸器系疾患は，気道の狭窄，または閉塞，拡張を示す気管枝炎，肺気道系に炎症がある肺炎，解剖学的に終末細気管枝より末梢の部分に気道の拡張と破壊を示す肺気腫，肺の血管外の組織間隙に滲出液が貯留している肺水腫，静脈からの血栓が肺動脈で詰まる肺塞栓，肺の線維化を示す肺線維症，アレルギーなどによる反応と刺激で気道内に分泌物などがたまり狭窄を起こす気管支喘息，肺機能の病態で分けられる呼吸不全という状態がある．呼吸不全の状態では歯科治療は行うことができない（図1）．

ガス交換

呼吸器は組織を構成する細胞自体が，生きるために必要なガス交換に関係した部分であるために，酸素の通り道である気道と実際に酸素を取り入れ，細胞内で不要になった二酸化炭素を排泄するガス交換を行う部分で，何らかの障害（換気障害）を受けた状態である．

歯科との関わりでは，その門戸である鼻腔や口腔に物理的に閉塞環境を作ることにより直接的関係はないにしろ，診療手技などによる間接的要因で症状を増悪することが考えられる．歯科治療における緊張，患者体位や，咳き込みによる急な体動が歯科診療の妨げや，器具の誤嚥につながるために現状の把握には，呼吸器科担当医師との情報交換が必要である．前述した気

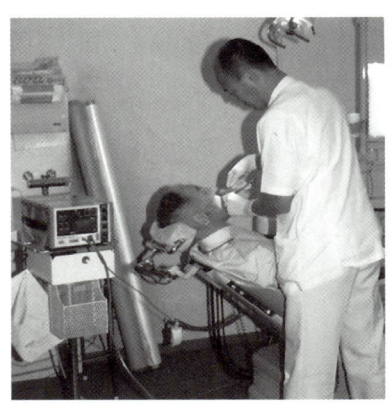

図1 血圧，脈拍，脈波，酸素分圧測定器を装着しながらの抜歯．

管支喘息などは，歯科医が処方する鎮痛剤で引き起こされることもあり注意が必要である．また老人における誤嚥性肺炎は，胃酸と口腔内の細菌を誤嚥することで引き起こされる．このように呼吸器系疾患は，単一臓器の障害に比較して注意しなくてはならないのは，各臓器や組織における低酸素状態が起こることで，それに止まらず多臓器不全に移行する可能性があることであり，現在の病態を確認することが重要である．

a．成因と病態

1）上気道炎

気道の入り口である，口腔，鼻腔，咽頭，喉頭の部分で起こる炎症を上気道炎と呼ぶ．原因はウイルス感染のほか細菌感染，気道における化学的刺激，機械的，熱刺激などで起こる．症状として鼻閉，鼻汁，咽頭痛，咳，痰症状に加えて発熱，頭痛などの全身症状を示す二次感染を引き起こすことがある．

2）気管支炎

気管支に炎症がある状態．急性気管支炎と慢性気管支炎があり多量の粘液分泌が特徴．急性では，感冒，インフルエンザ，ウイルス感染などで起こり，慢性は大気汚染とも関係するといわれている．原因はウイルス感染などの細菌感染によって起こる．

症状は初期に粘膜下の血管拡張，血流増大による粘液分泌の増加を示す．症状は，炎症変化により気管支の咳受容器が刺激され，激しい咳と痰が著明であり，胸郭の筋痛を伴うことがある．慢性気管支炎は,2年以上年に3か月以上異常な咳，痰，を伴うもので，広範に慢性の気道閉塞を起こす．原因については，大気汚染や，喫煙といったものによるともいわれている．症状は，粘性のある痰により長期の気道閉塞が生じ，肺の機能的仕事量や残気量が増え，細気管支の閉塞や気管支壁の拡張から肺気腫を起こしやすくなり，そのため肺高血圧，さらには右心室の負荷が高まり心不全を招く恐れがある．

3）肺炎

肺気道系の炎症．炎症が肺胞に起こっているものを肺胞性肺

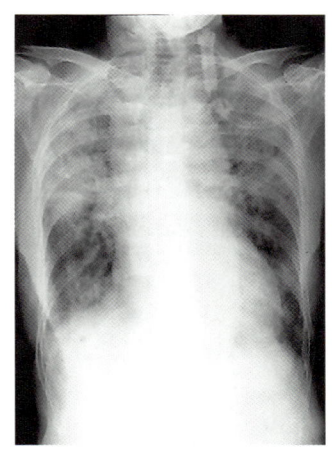

図2 誤嚥性肺炎胸部エックス線写真.

炎，肺胞と肺胞の隙間の間質に起こったものを間質性肺炎，その他感染性の肺炎に分けられる．原因が細菌による**細菌性肺炎**では肺炎球菌，連鎖球菌，黄色ブドウ球菌，肺炎桿菌によるクレブシェラ肺炎，緑膿菌など多種にわたる．また細菌だけではなく，インフルエンザを含むウイルス，真菌，結核菌，マイコプラズマ，クラミジア，寄生虫まで肺炎を起こす．高齢者における肺炎は嚥下，咳反射が低下しているために，口腔内の細菌により誤嚥性肺炎を起こしやすいのが特徴である（図2）．老では，**動脈硬化**の影響で重要臓器の血流が障害されていると，酸素不足がさらに進み，多臓器の低酸素状態が高度の臓器不全へ移行する可能性がある．成因として感染が成立すると肺の毛細血管が拡張し，漿液とともに細菌，白血球，炎症性細胞が肺胞内に浸潤する．溶血性連鎖球菌や黄色ブドウ球菌では，組織破壊が強く出現しガス交換が障害される．症状は，細菌性の場合悪寒，発熱，頻脈であり急激に症状が悪化する．2～3時間後に強い胸痛とともに粘性痰が出現する．非細菌性のマイコプラズマ肺炎では，細菌性肺炎ほど突発的ではなく，頭痛，倦怠感，筋肉痛などが3日間程度起こり，その後咳，痰などが出現するといわれている．肺炎が広がり胸膜炎を起こすと呼吸に伴って胸痛を起こす．**老人における肺炎**では，若年者のものとは異なり1／3は発熱もなく無症状で，食欲不振，全身倦怠感，失禁

するといった一見肺炎とは思えない症状で始まることが多く一旦肺炎が治ってもまた肺炎を起こし，そのうち抗生物質が効かない緑膿菌やMRSAになり注意が必要であるといわれている．またインフルエンザなどは，高熱，全身消耗，関節痛などの全身症状が強く出現し，基礎体力が弱っている老人にとっては前述の理由で生命の危険につながる．

4）肺気腫

炎症が治癒し，基質化に伴って起こる線維化を伴わず，肺胞壁の破壊，異常かつ永久的拡張を示す状態であるといわれており，言い換えれば肺胞がたばこや遺伝，加齢といった要因でゴムの風船がのびたような状態であるといわれている．気道の狭窄と肺胞壁の破壊に伴い，換気が障害される．症状として動いたりしたときの息切れから始まり安静時でも息苦しくなる（図3，4）．肺の過膨張に対応して胸郭が拡大し，胸鎖乳突筋や斜角筋などの活動亢進による緊張，口すぼめ呼吸，進行すると吸気時に頸静脈の怒張，労作時の呼吸困難，粘液性の喀痰，チアノーゼ，手足のむくみが生じ，進行により心臓に負担がかかり，しだいに心臓が大きくなって，心不全の状態になる．

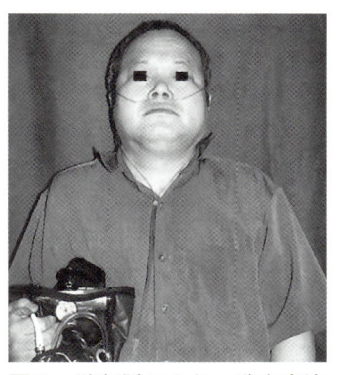

図3　肺気腫により，酸素療法を受けている患者．常に酸素ボンベを携帯し鼻カニューレを使用している．

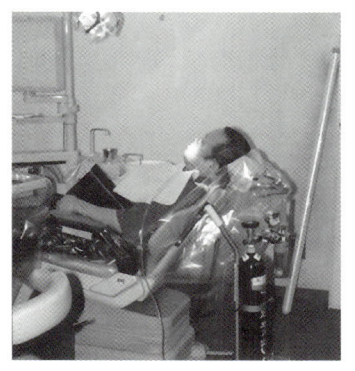

図4　心不全も伴っており水平位．口呼吸が困難であり治療は短時間かつ器具の誤嚥に注意する必要がある．

5）肺水腫

肺水腫とは，肺の血管外組織（肺胞腔内）に液体が貯留して

いる状態であるといわれている．肺胞の肺毛細血管は，内側は内皮細胞，外側は基底膜から間質になっており，その間の液体は静水圧（血管壁内外の圧較差）と浸透圧で決まる．成因は，肺胞細血管の静水圧の上昇，血管壁の透過圧亢進，低アルブミン血症などの浸透圧の低下で起こる．炎症などで毛細血管周囲の拡大，間質の腫大，リンパ管の拡大によって間質に水が貯まる間質水腫と，液体が肺胞内皮を通過してくる肺胞水腫がある．

症状として間質水腫では肺機能に異常を生じず，肺胞水腫では換気障害による低酸素状態になり滲出液が細気管支に出てくると多量の喀痰（泡沫状血性）を生じ，呼吸障害（起坐呼吸，労作時呼吸困難，労作性夜間呼吸困難，心臓喘息，チアノーゼ）を生じるといわれている．

6）肺塞栓症と肺梗塞症

肺塞栓症
肺梗塞症

静脈にできた血栓が肺に流れ，肺動脈あるいは分枝を閉塞し循環障害を起こしたものを肺塞栓症といい，その結果肺動脈の支配領域に出血壊死を起こしたものを肺梗塞（10％以下）という．下肢や骨盤臓器の手術の際に，下腿の深部静脈の血栓（その他脂肪組織，羊水，空気）が血流に乗って飛ぶことによって，肺動脈を閉塞させる場合が多く，しばしば致命的になる．原因は，骨盤，下肢の骨折や静脈瘤による血液のうっ血，血管障害，血液凝固能の亢進により起こり，高度の肥満や脱水など血液粘調度が増した状態，外傷や炎症などで凝血が起こったときに起きる．症状は突然のショック，血圧低下，呼吸困難，胸部痛，失神，血痰などであり処置は緊急を要する．特徴所見として，頻呼吸，頻脈，浮腫の出現がある．

7）気管支喘息

気管支喘息

原因はハウスダスト等の抗原，細菌アレルギーばかりでなく感染，気象条件，運動，精神的因子，気道への直接刺激に対する反応性の亢進，ヒスタミン等の化学物質の吸入，原因不明でも発作が誘発され，家族因子があるものがあればないものもあるといわれている．成因は，発作性に気道内の気管支壁の浮腫や粘膜の腫脹，粘液の過剰分泌が起こり，それに対して肥大した気管支平滑筋の収縮により気道狭窄が起こる．発作により過

敏性は亢進し，重症化する．

　気管支平滑筋の収縮は，迷走神経刺激による緊張によって起こるといわれているが，その両者が重なって呼吸障害を生じる．最近では，リンパ球など炎症性細胞が放出するサイトカインで活性化された好酸球（白血球の一種）が気道内に集積し，それが組織障害性の蛋白を遊離することによって，粘膜上皮の剥離を起こし，上皮下にある迷走神経の知覚末端を活性化させ気道が敏感になり，同時に集まった炎症細胞からの化学伝達物質によってさらに気道過敏性（気道分泌亢進，気道粘膜の浮腫，気管支の攣縮）が増していくと考えられている．症状は，気道狭窄によって狭くなった気道を通過する呼気の抵抗が高まり，気道分泌物と合わさって"ひゅーひゅーぜこぜー"という喘鳴が聞こえる．仰向けで寝ることができず，起座呼吸や背中をまるくしてうずくまり，気道狭窄に抵抗して努力性呼吸をするようになる．息を吐く呼出障害から肺が過膨張となり残気量も増加する．血液ガス分析上では，肺胞低換気状態から低酸素血症となり重症では低酸素状態による症状を誘発し，重篤化する．

b．検査

1）上気道炎
　血液検査による炎症（血算，CRP），ウイルス検査．喀痰検査．

2）気管支炎
　血液検査による炎症（血算，CRP），ウイルス検査．喀痰検査．

3）肺炎
　聴診．血液検査（血算，CRP）．喀痰検査．胸部X線検査．血液ガス検査．

4）肺気腫
　聴診．打診．胸部エックス線（およびCT）検査．呼吸機能検査．心電図．呼吸筋機能検査．

5）肺水腫
　聴診．胸部エックス線（およびCT）検査．呼吸機能検査．

血液ガス検査．

6）肺塞栓症と肺梗塞症

　胸部エックス線検査．呼吸機能検査．血液ガス検査．肺血流シンチグラム．

7）気管支喘息

　胸部エックス線検査．呼吸機能検査．血液ガス検査．血液検査によるアレルゲン検査．心電図．気道過敏性検査．

c．問診に基づく医科との連携

1）上気道炎

　投薬内容の確認と歯科臨床での使用薬剤との相互作用を調べる．鼻呼吸が可能（歯科治療時）か否かを確認する．

2）気管支炎

　投薬内容の確認と歯科臨床での使用薬剤との相互作用を調べる．咳，痰の喀出状況，水平位での体位保持（歯科治療時）が可能かを確認．

3）肺炎

　歯科治療が可能か否かを主治医に確認．通常歯科治療不可．

4）肺気腫

　安静時にも呼吸苦があるようであれば，主治医に鼻呼吸，水平位での体位保持を含む歯科治療が可能か否かを確認する．通常歯科治療不可．同時に心臓，循環器に合併症があるか否かを確認する．

5）肺水腫

　肺気腫と同様．通常歯科治療不可．

6）肺塞栓症と肺梗塞症

　通常歯科治療不可．

7）気管支喘息

　アレルギー，投薬内容の確認と歯科臨床での使用薬剤との相互作用を調べる．咳，痰の喀出状況，仰向け，水平位での体位保持が可能かを確認．

d．歯科治療のポイント

・上気道炎，気管支炎，気管支喘息，肺気腫

　治療前に発作や炎症の起こっている（チアノーゼや他覚的にも判るぜーぜーひゅーひゅーといった呼吸音，水平位が取れない）時期には，急なせき込みによって歯科治療時に誤ってリーマーなどの器具の誤嚥をさせないように注意する．処置前に十分に問診を聴取し，現在処方を受けている薬剤を確認（薬理作用と歯科臨床での使用薬剤との相互作用を調べる）するとともに，その際薬物アレルギーに注意し，アスピリンや酸性系の鎮痛剤の使用を控える．ステロイド剤使用患者においては，感染に注意するとともに外科処置前にはステロイドカバーの必要の有無を担当医に問い合わせる．気管支拡張のためにキサンチン誘導体，β2刺激薬，抗コリン剤を使用している患者に対しては，薬剤相互作用を確認する．β2刺激薬，抗コリン剤は，副交感神経遮断薬であるためにアドレナリン含有の局所麻酔薬の使用によって，交感神経作用としての動悸や手のふるえが出現することがあるので，使用には問診を十分に聴取し，注意を要する．肺気腫であって在宅で酸素濃縮器などを鼻カニューレで使用している患者は，心不全を伴っていることもあり，歯科治療前に呼気時に頸静脈が怒張したり，手足のむくみなど症状があるときには合併する心不全の兆候なので，内科主治医に確認する．その際，歯科治療は通常水平位診療であり，その間鼻呼吸になること，アドレナリン添加のリドカイン使用の可能性，抗生剤，鎮痛剤使用時の薬剤選択について，また心臓循環器の合併症の有無および症状出現時の対処法について問い合わせる必要がある．

患者体位

誤嚥の注意

薬剤相互作用

心不全徴候の確認

【参考文献】
1）中野昭一：病気の成立ちとからだ［II］．医歯薬出版，東京，1983．
2）佐々木次郎ほか：医学常識103選．デンタルダイヤモンド社，東京，1990．
3）和田知雄：疾病の病態的解析．及村工芸社，1999．
4）稲田豊，稲田英一訳：MGH麻酔の手引．メディカルインターナショナル，東京，1997．
5）坂平憲二，天羽敬祐：合併症手術患者の麻酔管理ハンドブック．メディカ出版，東京，1995．

3. 神経・筋疾患

キーワード

神経，筋疾患は比較的まれな疾患であるが，あるものは小児期から発症する遺伝性の疾患で，患者ごとに症状が異なり，また重症度により介護方法も異なってくる．とくに筋力の低下，麻痺，振戦，会話や嚥下の影響から，歩行，移動などの日常の運動障害が徐々に重症になっていく．

口腔領域では，顔面の筋力の低下で会話，摂食，嚥下が不自由になり，さらに口腔が開いたままになって，口腔内が乾燥し，自分で口腔ケアができず，齲蝕，歯周病が増大しやすい．

神経・筋疾患には，**筋ジストロフィー症，重症筋無力症，多発性硬化症，パーキンソン病**，ベル麻痺，脳血管障害（脳卒中），脳性麻痺，水頭病，脊髄損傷，てんかん，ピック病，クロイツフェルト・ヤコブ病，ハンチントン舞踏症，多発性脳梗塞性痴呆，ギランバレー症候群，顔面・舌ジスキネジアなどが挙げられる．

これらの疾患は治療面でのゴールは期待できない．最近は病因について解明され，薬物療法，手術療法，リハビリ法の改善，看護面からの検討で介護法が改善されて，日常生活の面からはかなり行動が自由になってきている．

神経・筋疾患はそれぞれの疾患で，種々の症状を呈するために日常介護の面からは，それぞれの動きに合わせなければならず，歯科治療面からも十分な配慮が必要となる．

a．成因と病態

パーキンソン病

1) パーキンソン病

安静時振戦，歯車様固縮，動作緩慢，歩行時特異な前かがみの小刻み歩行，後方突進現像などの緩徐進行性疾患で中年以後の発症が多く，アルツハイマー病と並んで神経疾患ではもっとも多い疾患である．

病理学的には黒質，線条体ドーパミン作動性ニューロンの変性による脳線条体の神経伝達物質ドーパミン低下が特徴である．

家族性ではなく，診断は臨床症状からなされることが多いが

頭部エックス線，CT所見も有用である．

（1）薬物療法

抗パーキンソン病薬は減少したドーパミンを補充するL-ドーパ製剤，ドーパミン受容体を刺激するドーパミンアゴニスト，ドーパミンの分泌を促進させるアマンタジン，アセチルコリン受容体を遮断する抗コリン薬，ドーパミンとともに減少するノルアドレナリンを補充するL-DOPSの5つに大別される．

薬物療法が不良の場合には振戦，固縮がほぼ一側に長い間限局していて，反応が悪い場合には，視床脳外側核の破壊術を考慮する．

（2）リハビリ

一人で歩ける人はとくに必要としない．時間をとって機能訓練するよりは，日常生活で，やりたいことにする．

生活指導としては日常生活をできるだけ今までどおりのライフスタイルを継続させる．この疾患の患者は神経質な人が多いので，できる限り説明して，安心させて通院するように努める．

（3）経過

肺炎など合併症を起こさない限り，パーキンソン病で死亡することはないが，L-dopa剤の長期投与でオーラル・ジスキネジアなどの不髄意運動がみられる．

（4）歯科治療上の問題点

L-dopa剤の長期服用患者は副作用に注意すること．また症状に日内変動があるため午前中のほうが通院しやすく，治療もしやすい．さらに天候にも左右されるので注意すること．

オーラル・ジスキネジア（口舌の不随意運動）のある場合にはタービン・エンジンの使用，あるいはメスを使用する場合，とくに注意する必要がある．

義歯の作製時，印象採得，咬合採得など，ゆっくりと行うこと．

義歯床縁に舌が接触して，義歯が持ち上がってしまうので，義歯設計とくに維持装置には工夫を用いる．

局所麻酔に含まれるエピネフリンの作用がL-dopaの長期服用で増強することがあるため，エピネフリンの含まれてい

抗パーキンソン病薬

ない麻酔剤の使用を考慮すべきである．

麻酔時のストレスには鎮静法の応用も考えること．

治療チェアへの移動には介助すること．とくに立ちあがることが困難なため，しっかり支持すること．

また治療チェアを急激にもどすことは起立性低血圧を起こすこともある．さらに低血圧，不整脈の出現もあるので，治療中はモニタリングの設置が望ましい．

日常生活では口腔清掃，義歯の清掃などができないことも多いので，刷掃法の指導が必要である．

2）進行性筋ジストロフィー

筋ジストロフィーは遺伝性筋疾患で，進行性の筋脱力と筋組織の変性を主徴とする疾患である．遺伝形式，筋萎縮の初発部位ならびに分布様式，進行速度などから分類されている．これらの分類からWaltonの分類を示す．

・X染色体劣性　　重症型
　　　　　　　　　良性型

・常染色体劣性　　小児期肢帯型
　　　　　　　　　肢帯型
　　　　　　　　　先天性筋ジストロフィー

・常染色体優性　　顔面・肩甲・上腕型

以上3型は比較的よく現われる．

筋ジストロフィーは遺伝性疾患であり，遺伝子異常に基づく病的プロセスが最終的には筋組織の壊死をきたすことになる．近年は遺伝子の分析が進んでP21遺伝子座で同定される．

筋ジストロフィーは人口10万人に4名の有病率で突然変異率が著しく高い．主病変は筋線維の壊死と再生，筋肉の紅色調か，黄色か灰色をおびてくる．

（1）臨床症状

・Duchenne型筋ジストロフィー

患者は男児がとくに多く，出生時は異常ないが，処女歩行はほぼ正常である．5歳以下で発症し，初期は転倒しやすく，飛び回ることができない．走ることも困難である．腰部を前方に突

き出して，脊柱前弯をみとめ，歩行は上体が動揺する．小学校入学前後から上肢帯の脱力感がでてきて，また前脛骨筋の筋力低下のため，アキレス腱の短縮を起こし，つま先立で歩くようになり階段の昇降が困難となる．筋萎縮，筋力低下は躯幹，四肢近位部に著しい．

進行性に経過し，10歳前後で自立歩行は不可能となる．脊柱の側彎，前彎などの変形のために臥床生活になり，心筋の障害もみられるが心不全症状を呈することは少ない．肝機能や肺活量の低下がみられる．

生存年数は初期症状より15～20年といわれて，肺炎を合併して呼吸不全を起こす．

また良性のDuchenne型筋ジストロフィーもあるなど亜型も少なくない．

（2）検査

・筋電図

・血清酵素

骨格筋に特異性の高いクレアチンキナーゼ（CK）の診断的価値が高い．とくにDuchenne型筋ジストロフィーで著明に高値を示す．

・組織学的検査

筋電図，CKなどの検査で確定しないときは生検材料で組織検査を行う．

（3）治療

Duchenne型筋ジストロフィーの急速に悪化の傾向にある場合，薬物の適用はない．

身体療法として四肢，躯幹の運動を続けることが必要である．股，膝関節を伸展させることで，筋の萎縮や側彎を予防することが多少は効果がある．歩行不能，脊椎変形が出現すると，肺活量の低下，頻脈，不整脈などが出て，心肺機能の障害，呼吸不全がみられる．急性心不全を起こすこともある．

（4）歯科治療上の問題点

呼吸器，循環器の機能が低下しているため，治療前の全身状態の評価が必要である．

局麻剤については心疾患に注意し，EKGの状態，局麻剤のエピネフィリンは避けること．

治療中はO_2の投与は有効であるが，鎮静療法は呼吸抑制を生ずることがあるため留意すること．

治療体位がうまくとれないので，治療中に誤嚥を生ずることがあるため吸引を積極的に行うこと．

治療中のモニタリングは必要である．

冷房などで筋力低下と硬直が増強することがあるため注意すること．

てんかん

3）てんかん　癲癇

反復性けいれんを主とする疾患で，意識障害を伴って，脳波に異常波を認めることが少なくない．

てんかんには2つに大別される．

特発性てんかん

・特発性てんかん（真性てんかん）

原因不明で，発作に徴候であるもの．

症候性てんかん

・症候性てんかん

種々の脳疾患の症状としててんかんが出現する．

真性てんかんは人口の0.5％にみられ，性差はない．てんかんは若年性の疾患で，出生から2歳までの間と思春期に多くみられる．

30歳以後に発症する場合は脳の器質的疾患によることが多く症候性てんかんである．脳腫瘍，頭部外傷，脳血管性障害，感染，脳の変性，中毒などが原因とされている．

（1）症状

①てんかんの大発作

強直性，間代性の全身けいれんを起こす．

意識が消失する．

前兆として心窩部不快感，めまい，頭痛などがある．

②強直

頭部，眼球のいずれもが上方に偏位し，患者は一側に回転，呼吸筋の強直により，呼吸停止，チアノーゼの出現，意識消失する．

③間代期

強直性筋収縮がしだいに間代期に移行し，顔面，舌，咽頭，体幹の筋に運動がうつる．この時点で舌を嚙みやすい，肋間筋のけいれんでは激しい呼吸のため口から泡がでる．

④けいれん後期

意識消失し，呼吸は荒く，発汗著明で，筋の緊張は減少し，対光反射も消失，回復には昏睡期，睡眠期，朦朧期と経過する．

（2）治療

抗けいれん剤phenytoin，phenobarbitalの服用．

（3）その他

てんかん患者は発作そのものより，この疾患に関連して性格や行動に異常を認めることが少なくないので注意の必要がある．

（4）歯科治療上の問題点

①てんかん発作時の口腔外傷や抗けいれん剤の副作用がみられる．

口腔外傷には歯の破折，口唇粘膜や歯肉の損傷，出血，感染など．

抗けいれん剤の副作用による歯周の歯肉肥大がみられる．プラークコントロールで予防可能との見解もあるが，性格や行動異常から非常にむずかしいので，定期的な診察が必要である．

②齲蝕の治療に際しては肥大した歯肉が問題になるので，歯肉切除した上で，除石して，齲蝕の処置を行うこと．

脳性麻痺

4）脳性麻痺

未熟な脳の非進行性病変による運動を中心とした障害が永続的に残った状態で，胎生期周産期の脳障害が原因とされている．

近年は医療の進歩で発症率は低下したが，重症，高度奇形の重症児の割合が高く，呼吸器感染や栄養状態に対する医療の進歩は生命を維持することは出来たが，成人の変形による障害の問題がある．

（1）問題点

①早期の訓練が進んでいるが，就学期以降はこれが主体で，変形，拘縮の予防への取り組みが減少している．

②筋緊張の亢進，アラトーゼのために二次的障害がある．精

神安定剤の服用，筋弛緩薬の服用，抗てんかん剤の服用．
③嘔吐，食事摂食困難，睡眠時舌根沈下がある．肺炎，流涎．
（2）歯科治療

身体障害のため，口腔ケアがほとんどできない．また学習，言語などの障害から介護者，治療者とのコミューニケーションが満足でなく，歯科治療は全麻下でないとほぼ不可能である．

障害の程度が個人個人でかなりの違いがあり，診断には苦慮する．

歯軋りのため，歯の咬耗が強く，咬合面は清掃しやすいが，歯周組織に過重負担がかかり，歯周疾患の原因になっている．

口腔反射，咽頭，咬合，嚥下，咳の反射も強いので摂取が困難なことも少なくない．

5）多発性硬化症

脱離性脳脊髄炎のなかで主に若年成人を侵し中枢神経系白質に新旧の脱髄斑が多巣性に出現し,2つ以上の部位の中枢神経症状を呈し，それが寛解，再発を繰り返すもの．

我が国の有病率は10万あたり1～4人で，厚生労働省の特定疾患にあげられている．

（1）臨床症状

一般には運動麻痺，しびれ，視力低下，複視，とくに視力低下で初発することが多い．

自覚症状では視力障害，運動麻痺，運動不自由，歩行困難，しびれ感，排尿障害，言語障害，顔面や四肢の痛み．

他覚症状では視神経の障害．

（2）歯科治療上の問題点

自分で口腔ケアが出来にくい．歯科受診もできない．顔面の痛み，とくに三叉神経痛を高率で認め，予防を目的に口腔ケアをする．

6）水頭症

脳脊髄液の循環障害によって発生する疾患で，先天性，感染，出血，腫瘍などの続発性として起こることもある．圧により脳損傷がみられる．放置すると脳頭蓋の拡大，脳損傷で死亡する．

けいれん，てんかんなど種々の障害があり，脳脊髄液を排出

させることで症状は改善する．

排出弁の存在は感染しやすいため，歯科治療時には抗菌剤の予防投与が必要である．

7）重症筋無力症

急性に骨格筋の易疲労性をきたす疾患で，症状に日内変動があり，午後から夕方にかけて症状の悪化をみる．

眼筋型では眼瞼下垂，斜視，複視，眼球運動障害，球型では嚥下および構音障害，全身型では易疲労性，呼吸障害をきたす．

原因は神経筋接合部のアセチルコリン受容器に対する自己抗体が胸腺でつくられ，神経筋伝達が障害されることになる．

（1）治療法

①抗コリンエステラーゼ薬の投与．
②ステロイドホルモン療法．
③外科療法：胸腺摘出，眼瞼挙上術など．

（2）歯科治療上の注意

薬剤の投与による副作用：

・コリンエステラーゼで唾液分泌の増加
・ステロイドホルモンの副作用．

に注意すること．

8）口舌ジスキネジー

高齢者に現われる舌，口唇をたえず不規則に動かす不随意運動で，薬の副作用によって出現する場合もある．

薬剤では向精神系，降圧剤，L-dopa，抗コリン系などのパーキンソン病薬などで生じる．

自然に発症する場合は動脈硬化による基底核病変が推測される．

（1）症状

舌，口唇または顔面の奇妙な運動で，四肢や肩の舞踏様運動を伴うこともある．

（2）治療：グラマリールの内服

食事時に舌，口唇を咬んで，口の中が血だらけとなることがある．

（3）歯科治療上の問題点

舌，口唇の不随意運動のため，歯科治療ができない．義歯の安定性が悪い．

b．その他，歯科治療上の注意点

（1）不随意運動による体動に対する処置

患者の意思と関係なく，体動が突然発症するため，治療体位を水平位よりやや頭部を上げた半座位の状態にして患者の了解を得たうえで，抑制帯または抑制器具をゆるく使用して不随意運動に対応すること．介助者等が体をおさえて固定しないほうがよい．

（2）反射運動が鈍いことによる誤嚥，誤飲に対する注意

治療体位は水平位にはせず，座位または半座位状態にし，助手が頻回に吸引できるようにする．また，器具落下防止のため，ラバーダム防湿を行うこともよい．

（3）発作時の対応

歯科治療は午前中に行う．室温を低くすると筋の緊張が起きやすいので，室温を調整し，風が直接あたらないようにする．

以上のようにして発作を予防するとともに酸素を2〜3 l／minで投与しておくこと．光の刺激，音の刺激，痛みの刺激，などは前もって注意する．薬物でコントロールされているときは服用して1時間ぐらいのときがよい．発作が出現したらすぐに口腔内の器具をはずし，治療台からの転落を防止して舌をかまないように予防すること．

【参考文献】
1）今日の治療指針，2001．医学書院，東京，2001．
2）J．グリフィス，S．ボイル（福田廣志，豊島義博訳）：口腔ケアガイド．株式会社エイコー，1997．

4. 代謝性疾患

キーワード

生体が外部から栄養素を摂取し，体成分の合成やエネルギーを産生し，生活活動を行う過程を栄養というが，それらの物質の分解の過程を代謝という．

栄養素の代謝異常はさまざまな疾患の発症と深く関係している．

a. 成因と病態
1) 糖代謝異常

糖代謝

糖代謝は脂質代謝と密接な関連を保ちながら，生体のエネルギー代謝にもっとも重要な役割を演じている．

生体は糖質をグリコーゲンとして貯蔵するが，その生合成および分解はインスリンやグルカゴンなどさまざまな物質を介して神経性調節も受けている．その糖質代謝異常の代表的なものが糖尿病である．

糖尿病

糖尿病：diabetes mellitus（DM）

糖，脂質，アミノ酸代謝を司るホルモンであるインスリンの合成・分泌の障害あるいは作用不足によって糖代謝の異常が持続する疾患である．口渇，多飲，多尿，体重減少などの症状を伴い，適切な治療がなされなければ昏睡や死に至る．症状の程度はインスリン作用の不足の程度によって決定されるがとくに網膜，腎，末梢神経性進行性の病変をきたし，さらに心臓，下肢，脳の動脈硬化性病変の悪化など特有の合併症を発症し，きわめて複雑，多彩な病態を示す疾患である．

種々の病型分類があるが，下記の分類が一般的である．

（1）インスリン依存型糖尿病（insulin dependent diabetes mellitus；IDDM）

（2）インスリン非依存型糖尿病（non insulin dependent diabetes mellitus；NIDDM）

病型別の特徴は次のとおりである．

（1）**インスリン依存型糖尿病（IDDM）**はインスリン分泌細胞である膵B細胞の破壊によりインスリン分泌が著明に

低下し，絶対的不足をきたした状態である．発症機序は自己免疫が重要であり，遺伝，環境両因子が関与していると考えられている．

発症は多くの症例で急速で，ケトーシス傾向が強く，インスリン注射が必須である．若年者の発症が多く，これまで小児糖尿病，若年発症糖尿病などと呼ばれていた．

（2）**インスリン非依存型糖尿病（NIDDM）** の病因は一様ではないが基本的にはインスリン分泌障害とインスリン抵抗性が中心で，それに遺伝と環境両因が関与していると考えられている．

発症は一般に緩徐で，成人発症が多く，肥満者に発症しやすい．家族歴を持つものの頻度はIDDMより高い．治療には必ずしもインスリンを必要としない．

2）脂質代謝異常

生体の主な脂質はトリグリセリド，脂肪酸，コレステロールおよびリン脂質と糖脂質である．

これらの脂質は体内での合成（内因性），食事中の脂質の吸収（外因性）および異化排泄と分解によって調節され，体内の恒常性を保っている．

成因：遺伝，ホルモン，糖，タンパク代謝異常，肝腎疾患，消化器疾患などによる．その代表的疾患は高脂血症と肥満症である．

高脂血症

（1）**高脂血症**

高脂血症とは血液中のコレステロールまたはトリグリセリドのいずれか，または両方が異常に増加した状態をいう．

分類：先天的なアポタンパク，レセプター，酵素異常によるものを原発性といい，そのうち遺伝的素因が強く家族的発現をみる例を家族性としている．これらに対し，他の疾患によって起こるものは二次性または続発性と名付けられている（表1）．

病態：高脂血症に伴う組織変化は一定の時間的経過ののちに動脈壁，皮下，腱，角膜，骨髄，肝などに現れる．特徴的な変化は虚血性心腎疾患，脳血栓，閉塞性末梢動脈炎，皮膚や腱の黄色腫，角膜環，脂肪肝である．予後を左右するのは虚血性心

表1　続発性高脂血症

主として高コレステロール血症をきたす疾患	主として高トリグリセリド血症をきたす疾患
甲状腺機能低下症 ネフローゼ症候群 閉塞性黄疸 胆汁性肝硬変 肝炎（一部のもの） 胆石症 神経性食欲不振症 心筋梗塞 妊娠 ステロイド投与 食事性高コレステロール血症	糖尿病 膵炎 下垂体機能不全 アルコール中毒（Zieve症候群） 痛風 グリコーゲン蓄積症（I型-von Gierke病） Cushing症候群 脂肪組織萎縮症 褐色細胞腫 異グロブリン血症 多発性骨髄腫 脂肪肝 尿毒症 エストロゲン，経口避妊薬投与

（武内　望：脂質代謝異常，山村雄一，吉利　和監修；内科学書新訂第3版，中山書店，1987より引用）

腎疾患，脳血栓が重大で，男性では30歳代から高頻度となり60歳代で80％は冠動脈硬化を有するようになる．女性では発症は10～15年遅れる．

（2）**肥満症**

脂肪組織が身体に過剰に蓄積した状態であり，通常標準体重を20％超過すると肥満とみなす．肥満により日常生活が障害されたり，合併症が存在する場合を肥満症という．

病因：脂肪組織の蓄積の原因はいうまでもなく食物の摂取過剰，運動不足などが直接の原因になるが，その背景には多数の神経内分泌学的因子や，心理学的因子が存在し，とくに食欲のコントロールをする中枢の亢進や，インスリンやグルカゴン分泌の調節，自律神経系を介した消化器や脂質代謝への影響あるいは副腎機能などと複雑にからみあって肥満が成立すると考えられている．

病態：基本的には高インスリン血症とそれに伴う脂肪蓄積傾向である．臨床上重要なことは合併症で，それが予後を決定す

表2　肥満に合併しやすい疾患・病態

1. 脂肪量の過剰による物理的な原因に基づくもの
   循環器系：高血圧，心機能異常，下肢静脈瘤
   呼吸器系：Pickwick症候群，肺胞換気障害，sleep apnea
   運動器系：変形性関節症，腰痛，頸腕症候群
   皮膚科系：伸展性皮膚線状，間擦疹
2. 内分泌・代謝異常に基づくもの
   耐糖能異常，高インスリン血症，高脂血症，動脈硬化症，高尿酸血症，痛風，脂肪肝，月経異常，不妊症，子宮内膜癌
3. その他
   胆石症，膵炎，蛋白尿，扁桃肥大，耳下腺腫大，偽性黒色表皮腫

（武内　望：脂質代謝異常．山村雄一，吉利　和監修；内科学書新訂第3版，中山書店，1987より引用）

る．肥満の合併症は脂肪の過剰によるものと，内分泌代謝異常によるもの，および因果関係の不明なものの3種類に分類される（表2）．

3）タンパク質・アミノ酸代謝異常

タンパク質は食物として摂取され，消化液中のタンパク質分解酵素によりペプチドに分解され，最終的にはアミノ酸に分解され，小腸から吸収される．体内ではたえずタンパク質の合成と分解が起こっており，これらタンパク質代謝の最終産物は主に80％が尿素として尿中に排泄される．

血清タンパク異常血症

（1）**血清タンパク異常血症**

タンパク質代謝はタンパク質の摂取量不足，喪失，合成低下および異化亢進により，体タンパク質の低下が起こる．
タンパク質代謝異常の原因と主な疾患は表3のとおりである．きわめて多くのしかも重篤な全身状態に関連して生じる．

低タンパク血症

血清タンパク異常血症のうち，外科的侵襲にもっとも関係が深いものは**低タンパク血症**であり，アルブミン，グロブリン，フィブリノーゲンの総和が6.8g/dl以下に低下しているものをいう．なかでもアルブミン減少は例外なく起こり，浮腫発生の大きな原因となる．

成分の変化は原因および病態像や疾患により種々である（表3）．

表3 血漿タンパク異常症の諸相

血漿タンパク異常症の類型分類	主要な病態像あるいは疾患	重要な成分の変化
I　タンパク不足型	非選択性漏出，火傷，タンパク漏出性胃腸症	Alb↓ IgG↓
II　ネフローゼ型	選択性漏出，ネフローゼ症候群	Alb↓ IgG↓ α_2M βLp↑
III　汎発性急性肝障害型	劇症肝炎	Alb↓ Hp↓ Fng↓ α_1AG↓
IV　肝硬変型	肝硬変症	Alb↓ α_1AG↓ Hp↓ Ig↑
V　急性炎症，ストレス型	感染症，悪性腫瘍	CRP↑ α_1AG↑ α_1AT↑ Hp↑
VI　慢性炎症型	リウマチ，悪性腫瘍	CRP↑ α_1AG↑ α_1AT↑ Hp↑ IgG↑
VII　γ分画増加型	自己免疫病，慢性感染	IgG, A, M↑
VIII　Mタンパク血症型	良性単クローン性Ig血症，多発性骨髄腫	単クローン性Ig↑
IX　β（α_2）分画増加型*	高脂血症	βLp↑
X　妊娠型		Alb↓ Tf↑ βLp↑ 妊娠タンパク（＋）
XI　タンパク欠乏型		
1．アルブミン分画欠乏型	無アルブミン血症	ALb↓↓↓
2．α_1分画欠乏型	無α_1-アンチトリプシン症（肺気腫，肝硬変）	α_1AT↓↓↓
3．β分画欠乏型	無トランスフェリン血症など	Tf↓↓↓ βLp↓↓↓
4．γ分画欠乏型	低Ig血症（免疫不全症）	IgG↓↓↓

（谷内　昭：血漿タンパク異常．杉本恒明，小俣政男総編集；内科学第6版　IV，朝倉書店，1997より改変）

4）核酸および塩基成分の代謝異常

（1）痛風

　痛風は古代ギリシアやローマ時代からその存在が知られていた．その後Wallaston（1797）が尿酸が関節内に沈殿することを見出し，さらにGarrod（1854）が血中尿酸の増加を証明して，尿酸の代謝異常が明らかとなった．

成因：プリンの生成の増加，排泄の減少またはその両方の合併によりプリンの最終代謝産物である尿酸が体内に蓄積して起こる．

　原発性痛風と続発性のものに分けられている．前者は遺伝素因を背景としているが，明らかな病因は不明である．

　病態：臨床的には高尿酸血症，関節炎，組織への尿酸の沈着，腎結石などを主徴とする疾患である．

　痛風は多くの合併症を引き起こす．もっとも重要なものは腎障害で，痛風腎と呼ばれ蛋白尿，腎盂腎炎などで，とくに尿路結石はきわめて高頻度である．心血管系合併症として高血圧，動脈の粥状硬化，冠動脈硬化，心筋障害も有意に多い．また肥満や糖尿病の合併率も高い．

5）骨の代謝と代謝性骨疾患

　骨の化学的組織は有機成分であるコラーゲンとCa，リン，Mg，Naなどの無機成分からなる．骨は常に形成と吸収のバランスのうえでremodellingが行われている．その骨のremodellingに血中Caレベルが重要であるが，そのほか副甲状腺ホルモン（PTH），ビタミンD，カルチトニン，甲状腺ホルモン，性ホルモンなども骨のremodellingに影響する因子として知られている．

　生化学的異常により骨に生ずる病変を**代謝性骨疾患**と定義されている．

　臨床的に重要なものは骨粗鬆症と骨軟化症である．

（1）骨粗鬆症

骨粗鬆症

　骨粗鬆症は骨容積の減少と定義されている．骨量の減少は骨形成と骨吸収とのバランスが骨吸収に傾くことによる．加齢，エストロゲン，カルシウム摂取の低下，その他過度の飲酒，喫煙，運動の減少などもリスクファクターとなる．閉経後または老人性に生じる一次性（原発性）と，副腎皮質ホルモンによるものや種々の疾患に伴う二次性（続発性）のものに分けられる（表4）．

　臨床症状は腰痛，四肢の放散痛，しびれ感などで易骨折性が重要症状である．

表4 骨粗鬆症の分類

全身性	一次性骨粗鬆症 　1．特発性若年性骨粗鬆症（idiopathic juvenile osteoporosis） 　2．退行期骨粗鬆症（involutional osteoporosis） 　　a．I型（閉経後骨粗鬆症，postmenopausal osteoporosis） 　　b．II型（老人性骨粗鬆症，senile osteoporosis） 二次性骨粗鬆症 　1．Cushing症候群，ステロイド長期投与 　2．末端肥大症 　3．性腺機能低下症（Turner症候群，Klinefelter症候群も含む） 　4．甲状腺機能亢進症 　5．糖尿病 　6．脂肪便 　7．胃切除後症候群 　8．血液透析（腎不全）
局所性	1．廃用性 2．慢性関節リウマチ 3．Sudeck骨萎縮

（富田明夫：骨粗鬆症．杉本恒明，小俣政男総編集；内科学第6版　IV，朝倉書店，1997より引用）

骨軟化症

（2）骨軟化症

骨軟化症は石灰化されるべき骨基質，すなわち類骨組織osteoidが過剰に存在する状態をいう．成長期では長管骨骨端部の石灰化も障害されており，この病態を**クル病**という．

クル病

原因：血清ビタミンD低下で，食餌性欠乏症，消化器疾患，遺伝性あるいは後天性腎疾患などに伴って発症する．

b．検査と薬用状況

1）糖尿病

［検査］

診断のためと，コントロール良否を判断するための検査に分けられる．

＊診断のための検査

　（1）任意の時刻の血糖値：200mg／dl以上または空腹時の血糖値：120mg／dl
　（2）臨床症状があっても（1）の基準を満たさない場合および

症状がなくても糖尿病が疑われる場合は「経口ブドウ糖75g負荷試験」を行い，空腹時，1時間値，2時間値を測定し，2時間値200mg/dl以上は糖尿病と診断する．
（3）明確な糖尿病性細小血管症（通常は網膜症）の存在が確認された場合．

＊コントロールの良否を判定するための検査

糖尿病の代謝異常は糖質はもとより脂質，タンパク質にも及ぶため，治療目標は血糖値だけでなく脂質代謝についても重要視されている．コントロール基準値は表5のとおりである．

表5　糖質・脂質代謝異常のコントロール基準

	血糖値（mg/dl）		糖化Hb（％）		コレステロール（mg/dl）	中性脂肪（mg/dl）
	空腹時	食後2時間	HbA_1	HbA_1c		
優	70<, ≦110	<150	<8.1	<6.1	≦200	≦150
良	≦140	≦200	8.1〜9.0	6.1〜7.0	201〜220	151〜200
可	≦170	≦250	9.1〜10.0	7.1〜8.0	221〜239	201〜249
不良	>170	>250	>10.0	>8.0	≧240	≧250

（繁田幸男，小林正編：インスリン療法マニュアル．文光堂，1994より引用）

[薬用状況]

糖尿病治療薬

表6　主な糖尿病治療薬

1．経口血糖降下薬：NIDDMに用いる
　　1）スルホニルウレア薬
　　　　ラスチノン，メリストロ，ダイアビニーズ，トリナーゼ，シメリン，ダオニール，オイグルコン，グリミクロン
　　2）ビグアナイト薬
　　　　ディベトスB，メルビン，グリコラン
　　3）α-グルコシターゼ阻害薬
　　　　グルコバイ，ベイスン
2．インスリン製剤：IDDMに用いる
　　1）速効型
　　　　ノボリンR注，ペンフィルR注，ヒューマリンR注など
　　2）中間型
　　　　ペンフィル10R注，ノボレット10R注，モノダード注など
　　3）持続型
　　　　ノボリンU注，ヒューマリンU注
　　中間型：1〜2回／日，速効型1日4回　万年筆型注射器（ペンシステム）が普及し，患者自身で注射が行われている．

糖尿病治療薬としては経口血糖降下薬とインスリン製剤が主であるがそのほか合併症がある場合には，その治療のためにも種々の薬が用いられている．主な糖尿病治療薬を表6に示した．

2）高脂血症

[検査]

診断は血清コレステロール，トリグリセリド，リン脂質のいずれか一種類以上が高い状態を確認する．また，正常値は表7のとおりである．

血清脂質の正常値

表7　血清脂質の正常値

総脂質		500～700mg/dl
総コレステロール		150～200 〃
遊離型		30～ 70 〃
エステル型		100～150 〃
HDLコレステロール	男	45～ 50 〃
	女	50～ 55 〃
中性脂肪（トリグリセリド）		70～110 〃
遊離脂肪酸		10～ 15 〃
		（0.4～0.6mEq/l）
総リン脂質		160～230mg/dl

（武内　望：脂質代謝異常．山村雄一，吉利　和監修；内科学書新訂第3版，中山書店，1987より引用）

脂質は血中ではすべてリポタンパクの形で存在しているので高コレステロール血症はHDL（高比重リポタンパク）やLDL（低比重リポタンパク）の測定も必要で，とくにLDLは粥性動脈硬化性疾患の促進因子，HDLは抑制因子と考えられているため重要である．

[薬用状況]

高脂血症の治療は食事中の脂肪制限が必須で，その効果も大きい．

＊高脂血症の治療薬

高脂血症の治療薬

（1）コレステロール合成阻害剤（HMG-CoA還元酵素阻害剤）が主に使用されている．メバロチン，リポバス，ローコール，セルタバイコール，リピトールが市販されている．

（2）ニコチン酸：血清コレステロール，血清トリグリセリド，血清アポタンパクBを低下させ，HDL-Cを増加させることにより（1）と併用されている．

3）肥満症

[検査]

検査は目的から3つに分類される．

（1）脂肪組織の形態を知る目的：皮厚計やCTにより皮下脂肪量を測定すると同時に生検を行い脂肪細胞の大きさや細胞数を算出する．

（2）単純肥満か症候性肥満かを鑑別する目的：内分泌性肥満の鑑別に，血中インスリン，コルチゾール，トリヨードチロニン，エストロゲン，黄体ホルモンなどの測定と種々の負荷テストを行う．

（3）肥満の病態，合併症の程度を知る目的：耐糖能の検査がもっとも重要で，空腹時血糖が正常でも糖負荷テストで異常を示すものが多く，ときには糖尿病型を呈する．

そのほか**標準体重**（22×身長（m)^2）kgと比較して+20%以上を肥満と判定する．

[薬用状況]

肥満を治療する薬は市販されていない．

しかし，肥満は多くの疾患・病態と合併しているので（表2参照）それぞれの合併症に対する治療薬が使用されている可能性は高く，症候性肥満では原疾患の治療が優先される．

4）血清タンパク異常血症

[検査]

正常人の血漿総タンパク濃度は6.5〜8.0g/dlである．主成分であるアルブミン（Alb）は4.0〜4.8g/dlである．高タンパク血症は8.3g/dl以上，低タンパク血症は6.0g/dl以下である．

[薬用状況]

低タンパク血症は前述のような種々の原因により生じるため，それぞれの疾患の治療が優先されるが，定量によりアルブミンが著しく少ない場合は，アルブミンの投与が行われる．

5）痛風

[検査]

　診断は血清中の尿酸測定で 7 mg/dl 以上，また関節液中の尿酸の結晶を偏光顕微鏡で観察すると針状結晶として認められる．

　腎機能障害が進行すると血清尿素窒素が上昇し，また血清コレステロール，トリグリセリドの増加もしばしば認められる．

[薬用状況]

　急性痛風発作にはコルヒチンが用いられる．慢性期の治療薬としては，尿酸排泄促進剤（ベンズブロマロン，プロベネシド，スルフィンピラゾンなど），尿酸生成阻害剤（アロプリノール）などが用いられている．

　そのほか合併症については，それぞれの治療薬について確認することが必要である．

6）骨粗鬆症

[検査]

　骨エックス線所見で骨陰影は全体に減弱し，骨皮質は薄く，骨梁も減少し細くなる．

　血液，尿検査には特徴的な異常はない．骨密度定量法や超音波骨量測定法も近年診断に用いられている．

[薬用状況]

　栄養（とくにCa，タンパク質）の摂取，適当な運動，日光浴が重要であるが，薬物療法としては，①Ca剤，②エストロゲン，③カルシトニン，④活性型ビタミンDなどが用いられる．

7）骨軟化症

[検査]

　生化学的変化は原因疾患によりその程度が異なるが，基本的には血清Caおよびリンの低下である．

　エックス線所見としては，長管骨骨端線の開大，メタフィシス末端部の辺縁不規則，全身骨の陰影濃度低下と骨梁の顕著化が特徴である．

[薬用状況]

　ビタミンD欠乏症に対しては1日6,000単位程度のビタミン

Dの投与，ビタミンD依存症は1日1〜4万単位の大量投与，遺伝性低リン血症性クル病に対しては1日20〜40万単位のビタミンDが投与される．

c．問診に基づく医科との連繋

代謝疾患はいずれも合併症，続発症を生じることが多く，しかもそれらは生命の危険を伴う可能性のある重要なものが多い．したがって主治医に連絡をとり，歯科治療の内容や侵襲の程度を伝えて，原疾患への影響の有無さらには合併症について情報を得て歯科治療中の危険の可能性を予測し，主治医あるいは必要があれば他科と連繋のもとに十分な対策をたててから歯科治療に当たることが大切である．

各疾患については下記に示すような問診および連繋が必要である．

1）糖尿病

まず，コントロールが良好であるかどうかが問題である．血糖値は短期的に変動するので，一時的な血糖値だけでなく，過去1〜2か月間のコントロールの指標となるHbA_1cも参考にする．発症からの期間や，コントロールの状況，さらに重要なことは合併症の有無と程度を知ることで，それらについて主治医から情報を得て確認すべきである．

2）高脂血症

高脂血症に続発して動脈硬化性疾患（虚血性心疾患や脳梗塞など）および膵炎が知られている．このうちとくに動脈硬化の有無，程度あるいは虚血性心疾患の有無を主治医に問い合わせ，確認することが歯科治療を進めるうえで大切である．

3）肥満

肥満そのものは歯科治療で問題になることはない．しかし，肥満の原因が内分泌性の異常によるものの場合には，種々の合併症を有するので，内科医に対診し確認することが必要である．

4）血清タンパク異常血症

血清タンパク異常症の原因疾患はきわめて多く，またその病態も多岐にわたっている（前述，表3）．したがって，歯科治

療に先だって主治医との連繋は必須である．とくに原因となっている疾患や現在の血清タンパクのレベルなどから歯科治療がどこまで可能かを主治医と相談して決定する必要がある．

5）痛風

痛風そのものより，合併症が歯科治療上問題となるので，合併症の有無，進行程度などを医科との連繋のもとに確認する必要がある．

6）骨粗鬆症

高齢者に発症しやすいため，とくに高齢者に対する問診は大切である．二次性のものでは，歯科治療を行ううえで問題となる疾患も多いため，基礎疾患について問診し，疑いがあれば主治医あるいは医科との連繋を進め，基礎疾患の有無，進行程度を確認し，対処しなければならない．

7）骨軟化症

問診あるいは検診で骨格変形，後彎，鳩胸などクル病の所見が見られたら，現在治療が継続されているのか，また基礎疾患が何であるか，その現在の状況などについて医科に確認することが必要である．

d．歯科治療のポイント

1）糖尿病

（1）歯科治療

血糖値のコントロールの良否が問題である．原則としてコントロールされていない患者は歯科，口腔外科処置は避ける．急性の症状に対する応急処置としては鎮痛処置，抗菌薬の投与などで対応する．

コントロールされている患者では，基本的には健常人と同様に歯科治療を行えるが，抜歯，口腔外科手術，歯性炎症など感染が問題となる治療については術前から抗菌薬の投与を十分に行う必要がある．

歯科治療のため食事摂取が遅れたりすると低血糖の危険があるのでその点に配慮して，治療時間を決める．もしも**低血糖ショック**を起こしたら，緊急に20％ブドウ糖の静注が必要である

> 低血糖ショック

が，飲めれば砂糖水を与える．糖尿病患者は感染ばかりでなく疼痛や精神的ストレスも代謝に影響を及ぼすので，その点も考え治療を進めることが重要である．

(2) 投薬

投薬に際しては腎機能障害の合併がないかを確認し，もしあれば腎毒性を有する薬剤は避ける．ステロイド薬はインスリン非依存性糖尿病を悪化させることがある．また，ステロイド薬，アルコール，β遮断剤，ワーファリンなどは，経口糖尿病薬の作用を増強させるので注意が必要である．

2) **高脂血症**

(1) 歯科治療

動脈硬化性疾患の合併している者では，局所麻酔時あるいは疼痛，精神的ストレスなどが引き金となって心筋梗塞などの発作を誘発する可能性があるので，十分な注意が必要であるが，基本的には歯科，口腔外科治療は禁忌ではない．

(2) 投薬

高脂血症治療薬を服用している患者は，胃腸障害の副作用を有することがあるので，さらにそれを増強させるような薬剤の投与に際しては注意する．

3) **肥満症**

(1) 歯科治療

肥満はきわめて多種の基礎疾患に由来しているため，合併症も多い．したがって歯科治療により，種々の偶発症を起こしやすいことを念頭において歯科治療にあたるべきである．

(2) 投薬

抗菌薬，抗炎症鎮痛薬の投与に際しては，肝や腎障害の有無を考えて薬剤を選択する．

4) **血清タンパク異常血症（低タンパク血症）**

(1) 歯科治療

血清タンパクに異常を生じる基礎疾患の状態により，歯科口腔外科治療がどこまで行えるか決定される．それぞれの疾患への対策をとりながら，歯科治療を進めることになる．

低タンパク血症

一般歯科治療はとくに問題ないが，**低タンパク血症**は基本的

には貧血，浮腫，創傷治癒の遅延，感染防御力の低下，中毒などへの抵抗性の減弱，ショックを起こしやすいなどが問題となる．原則的には，応急処置にとどめておき，正常血漿タンパク濃度7.0～8.0g／dl，血漿アルブミン濃度4.0～5.2g／dlまでタンパクを補給し，正常域にまで達してから外科処置を行うことが原則である．経口摂取が可能であれば，高タンパクの食餌でしかも糖質，脂質，ビタミン，塩類のバランスも考慮して与えることが最善である．

（2）投薬

血清タンパク異常症はきわめて多くのしかも重篤な疾患の病態として現れるため，特定の薬物が投与されているわけではない．歯科治療（応急処置）に際して，投薬が必要ならば投薬の是非や薬剤の選択について，主治医と相談して決めることが望ましい．

5）痛風

（1）歯科治療

痛風そのものは歯科口腔外科治療の禁忌ではない．しかし合併症があれば，それぞれの疾患に対する配慮をしながら，歯科治療を行わなければならない．

歯科治療による不安などの精神的ストレスが痛風発作を誘発することがある．

口腔疾患や処置のため水分摂取の減少は尿量減少となり，尿酸排泄障害のため腎への尿酸沈着や尿路結石の形成につながるので，腎や心臓の障害を考慮しながら，水分摂取につとめる．

外科処置の約1週間前から尿酸値が高くならないよう厳密に食事療法を行うよう指導する．

顎関節や耳下腺導管に痛風結石が形成され，疼痛の原因になることがあるので，同部の痛みの診断には注意を要する．

（2）投薬

痛風発作にはコルヒチン0.5mgを服用させるか，非ステロイド性抗炎症鎮痛薬の投与が有効である．

輸液が必要な場合は，尿酸値を上昇させるフルクトースやラクテート含有のものは避ける．

6）骨粗鬆症

（1）歯科治療

顎骨も骨粗鬆症を起こし，易骨折性となるため，抜歯や骨削除を行う場合には，ヘーベル，鉗子あるいは骨ノミ使用時に強い無理な外力を避ける．骨の治癒が悪いため，感染には十分な注意が必要である．

胸椎や腰椎が圧迫骨折により変形し，ときに背や腰の曲がりが著しくなるため，デンタルチェア上で歯科治療の体位をとることが困難となるので，枕や毛布などで体位がとりやすいように工夫が必要である．

各種の基礎疾患による二次性骨粗鬆症ではそれぞれの疾患に対する注意のもとに歯科治療を進めなければならない．

（2）投薬

骨粗鬆症の治療薬としてCa剤，女性ホルモン剤，ビタミンDなどが用いられるが，基本的には抗菌薬，抗炎症鎮痛薬などの投薬で問題となることはない．腰背部痛のため鎮痛薬を服用している場合があるので，それとの重複には注意する．

7）骨軟化症

（1）歯科治療

基礎疾患に十分配慮する．とくに胃切除，肝硬変，胆管閉鎖，膵炎など消化器疾患によるもの，あるいは後天性腎性の場合，副甲状腺機能亢進が原因疾患にある場合など，それぞれの疾患に対する注意が必要である．

骨格変形の結果後彎，鳩胸などを生ずるので歯科治療時の体位について配慮する．

小児の歯科治療においては，歯の萌出異常，歯の形態異常，形成不全に注意する．

（2）投薬

投薬にあたっては基礎疾患への副作用を考えて薬剤の選択を行う．

【参考文献】

1) 南條輝志男, 西理 宏:糖代謝異常. 杉本恒明, 小俣政男総編集;内科学第6版IV. 朝倉書店, 東京, 1526-1542, 1997.
2) 豊田隆謙:糖尿病の病態生理と症状. 杉本恒明, 小俣政男総編集;内科学第6版IV. 朝倉書店, 東京, 1543-1546, 1997.
3) 丸浜喜亮:診断と治療. 杉本恒明, 小俣政男総編集;内科学第6版IV. 朝倉書店, 東京, 1543-1546, 1997.
4) 武内 望:脂質代謝異常. 山村雄一, 吉利 和監修;内科学書新訂第3版. 中山書店, 東京, 42-62, 1987.
5) 谷内 昭:血漿タンパク異常. 杉本恒明, 小俣政男編集;内科学第6版IV. 朝倉書店, 東京, 1581-1587, 1997.
6) 森井浩世:骨の代謝と代謝性骨疾患. 井村裕夫編;内分泌代謝病学. 医学書院, 東京, 211-223, 1981.
7) 富田明夫:骨粗鬆症. 杉本恒明, 小俣政男総編集;内科学第6版IV. 朝倉書店, 東京, 1622-1625, 1997.
8) 上田 裕, 須田英明, 長尾正憲, 道 健一編;有病者・高齢者歯科治療マニュアル. 医歯薬出版, 東京, 1996.
9) 上田 裕監, 田中義弘, 新庄文明編:高齢者歯科医療マニュアル. 永末書店, 京都, 1997.

5. 消化器系疾患

キーワード

　消化器系疾患は内科系疾患のなかで最も多い疾患である．歯科との関わりでは胃腸疾患と肝炎があげられる．消化吸収の過程は口腔から始まるため口腔の異常が消化吸収に悪影響を及ぼすことがある．また胃腸障害などによる消化吸収不良が口臭，口内炎，舌苔といった口腔症状を発現させることもあり，起因不明な口腔の異常に対しては胃腸疾患が潜在することも考えなくてはならない．

　胃腸疾患としては**胃・十二指腸潰瘍**，**胃炎**，**腸炎**，**胃切除後症候群**，**過敏性腸症候群**，などがある．
胃腸疾患患者に共通する口腔症状としては口角びらんや口内炎，口臭などがあげられ，なかでも**胃切除後症候群**や**過敏性腸症候群**は鉄欠乏性貧血や悪性貧血を併発する．そのためスプーン状爪を呈したり，口腔症状では舌乳頭萎縮による平滑舌や舌炎がみられることがある．

　胃腸疾患患者は社会環境や生活環境の変化などに敏感で，情動ストレスが誘因のひとつになるため全人的見地からの配慮が必要である．とくに歯科治療時の不安や緊張，恐怖感など心理的・肉体的影響を最小限にとどめる必要がある．治療を行うに際し，まずは外科・内科主治医と情報交換を密にし，患者の病態把握を十分に行うことが肝要である．

肝炎

　また院内感染予防管理対策として最も話題になるのは**肝炎**であるが，問診で"肝臓が悪い"というだけで過剰防禦になる傾向があるスタッフ教育も必要になる．大病院レベルではワクチン接種や院内感染防止委員会の設置により対策が行われているが，一般臨床医ではその対応に苦慮しているのが実状である．そのため肝炎についての知識を深める必要がある．

a．成因と病態

胃・十二指腸潰瘍

1）胃・十二指腸潰瘍

　粘膜組織に対する攻撃因子と防御因子のアンバランスによる発生と考えられている．

攻撃因子 防御因子	攻撃因子とは塩酸，ペプシン，壁細胞数右，迷走神経，ガストリンなどをいい，防御因子とは粘膜関門（抵抗力），血流，十二指腸の酸分泌抑制機構などをいう．胃潰瘍は防御因子の低下，十二指腸潰瘍は攻撃因子の亢進した病態をいう．
ヘリコバクターピロリ	発症因子には精神的または肉体的ストレス，喫煙，過度の飲酒，薬剤の長期服用，細菌感染（ヘリコバクターピロリ，大腸菌，レンサ球菌）などがあげられ，とくにヘリコバクターピロリの関与が最近注目されている．ヘリコバクターピロリは1983年Marshall，Warrenらにより上部消化器系疾患を有する患者の胃粘膜中から同定された細菌で，慢性胃炎や胃・十二指腸潰瘍の胃粘膜から高率に検出されるといわれている． 　上腹部痛が主症状であり，その他に出血（吐血，下血），胸やけ，悪心，嘔吐，食欲不振がみられる．
胃炎	**2）胃炎** 　病理組織学的に胃粘膜が萎縮状態にあり，慢性の炎症性反応が起こっている粘膜病変のことをいう．その発生機序は不明な点が多く，外的因子としてタバコや飲酒，過食，エックス線照射など，内的因子として生活環境，体質，栄養などがあげられる．最近はヘリコバクターピロリの関与が注目されている．主症状として上腹部痛，腹部膨満感，悪心・嘔吐，食欲不振などがみられる．
過敏性腸症候群	**3）過敏性腸症候群** 　腹痛，膨満感・不快感などの不定の腹部症状を訴え，下痢，便秘もしくはその繰り返しなど便通異常を伴う．原因については器質的疾患を認めないものと定義されており，病因として腸管の運動・緊張亢進によるものと考えられ，自律神経，消化管ホルモンが関与するといわれている．また発現には心理的・精神的因子が大きく影響している． 　NIH（National Institute of Health）では腸管の機能的疾患以外に以下の5つの条件を満たすものとしている． 　（1）排便によって軽快する腹痛 　（2）少なくとも年6回以上腹痛が発現 　（3）腹痛が発現すると3週間以上は続く

（4）腹痛を伴わない下痢は除外
（5）弛緩性便秘など腹痛を伴わない便秘は除外

4）非ウイルス性肝炎

非ウイルス性肝炎は肝炎ウイルス以外の原因で発現する非伝染性の肝炎の総称で，薬剤性肝障害，アルコール性肝障害，自己免疫性肝炎，急性循環障害による肝障害などがある．

ウイルス性のように感染性はないが，ウイルス性同様，臓器機能障害による貧血，出血傾向や易感染性，創傷治癒の遅延などが起こる．

症状は全身所見として全身倦怠感，腹痛，発熱などを初発症状とし，続いて黄疸，肝腫・脾腫などが発現する．口腔所見としては高度な貧血症状を示し，特有の口臭がある．

また，しばしば慢性難治性の感染症が認められ，易出血性で創傷治癒が著しく遅延することがある．

5）ウイルス性肝炎

ウイルス性肝炎は肝炎ウイルスの感染により起こる肝障害を主徴とした全身感染症のことであり，現在A～E型に分類されている．A～D型は血清診断が可能であるが，E型については診断法がまだ一般化していない．また本邦ではD，E型は今のところ検出されていないようである．

A型は消化器感染が主で，糞便中にウイルスが排泄されるもので歯科治療ではとくに注意を要しないため，本稿では歯科治療に関連するB，C型について記載する．

・B型肝炎

従来から輸血後血清肝炎として知られ，潜伏期は2～3か月間である．またウイルス性肝炎の中では激症肝炎への移行率が最も高く，激症型では生命の危険さえある．

症状は急性感染では発病約1週間前より食欲不振，全身倦怠感などの前駆症状がみられる．発病すると吐気，嘔吐，黄疸，肝腫などが発現する．急性感染では激症化する例をのぞくほとんどが発病3か月以内に治まる．

口腔症状は**非ウイルス性肝炎**と同様である．

C型肝炎	**・C型肝炎** 　現在の輸血後肝炎の90％を占め，その他では血液製剤の使用，薬物注射，鍼治療などの感染経路と医療従事者の血液汚染事故が原因となる．予後はウイルス性肝炎の中で最も不良である． 　症状はB型肝炎とほとんど同様の症状が発現するが，一般に症状は軽度であり，黄疸の出現率もやや低いといわれている．数か月で潜伏期を経て急性で発病するケースと徐々に発病するケースがある． 　口腔症状は**非ウイルス性肝炎**と同様である．
肝硬変	**6）肝硬変** 　肝硬変とは慢性肝障害の末期的な病態をいう． 　肝障害を起こすすべての因子が原因になり得るが，急性肝炎→慢性肝炎→肝硬変→原発性肝癌の経過をたどることが多いとされている．
代償性肝硬変 非代償性肝硬変	肝硬変には肝機能が維持されている**代償性肝硬変**と黄疸，腹水などを合併する**非代償性肝硬変**がある． 　薬物などの長期連用から起こる中毒性肝障害やウイルス性肝炎における肝細胞そのものの障害，慢性肝炎やアルコール性肝障害などに長期的に罹患している場合，多くが肝硬変に移行する． 　また胆管閉塞により胆汁うっ滞が長期にわたると肝内線維の増殖を起こして肝硬変を惹起することがある． 　症状は全身所見としてクモ状血管腫，女性化乳房，腹壁静脈拡張，食道静脈瘤，手掌紅斑などで口腔所見としては舌乳頭の萎縮，粘膜下出血斑，歯肉出血，肝性口臭などがある． 　黄疸，腹水，肝性脳症，消化管出血は肝不全の徴候で，予後不良の症状である．

b．検査と薬用状況
1）胃・十二指腸潰瘍
　確定診断には消化管エックス線検査，内視鏡検査を行う．
2）胃炎
　確定診断には消化管エックス線検査，内視鏡検査を行う．

3）過敏性腸症候群

NIHの5つの基準を満たしていた場合，精神療法，生活指導，食事療法，薬物療法などを適宜組み合わせて行われる．

非ウイルス性肝炎の検査

4）非ウイルス性肝炎

表1　診断に用いられる検査

	スクリーニング		肝障害の診断	黄胆の鑑別	重症度の判定	経過観察	治癒判定
	集検	ドック					
総ビリルビン	○	◎	◎	◎	◎	◎	○
直接ビリルビン				◎	○		
総蛋白		◎	◎		○	○	
アルブミン		◎	◎		○	○	
ChE			○			○	
TTT, ZTT	○	◎	◎			○	◎
蛋白分画		○	◎			○	○
GOT, GPT	◎	◎	◎		○	◎	◎
AlP（LAP）	○	◎	◎	◎		○	
γ-GTP	○	◎	◎	○		○	
LDH			◎				
ICG（BSP）			○		◎	○	○
血液凝固因子					◎	○	
総コレステロール		◎		○	○		
HBs抗原	○	◎	◎				
ビリルビン（尿）				◎			

（　）内はほぼ同様の臨床的意義を有しているもの，疾患によっては併用する必要がある．
◎：必須　　○：可能な限り行う

〈異常が認められたとき行う検査法〉

IgM-HA抗体：A型肝炎

HBc抗原・抗体：B型肝炎

α-フェトプロテイン：肝細胞癌

抗ミトコンドリア抗体：原発性胆汁性肝硬変（PBC）

血中アンモニア：肝性脳症

血清鉄：ヘモクロマトーシスなど

血清銅，セルロプラスミン：Wilson病

LDHアイソザイム：LDH上昇例の鑑別

AlPアイソザイム：AlP上昇例の鑑別

血清胆汁酸：無黄疸性肝障害

ICGRmax，ChE，HPT，糖負荷試験：肝予備能

(日本消化器学会, 1982)

ウイルス性肝炎の診断

5）ウイルス性肝炎

・B型肝炎

表2　B型肝炎マーカー

HBs抗原		HBV感染状態
HBs抗体		過去にHBV感染，防御抗体
HBc抗体	低抗体価	過去にHBV感染，多くの場合HBs抗体陽性
	高抗体価	HBV感染状態，ほとんどの場合はHBs抗原陽性
IgM-HBc抗体	低抗体価	急性感染時とその後数か月，慢性肝炎の憎悪期とその直後
	高抗体価	急性肝炎時
HBe抗原		血中HBV多い（感染性強い）肝炎の持続性，ウイルス増殖のマーカー
HBe抗体		血中HBV少ない（感染性弱い），肝炎例少ない
HBV-DNAポリメラーゼ		血中ウイルス量を示す．抗ウイルス効果の指標
HBV-DNA		ウイルス増殖のマーカー

診断には各種マーカーを用いる．

・C型肝炎

診断には各種マーカーを用いる．

表3 C型肝炎マーカー

HCV抗体（第二世代）	過去・現在のC型肝炎ウイルス感染 診断・スクリーニングに最適
HCV-NS抗体	C型肝炎の活動に関係
HCV-コア抗体	C型肝炎のウイルスの増殖に関係
HCV-RNA	C型ウイルスの存在

肝硬変の検査

6）肝硬変

以下の検査にて肝障害の程度がわかる．

血　清：貧血，血小板数減少（脾機能亢進による）
凝固系：プロトロンビン時間（PT）延長，ヘパプラスチン時間延長
生化学：アルブミン（Alb）低下，
　　　　総コレステロール（T-Cho）低下，
　　　　コリンエステラーゼ（ChE）低下，γ-グロブリン上昇，
　　　　TTT，ZTT上昇，GOT，GPT上昇（GOT＞GPT），
　　　　$ICGR_{15}$上昇（35％以上）
　　　　急性増悪時，末期には総ビリルビン（T-Bil）上昇
内視鏡検査：食道静脈瘤の有無

c．問診に基づく医科との連繋

1）胃・十二指腸潰瘍

罹病期間や治療の有無を明らかにしなければならない．

とくにコントロールされているかが重要で，コントロールされていない場合は内科対診が必要となる．

2）過敏症腸症候群

薬物療法を受けている場合には主治医に対診し，あらかじめ何が投与されているかを確認しておかなければならない．

3）非ウイルス性肝炎

まず非ウイルス性なのかウイルス性なのかを見極めるために以下の事項を明確にしておくべきである．

（1）肝疾患と診断されたことがあるか，検査で肝障害を指

摘されたことはないか．
(2) 手術などで輸血や血液製剤の投与を受けたことがあるか．
(3) 家族に肝炎の人はいるか．
(4) 肝炎の治療を受けたことがあるか．または現在治療中か．治療中ならばどのような治療を受けているか．また現在の全身状態はどうか．

病態によっては死に至ることがある疾患だが内科主治医が患者に病状をすべて知らせていないことがある．肝炎の原因，経過，検査結果など主治医から十分に情報を得る必要がある．

4) ウイルス性肝炎

非ウイルス性肝炎の項で記載したように十分問診する．ウイルス性であることが疑われた場合は即座に主治医への対診が必要となる．

5) 肝硬変

肝硬変が疑える場合やすでに罹患しているときには以下の事項を必ず聴取する．
(1) 全身倦怠感，悪心・嘔吐はないか．
(2) 皮膚・眼瞼膜の黄染はないか（黄疸）
(3) 血が止まりにくくないか（出血傾向）
(4) 吐血や下血はないか（食道静脈瘤）
(5) 小水が出にくい感じはないか（乏尿，腹水）
(6) 腹部腫脹や静脈怒張はないか（腹水，門脈性亢進）
(7) すね毛や胸毛が減ってないか（女性ホルモン不活性障害）

d. 歯科治療のポイント

1) 胃・十二指腸潰瘍

(1) 歯科治療

歯科治療によるストレスで消化器粘膜の潰瘍形成や潰瘍瘢痕からの出血を来すことがあるので無痛を心がけ，長時間の治療はなるべく避けるべきである．

(2) 投薬

できるだけ投薬は避けたいが，投薬の必要性がある場合にはプロドラッグなど胃腸障害の比較的少ない薬剤を使用し，食後

プロドラッグ

投与とする．

また制酸剤など胃粘膜防御因子増強剤を併用するのも良策であるが，薬剤によっては吸収低下を起こすことがあるため注意を要する．

2）胃炎

(1) 歯科治療

治療上とくに注意しなければならないことはない．

(2) 投薬

胃・十二指腸潰瘍と同様である．

3）過敏症腸症候群

(1) 歯科治療

情動ストレスが発症に密接に関与しているため心身医学的配慮が必要である．歯科治療によるストレスを緩和するため笑気吸入鎮静法は有効な手段となる．

心理的因子が大きく関与しているケースでは向精神薬を使用していることが多い．三環系抗うつ剤が用いられている場合，歯科用キシロカインの使用によって作用が増強することがあるため注意を要する．

(3) 投薬

症状の発現が食後に見られるため，食前投与がよい．

4）非ウイルス性肝炎

(1) 歯科治療

慢性期で病状が安定している場合は大きな問題はないが，易出血性であるため歯肉にダメージを与えないように心がける．

局所麻酔を行う際，刺入箇所を少なくしたほうがよい．

重症あるいは急性期の場合の観血処置では病巣を拡大させたり急激に病状を悪化させることがあるため，このことを考慮し，応急処置や抗菌剤などの投与にとどめ，病状が軽快してから行うのがベストである．

(2) 投薬

抗菌剤は腎排泄のペニシリン系やセフェム系が比較的安全である．ペニシリン系のほうがセフェム系より肝臓への影響は少ないといわれている．

主に肝から排泄されるマクロライド系やリンコマイシン系，ミノサイクリンなどは避けなければならない．

鎮痛剤はプロピオン酸系が比較的安全だが，連用するのはなるべく避け，頓用で用いたほうがよい．

インドール酢酸系やピラゾロン系は注意を要するため処方しないほうが無難である．

5）ウイルス性肝炎

（1）歯科治療

非ウイルス性の場合と同様の配慮でよいが，肝炎の受診者が多い場合は診療日時を特定したり，来院回数が少なくてすむCR充填を行うのも良策である．

最近では事故防止のため，感染対策の実施あるいは針刺事故対策（予防法・リキャップ）などの訓練も行われている．

また観血的処置は慢性期や非活動性であればとくに問題はない．活動性の時は感染力が強く，肝機能も低下しているため病巣を拡大させたり急激な悪化を来すことがある．そのため，応急処置や抗菌剤などの投与に止めるか，病状安定を待って行う．

（2）投薬

非ウイルス性肝炎と同じ．

（3）その他

術者側も十分に感染対策を行う必要があり，ワクチン接種は定期的に行ったほうがよい．治療の際にはフェイスマスクや眼鏡，ガウン，帽子，手袋などを着用する必要がある．また針刺し事故などにも十分に注意しなければならない．

6）肝硬変

（1）歯科治療

代償性肝硬変の場合は状態にもよるが大きな問題はないとされている．

非代償性肝硬変の患者を一般臨床医で治療するケースはほとんどないと思われるが，遭遇することがあれば長時間の治療を避け，応急処置にとどめるべきである．

局所麻酔は肝炎と同様に刺入箇所は少なくしたほうがよい．

保存・補綴処置を行う場合には大きな問題はない．低アルブ

ミンや黄疸がある状態で多量に麻酔剤を使用すると解毒力低下のため中毒症状を発症することがある．

また観血的処置は出血傾向があるためあらかじめ血小板数，プロトロンビン時間，ヘパプラスチンテストの検査結果を主治医に問い合わせておく必要がある．検査上，止血可能でもスケーリングなどはなるべく小範囲にとどめるべきで，もし抜歯などで止血しづらい場合は抜歯窩にスポンゼルなどを塡入して，緊密縫合を行い，必要があればサージカルプレートなどの止血シーネを用いる．観血的処置を行ったあと皮下に出血斑を生じ，健康な人に比較し，消退するのに時間を要するのでこの点についても十分に説明しておく必要がある．

また低タンパク症がある場合にはタンパク結合能が低下しているため創傷治癒の遅延を起こしやすいので，事前に栄養状態についてもチェックすべきである．

（2）投薬

ウイルス性肝炎と同じ．

6. 血液・造血器疾患

キーワード

血液は赤血球，白血球，血小板および血漿から構成され，造血の場は骨髄である．

血液・造血器疾患は一般に赤血球の疾患，白血球・リンパ組織の疾患，出血傾向をきたす疾患の3種類に分けることができる．赤血球の疾患には貧血と多血症があり，白血球・リンパ組織の疾患には白血病や悪性リンパ腫などがある．出血傾向をきたす疾患は血管壁の異常（血管性紫斑病），血小板の異常（血小板減少症），凝固線溶系の異常（血友病）が原因で起こる．これら血液疾患により，易出血性，易感染性などにより口腔観血的処置に際し，苦慮する症例も少なくない（表1）．

表1　血液疾患の分類

1. 赤血球の疾患	1）貧血 2）多血症
2. 白血球リンパ組織の疾患	1）白血病 2）白血球減少症 3）悪性リンパ腫 4）骨髄腫
3. 出血傾向をきたす疾患	1）血管壁の異常 2）血小板の異常 3）凝固線溶系の異常

a．成因と病態

貧血

1）貧血

貧血は俗に"薄い血"といわれ，末梢血のヘモグロビンまたはヘマトクリット値が正常値以下に低下した状態をいう．正常値は性と年齢で異なるが，成人男性のヘモグロビン濃度は16 ± 2 g/dl，成人女性では14 ± 2 g/dlである．WHOの貧血判定基準を表2に示す．また，貧血の具体的症状は表3に示した．貧血で代表的なものは鉄欠乏性貧血（小球性低色素性貧血），再生不良性貧血（正球性正色素性貧血），悪性貧血（大球性正色素性貧血）である．

表2 WHOの貧血判定基準（この値に達しないとき貧血とする）

	Hb（g/dl）	Ht（%）
幼児（6か月〜6歳）	11	33
小児（6歳〜14歳）	12	36
成人男性	13	39
成人女性	12	36
成人女性（妊婦）	11	33

表3 貧血全般に共通の自覚症状

皮膚・粘膜	蒼白
呼吸・循環器	動悸・息切れ（とくに運動に際して）
精神・神経	易疲労性、倦怠感、頭痛、めまい、耳鳴、嗜眠傾向、失神
消化器	食欲不振、悪心、便秘、下痢、腹部不快感
泌尿・生殖器	無月経、インポテンツ

（野村武夫編：血液を診る．南江堂．1984．p4より引用）

鉄欠乏性貧血

（1）**鉄欠乏性貧血**

　鉄の供給不足か需要増加のいずれかの原因で起こり，貧血のなかでも最も多い．本症が女性に多いのは，月経や妊娠，授乳などで鉄分が失われるためである．消化管出血や胃腸の手術後の吸収不良による鉄欠乏性貧血も多い．鉄需要を増加させる原因としては成長，妊娠，出血がある．特有の症状として舌乳頭の萎縮による舌炎，口角炎，下咽頭粘膜の萎縮による嚥下障害，萎縮性胃炎，スプーン状爪がある．

再生不良性貧血

（2）**再生不良性貧血**

　骨髄の造血能の低下により**汎血球減少症**（貧血，白血球減少，血小板減少）をきたす疾患である．約90％の症例が特発性（原因不明）で他は各種の薬剤，放射線，ウイルス感染（肝炎ウイルスなど），有機溶剤などにより発症する．

　臨床症状として貧血症状と皮下出血，歯肉出血，鼻出血，消化管出血や身体各所の紫斑など著しい出血傾向を認める．また，白血球減少により易感染性がある．

悪性貧血

(3) 悪性貧血

胃粘膜の壁細胞から分泌される内因子の分泌欠如により，**ビタミンB_{12}の吸収**が阻害され，その結果起こる造血障害が悪性貧血である．巨赤芽球と呼ばれる形態変化を特徴とし，ビタミンB_{12}の非経口投与で劇的に改善する．

臨床症状として全身倦怠感，心悸亢進など貧血症状，舌乳頭萎縮（ハンター舌炎），疼痛，悪心，嘔吐，腹痛，下痢などの消化器症状，手足の左右対称性の知覚異常，平衡感覚の異常などの神経症状がある．

白血病

2) 白血病

血液中の白血球が異常に増加する疾患で急性と慢性に分類され，増加しているのが骨髄芽球とかリンパ芽球などの芽球であれば**急性白血病**であり，成熟した形態の細胞であれば**慢性白血病**である．また，増加している白血病細胞が骨髄性の細胞かリンパ性の細胞かによって**骨髄性白血病**と**リンパ性白血病**に分けられる（表4）．我が国では急性白血病が70％を占め，慢性白血病は12％，残り18％は急性か慢性か不明である．

表4　白血病の分類

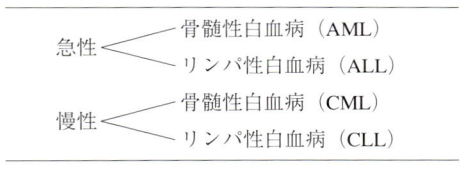

```
        ┌─ 骨髄性白血病（AML）
   急性 ─┤
        └─ リンパ性白血病（ALL）

        ┌─ 骨髄性白血病（CML）
   慢性 ─┤
        └─ リンパ性白血病（CLL）
```

急性白血病

(1) 急性白血病

急性骨髄性白血病（AML）が**急性リンパ性白血病（ALL）**の約2.3倍と多い．骨髄中の白血病細胞が増えると正常造血が抑制され，貧血，好中球減少による感染症，血小板減少による出血が起こる．また**播種性血管内凝固（DIC）**が起こりやすく，出血傾向はさらに著しくなる．

臨床症状は貧血症状，発熱，リンパ節腫脹，神経症状，口腔粘膜の蒼白，歯肉出血，腫脹，出血斑などがみられる．急性白血病では放置しておくと数か月以内に死亡するため**多剤併用化学療法，骨髄移植**など積極的な治療が行われる．

6. 血液・造血器疾患

慢性白血病

（2）慢性白血病

　慢性白血病の多くは**慢性骨髄性白血病（CML）**で**慢性リンパ性白血病（CLL）**は全白血病の2％と少ない．著しい白血球増加を認めるCMLの慢性期には，代謝亢進による体重減少，倦怠，微熱などをみる．脾腫が発現しやすい．口腔粘膜の蒼白，歯肉腫脹などもみられる．放置しておくと平均3年半で急性白血病と似た病態になり**（急性転化）**，出血や感染症で死亡する．最も確実な治療法は同種骨髄移植で，次はインターフェロン療法である．

3）出血傾向をきたす疾患

　出血傾向は**血管壁の異常，血小板の異常，凝固線溶系の異常**により起こる．臨床的には血小板減少をきたす疾患と遺伝性，あるいは後天性に凝固因子が欠乏して起こる出血傾向の頻度が高い．皮膚の5mm以下の小さな点状出血は血小板や血管の異常によることが多く，大きな斑状出血や関節腔内，筋肉内の深部出血は凝固異常を疑う．いったん止血したあと再出血する場合は，二次止血に欠陥があることが多く，凝固線溶系の異常によるものである（表5）．

表5　出血傾向の原因

1. 血管の異常
    遺伝性出血性毛細血管拡張症（Osler病）、アレルギー性紫斑病、壊血病、老人性紫斑病
2. 血小板の異常
    ①血小板数の低下
        特発性血小板減少性紫斑病（ITP）、血栓性血小板減少性紫斑病（TIP）、急性白血病、再生不良性貧血など
    ②血小板機能の低下
        血小板無力症、腎不全、異常蛋白血症、血小板増加症
3. 凝固線溶系の異常
    血友病A・B、Von Willebrand病、肝硬変、ビタミンK欠乏症、播種性血管内凝固症候群（DIC）

特発性血小板減少性紫斑病（ITP）

（1）**特発性血小板減少性紫斑病（ITP）**

　血小板に対する自己抗体が産生され，抗体のついた血小板が脾や肝の網内系細胞（単球・マクロファージ）に貪食され，血

小板減少が起こる自己免疫疾患と考えられている．ITPは血小板減少症のなかでも最も頻度が高く，女性が男性の約3倍である．急性型は小児に多く，ウイルス感染後に起こることが多い．慢性型は20～40歳の女性に多く遷延化するものが多い．臨床症状は皮膚の点状出血，あざができやすい，鼻出血，血尿，性器出血，歯肉出血，軟口蓋・粘膜などの紫斑や血腫が認められる．治療は副腎皮質ステロイド剤が第一選択薬である．

（2）血友病

血液凝固第Ⅷ因子活性が低下しているものを血友病A，第Ⅸ因子（クリスマス因子）活性が低下しているものを血友病Bと称する．伴性，劣性遺伝形式を示し，保因者の女性より男性に発現する．血友病Aの頻度は10万人に1～2人，血友病Bはその1/5と推定されている．

臨床症状は両者とも打撲により筋肉内血腫，皮下出血斑を容易に生じやすく，関節出血が高頻度にみられる．歯肉出血，抜歯後出血なども頻度が高く，出血の特徴は一次的に止血しても血餅が脆弱で再出血を起こしやすく，出血が長時間持続することである．

（3）von Willebrand病

広義の血小板機能異常症で，常染色体優性遺伝の出血性疾患である．男女両性に発現し，von Willebrand因子が欠損し，そのため第Ⅷ因子も破壊され，血小板の粘着能の低下と凝固異常の両方が出現する．また出血時間の延長を認める．

臨床症状は皮膚・粘膜の紫斑，鼻出血，歯肉出血，下血などである．

b．検査と薬用状況

1）貧血

ヘモグロビン値が12g/dl以下であれば病的な貧血状態と考えてよい．

（1）鉄欠乏性貧血では小球性低色素性貧血（MCV≦80，MCHC≦30），血清鉄低下，鉄飽和率15％以下に低下，血清フェリチン（12mg/ml以下）低下，治療として鉄剤

の経口投与が行われる．
(2) **再生不良性貧血**では，白血球減少（3,000/mm³以下），血小板数（5万/mm³以下），骨髄の造血能低下がみられる．治療として，抗リンパ球グロブリン製剤やミクロスポリンなどの免疫抑制剤，副腎皮質ステロイド剤が投与される．
(3) **悪性貧血**では，大球性貧血，LDHの上昇，血清ビタミンB_{12}の低値（100pg/ml以下）．治療としてビタミンB_{12}の投与が行われる．

2）白血病

確定診断は末梢血検査，骨髄検査を行う．
(1) **急性白血病**では貧血，骨髄芽球またはリンパ芽球の著明な増加，末梢血の白血球は低下する場合と芽球が増えて上昇する場合がある．治療は抗癌剤を用いた多剤併用化学療法が行われる．その後，条件により骨髄移植を行う．
(2) **慢性白血病**のCMLでは白血球数の増加，血小板数の増加，血清ビタミンB_{12}値の上昇，骨髄検査でフィラデルフィア染色体が陽性なら診断確定．
　　CLLでは末梢血で5,000/μl以上のリンパ球増加，確定診断は末梢血中のリンパ球の形態と表面マーカー検査，遺伝子解析などによる．

3）出血傾向をきたす疾患

出血傾向のスクリーニング検査として血小板数，出血時間，プロトロンビン時間，活性化部分トロンボプラスチン時間，フィブリノゲン量の検査を行う．
(1) **ITP**では血小板数減少，血餅退縮率低下，出血時間延長，毛細血管抵抗減弱，血小板寿命短縮がみられる．治療は副腎皮質ステロイド剤，免疫抑制剤，免疫グロブリン製剤の投与．
(2) **血友病**では出血時間，血小板数，プロトロンビン時間，フィブリノゲンは正常で，全血凝固時間，部分トロンボプラスチン時間の延長がみられる．また，**血友病A**では第Ⅷ因子活性低下，血友病Bでは第Ⅸ因子活性低下がみ

られる．治療は血友病Aに対しては第Ⅷ因子製剤の乾燥抗血友病ヒトグロブリンを，血友病Bには第Ⅸ因子製剤の乾燥ヒト血液凝固第Ⅸ因子複合体を輸注する．

（3）von Willebrand病では出血時間延長，血小板粘着能低下，von Willebrand因子低下，第Ⅷ因子活性低下，第Ⅷ因子関連抗原低下，リストセチン凝集低下，血小板数，血餅収縮能は正常である．

治療は第Ⅷ因子製剤か新鮮凍結血漿が用いられる．

c．問診に基づく医科との連繋

1）貧血

罹病期間や治療の有無，貧血および出血傾向の程度，検査結果，合併症の有無，投与薬剤など主治医から情報を得る必要がある．

2）白血病

完全寛解を得られず死に至ることもある疾患なので，内科主治医が患者に病状をすべて知らせていないこともあるため，白血病の種類と経過，病期，検査結果，現在の全身状態，治療中なのか，治療中ならばどのような治療を受けているかなど．また，口腔処置の内容なども含め主治医と対診する必要がある．

3）出血傾向をきたす疾患

問診が重要である．異常出血や外傷，手術などで止血困難の経験の有無，皮膚の紫斑出現の有無，現症として歯肉出血，口腔粘膜の出血斑，粘膜下血腫の形成など口腔内を観察し出血傾向が認められれば専門医に血液学的精査と診断を依頼する．診断がつけば現在の状態，出血傾向の程度，口腔処置の内容を説明し補充療法の必要性など対診が必要である．

d．歯科治療のポイント

血液・造血器疾患の歯科治療における共通のポイント

（1）歯科治療

修復処置および歯内療法は積極的に行ってよい．問題になるのは抜歯などの観血的処置であり，術前より血液内科専門医と

綿密な情報交換が必要である．出血に対する的確な局所止血と感染予防対策が重要である．また，術中出血量の軽減，異常出血の予防として局所麻酔剤は血管収縮剤の添加されたものを用い浸潤麻酔を行う．下顎孔への伝達麻酔は避けたほうがよい．注射針は細目（27～30G）を用いる．抜歯は鉗子で行い，極力ヘーベルの使用を避けることである．

（2）投薬

出血傾向を助長したり，内科で処方された薬剤の効果を妨げるような薬剤投与は避けなければならない．血小板異常をもたらすサルチル酸系製剤（アスピリン）や消炎鎮痛剤の投与には注意を要する．抗菌剤はペニシリン系やセフェム系が比較的安全である．以下各疾患における歯科治療のポイントについて述べる．

1）貧血

（1）歯科治療

外科的処置は基本的には貧血が改善されてから行うべきである．鉄欠乏性貧血や悪性貧血ではヘモグロビン値 8 g/dl 以上であれば施行してよい．

局所止血法

表6　口腔出血に対する局所止血法

1. ガーゼ圧迫法
    1) エピネフリン（ボスミン®）併用
    2) 局所用トロンビン末併用
2. 栓塞法（タンポナーデ）
    組織吸収性
    1) 酸化セルロース（オキシセル®）
    2) ゼラチンスポンジ（スポンゼル®）
3. 創縁縫合法
    歯肉・粘膜からの出血
    フィブリン接着剤（フィブリン糊）の併用
4. 結紮法
    血管および周囲組織からの出血
5. 出血部位の被覆・固定法
    プラスチック保護床（止血シーネ）
    サージカルパック
    歯科用セメント（ユージノールセメント）などの応用
6. 電気メス凝固法

再生不良性貧血では肝障害，腎障害，糖尿，感染症など重篤な合併症を有する場合も多く全身状態に十分注意を要する．また，血小板減少に基づく出血と白血球減少による感染に十分な対処が必要である．異常な出血に際しては的確な**局所止血法**（表6）を試みなければならない．圧迫法，栓塞（タンポン）法，創傷縫合法，止血シーネの応用などにより止血を図る．

（2）投薬

抗菌剤の投与が必要．

2）**白血病**

（1）歯科治療

白血病の患者が歯科を受診するとすれば，急性期であれば化学療法を行い，全身状態が改善されている寛解期か慢性白血病であろう．保存的処置は問題なく，観血的処置もこの時期であれば著明な出血傾向を呈することは少ない．しかし，血小板減少に伴う出血傾向と感染予防の点からも的確な局所止血と感染予防が必要である．

（2）投薬

抗菌剤の投与は必要である．

3）**出血傾向をきたす疾患**

（1）**特発性血小板減少性紫斑病（ITP）**

①歯科治療

抜歯など観血的処置は血小板数が5万/mm^{3}以上であれば可能である．術後の異常出血や止血困難で緊急を要する場合は新鮮血輸血，血小板輸血であるが，まずは各種の局所止血処置により対処しなければならない．

②投薬

血小板異常を惹起する薬剤の投与を避ける．慢性型では副腎ステロイド剤が投与されているので感染誘発を考慮し抗菌剤を十分に投与する．

（2）**血友病**

欠乏因子補充（血友病Aは第Ⅷ因子，血友病Bは第Ⅸ因子）は抜歯の1時間前に10〜20U/kgを投与する．血友病Aでは因子レベル通常50％以上を維持されれば観血的処置は十分可能であ

るが，局所止血を完全に行うことも重要である．

(3) von Willebrand病

☆抜歯前に血漿製剤（クリオプレチピート，新鮮凍結血漿が有効），合成バゾプレシンのDDAVPを投与するとよい．

☆異常出血には第Ⅷ因子を補充するのが効果的である．

☆歯石除去でも異常出血することがあり，出血傾向に十分留意する必要がある．

7．腎疾患

キーワード

　腎臓はインゲン大の大きさで，腰部後腹膜部の脊柱の左右に1対存在し，右側は肝臓に押し下げられるため，やや下方に存在する．

　腎臓は尿の生成と排泄の主役をになう臓器で，これにより血圧，体液の浸透圧，電解質，pH，ブドウ糖などを一定に保っている．

　尿の生成は，糸球体の毛細血管の壁を通して糸球体を包むボーマン囊に濾過され，左右腎臓で1日約200lの原尿が生成される．

　また尿の排泄は糸球体における濾過と尿細管による再吸収および分泌が基本で，原尿に含有する必要物質は尿細管で再吸収されるとともに，代謝産物，有毒物など不要物質は尿細管から分泌され，生体内の恒常性を保っている．

　腎疾患は腎疾患とそれ以外の尿路疾患に大別される．

（1）**糸球体性疾患**：急性糸球体腎炎，**慢性糸球体腎炎**，原発性糸球体腎炎による**ネフローゼ症候群**など．
（2）**腎血管性疾患**：細動脈性腎硬化症など．
（3）**尿細管性疾患**：ファンコニ症候群など．
（4）**尿路系疾患**　：尿路結石，尿路感染症など．
（5）**腎不全**　　　：急性腎不全，**慢性腎不全**．
（6）その他

　近年高齢化社会を迎え，これら腎疾患を有する患者が歯科外来を受診する機会が多くなってきている．

　腎疾患のなかでも，急性期の腎疾患は歯科を受診する機会がほとんどないので，慢性腎疾患のなかでとくに歯科治療時に注意が必要な**慢性糸球体腎炎**，**ネフローゼ症候群**，**腎不全**および腎不全による透析患者に焦点をあてて記述する．

a．成因と病態

1）慢性糸球体腎炎

本疾患は糸球体腎炎が1年以上経過して慢性化し，治癒の可能性が少なくなった状態で，急性症状を伴って慢性化する場合と，急性症状を伴わないで慢性化する場合がある．

基本的には本疾患の成因は急性糸球体腎炎と同じで，扁桃腺炎，喉頭炎などの上気道感染や歯肉炎，顎炎などの口腔感染が原因で，糸球体に免疫異常により炎症をきたし，それが治癒せず慢性の経過をたどったものをいう．

本疾患の発症に関与する免疫異常は，ほとんどは血液中で溶連菌の抗原抗体反応により産生された抗原抗体複合物が糸球体に沈着して腎炎を発症させる．

病原菌は溶連菌A群β溶連菌が最も多いが，免疫異常で腎炎を発症するのは数％といわれている．

本疾患は急性糸球体腎炎と比較し，症状は多様で，蛋白尿以外に症状がないものから，高血圧症，浮腫，多尿，乏尿など伴う場合がある．

臨床的には症状を参考に次の3つの病期分類が行われている．

（1）無症候性蛋白尿：腎機能は正常で，1日の尿蛋白量が100mg/dl以下で浮腫や高血圧症がない状態．
（2）固定期：軽度の腎機能不全や高血圧症を有するが，症状は安定しており，蛋白尿も100mg／dl以下の状態が続いている状態．
（3）進行期：症状が安定しないで，急速に腎機能が低下してくるものとゆっくり腎機能が低下するタイプがある．

2）ネフローゼ症候群

本疾患はなんらかの原因で，糸球体基底膜における蛋白の透過性が亢進して生じる疾患で，原発性疾患では増殖性糸球体腎炎が多い．また二次性疾患としては全身性疾患として糖尿病，アミロイドーシスなど代謝性疾患や全身性エリテマトーデス（SLE）など膠原病が多く，収縮期性心膜炎，三尖弁閉鎖不全，腎静脈血栓症など循環器疾患でも発症する．

ネフローゼ症候群は1日3.5g以上の蛋白尿により，低蛋白血

症とそれによる顔面，下肢などに著明な浮腫を呈する．

3）腎不全

腎の機能低下が徐々に進行し，生体の恒常性が保てなくなった状態で，症状がさらに進行すると尿毒症とよばれる．

腎不全は腎疾患でも腎以外の疾患でも起こるが，最も多い原因が慢性腎炎で，他に糖尿病性腎症や**ネフローゼ症候群**を伴う慢性腎炎，腎盂腎炎，囊胞腎などが原因で発症する．

慢性腎不全は病状の進行により，次の4つの病期に分類されている[1]．

（1）腎予備力減少期（第1期）：糸球体濾過率が50%以下で予備能は減少しているが，腎の調節，排泄能は保たれている状態．

（2）腎不全期（第2期）：常食で血清クレアチニン，尿素窒素の上昇が起こる状態で，糸球体濾過率が30〜50%の状態．

（3）腎機能代償不全期（第3期）：糸球体濾過率が10〜30%に低下し，高窒素血症（血清尿素窒素，クレアチニン，尿酸の上昇）と電解質異常（血清カルシウムの低下，リンの上昇）などによりアシドーシスを生じる．

（4）尿毒症期（第4期）：糸球体濾過率が10%以下で，尿素窒素，アシドーシスの増加から，**腎不全**の症状に加え，消化器，中枢神経，循環器など全身の諸臓器に障害を起こす．

一般に第2期までは浮腫，高血圧以外特別の症状がみられないが，第3期，第4期になると病状の進行に伴い，吐き気，嘔吐，消化器管からの出血，下痢など消化器症状や傾眠，混迷，痙攣，振戦，意識障害などの神経症状や高血圧症，心不全，肺水腫など循環器障害も出現する．

また造血障害により正球性，正色素性の貧血や出血斑が起こり，皮膚は褐色化し，皮膚，歯肉の出血，皮膚の紫斑が起こる．

さらにこれらの症状を放置すると高カリウム血症により突然死をきたす．

4）人工透析

本療法は透析器の半透膜を介し，**腎不全**などにより体内に貯留した水，Naその他血液の尿毒症性物質や有害物質を体外に除去し，血液中の欠乏物質を補給するもので，血液透析（人工腎臓）と腹膜透析がある．

血液透析は合成膜（クプロフェン，酢酸セルローズなど）を介して透析されるが，患者の体内から血液を容易に体外に導き出すため，動脈と静脈を吻合して動脈化した静脈を形成させ（動静脈シャント），ここから透析器を介した血液の灌流により透析が行われる．1回の所要時間は約5～6時間である．

腹膜透析は腹腔内にチューブを挿入して灌流液を注入し，腹膜を介して血液と灌流液の間で透析が行われる．

灌流液は30～60分腹腔内に貯留したのち除去されるが，この方法を10～20回繰り返して1回の腹膜透析法が終了する．

人工透析の対象となる対象疾患は以下の疾患である．

（1）急性腎不全

腎臓が急激に機能不全に陥る状態で，病因により，腎前性，腎実質性，腎後性に分類される．

腎前性腎不全：腎自体には異常がなく，失血，ショックなどにより，循環血液量が減少することにより，循環障害が起こり，腎機能低下を起こす．

腎実質性腎不全：糸球体が急激に障害されたり，血管障害により発症するが，ほとんどは急性尿細管壊死が原因で発症する．急性腎不全の代表的な原因である．

腎後性腎不全：腹部腫瘍や両側尿管結石などが原因で両側尿管の閉鎖が起こり，尿量減少とともに糸球体濾過率が低下する．

急性腎不全は腎前性の腎不全以外は一般に尿量の減少により，乏尿または無尿生じる．尿細管上皮が再生し，腎機能が回復するまでの1～3週間血液透析が必要となる．

（2）慢性腎不全

腎機能の回復が望めない状態の腎不全で，全身の恒常性を維持するために透析が必要となる．

(3) 薬物中毒

有害物質が体内に入り，生命の危険がある場合，できるだけ早く有害物を取り除く目的で透析が行われる．

(4) その他

尋常性乾癬，精神分裂症などの疾患に血液透析が応用されている．

また透析患者は長期になることが多く，色々な合併症を有してくる．

合併症

以下は代表的な合併症である．
(1) 心不全：塩分と水の過剰により体液の過剰貯留が起こり，高血圧症，浮腫，肺水腫，肺うっ血が起こり，心不全を生じる．
本合併症が透析患者の死因の第1位を占めている．
(2) 高血圧症：透析患者のほとんどは水，食塩の体内貯留による高血圧症である．一方血漿レニン活性の上昇による高血圧症もあるが，ほとんどは前者が原因である．
(3) 貧血：腎性造血ホルモンであるエリスロポエチン活性の低下により，造血障害が起こり，貧血となる．
(4) 感染症：透析患者は免疫不全のため，感染しやすい状態にある．肝炎，肺感染やシャント感染などが起きやすい．
(5) 脳血管障害：脳出血，脳梗塞，クモ膜下出血，硬膜下出血などが起きやすい．
(6) 透析脳症：透析液中のアルミニウムに起因すると思われる進行性言語障害，痴呆，けいれん発作が透析後数年して発症する．
(7) 骨代謝障害：低カリウム血症，高リン血症などにより病的骨折，骨格変形などが起こる．
(8) シャント障害：シャント部の閉塞，感染，血栓など．

b．検査と薬用状況を知る

1) 慢性糸球体腎炎

本疾患は病歴と尿検査，血液検査からほぼ診断される．
進行期の状態では尿蛋白と尿沈渣で赤血球，硝子円柱，顆粒

円柱が検出され，血液検査ではクレアチニン，尿酸，尿素窒素の上昇が認められる．

また腎生検は本疾患の予後を推定する際に有用である．

2）ネフローゼ症候群

1日3.5g以上の蛋白尿と，血清総蛋白量が6.0g/dl以下の低蛋白血症があれば本疾患の診断基準となる．

蛋白尿は低分子のアルブミンがほとんどで，その他トランスフェリンやIgG, IgMなど漏出する．

血清蛋白もアルブミンやαグロブリンの喪失が著明で，低アルブミン血症（アルブミン値3.0g/dl以下）や低グロブリン血症がみられる．

その他高脂血症（血清総コレステロール250mg/dl以上）や顔面，四肢に浮腫が認められるが必発ではない．

3）慢性腎不全

本疾患は病状の進行度により検査値も異なるが，BUN30mg/dl，クレアチニン3.0mg/dl以上の腎機能低下が持続する状態である．

4）人工透析

人工透析適応の決定は，急性腎不全では診断がつき次第行われる．

また慢性腎不全は年齢，原疾患の状態から判断されるが，**厚生省透析適応基準**（血清クレアチニン値8mg/dl以上，内因性クレアチニン・クリアランス10ml/分以下）などを参考にして決定される．

c．問診に基づく医科との連繋

腎疾患のなかでも歯科外来を受診する機会の多い慢性腎疾患（**慢性腎炎，ネフローゼ症候群，腎不全，人工透析患者**）は，まず問診で腎疾患の有無や，最近の内科診察や健康診断などで尿蛋白の有無等を聴取し，これらの問診で腎疾患が疑われる場合は血圧測定，尿試験紙による尿蛋白の測定を行う．

一般に**ネフローゼ症候群**の患者は顔面蒼白，浮腫状で，ステロイド長期投与で満月用顔貌を呈している．

人工透析患者

　また人工透析患者は土気色の顔色を呈しているので，顔貌からもある程度の診断はつく．

　これらの検査で腎疾患が疑われた場合は，内科に紹介や問い合わせを行うが，以下の病態は歯科治療の際に重要な項目のため注意して内科に問い合わせる．

　（1）血圧のコントロール状態の把握

　慢性腎疾患患者は高血圧症はよくみられる症状で，疼痛治療で緊急性高血圧症や脳血管障害を発生させる可能性があるので，WHOの分類に基づき紹介の必要性の有無を検討する（図1）．

　（2）心不全の有無とその程度

　心不全は高血圧症によるうっ血性心不全で，労作時の動悸，息切れ，起座呼吸などの症状が起こる．

　突然死の原因となるので，本症状があると要注意である．

　（3）貧血の有無

　貧血があるとストレスのかかる疼痛治療により，容易に神経性ショックを呈する．また外科的侵襲により後出血の原因となる．

　（4）副腎機能不全の程度

　慢性腎疾患患者は長期間ステロイドを服用している患者が多く，それにより副腎機能不全をきたしている場合が多い．

　易感染性で，ストレスのかかる歯科治療で容易にショックを発症させるので注意が必要である．

　（5）肝炎

　透析患者は輸血を行う機会が多く，B型肝炎などに感染している機会が多いので確認が必要である．

d．歯科治療のポイント

1）慢性糸球体腎炎

　（1）術前

　①歯科治療の当日の診査で体調の確認を行うが，高血圧症と心不全のコントロール状態に重点をおいた診査を行い，自院で治療が可能か，病院または大学等設備の整った施設に紹介するか決定する．心不全があると要注意である．

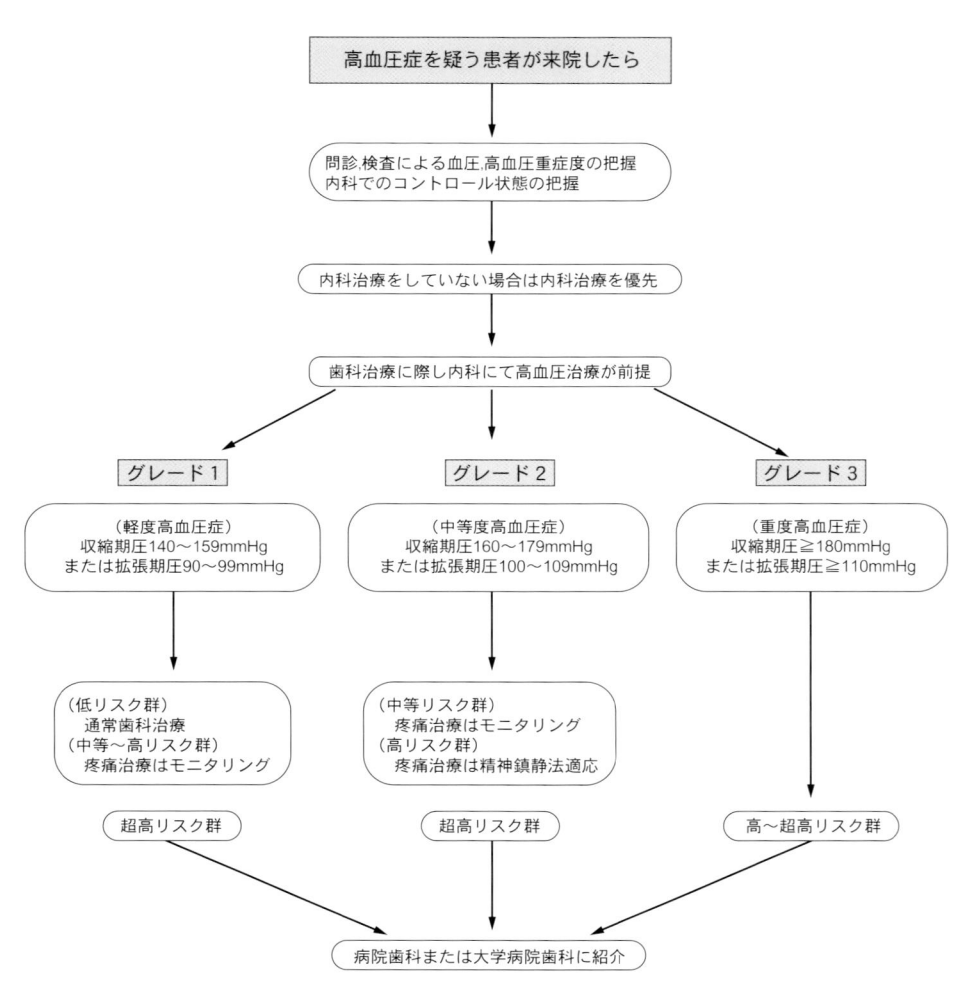

```
                    ┌─────────────────────────┐
                    │ 高血圧症を疑う患者が来院したら │
                    └─────────────────────────┘
                                 ↓
                  ┌──────────────────────────────┐
                  │ 問診,検査による血圧,高血圧重症度の把握 │
                  │    内科でのコントロール状態の把握     │
                  └──────────────────────────────┘
                                 ↓
                   ┌───────────────────────────┐
                   │ 内科治療をしていない場合は内科治療を優先 │
                   └───────────────────────────┘
                                 ↓
                    ┌──────────────────────────┐
                    │ 歯科治療に際し内科にて高血圧治療が前提 │
                    └──────────────────────────┘
```

図1 高血圧患者の治療方針（中里滋樹：有病者歯科診療（白川正順ほか編）．医歯薬出版，東京，2000，p.47より引用）．

②服用薬剤の確認を行う．副腎皮質ホルモンを長期間服用している場合は，ストレスにより容易にショックを併発したり，歯科観血処置で術後感染しやすいため，術前より精神的肉体的ストレスを与えないような治療方針を決定する．

また観血処置に際しては無菌的処置を行うとともに，観血処置の内容によっては術前からの抗生剤の投与が必要となる．

(2)術中

術中はモニタリングは必須で,高血圧症,心不全を合併している場合は局所麻酔剤の種類と量に注意する必要があるので,NYHA機能分類に基づく局麻剤の選択を行う(表1).

局麻剤の選択基準

表1　心疾患患者の歯科用局所麻酔薬の選択基準

NYHA分類	局所麻酔薬の選択法
Ⅰ度	エピネフリン添加局所麻酔薬使用可能(カートリッジ1本以内) 15分以上経過したらエピネフリン添加局所麻酔薬追加可能(同量) 15分以内ならフェリプレシン添加局所麻酔薬追加(カートリッジ3本程度)
Ⅱ度	原則としてフェリプレシン添加局所麻酔薬使用(カートリッジ3本程度) 麻酔不十分ならエピネフリン添加局所麻酔薬追加(カートリッジ1本程度)
Ⅲ度	フェリプレシン添加局所麻酔薬使用(カートリッジ3本程度).ただし歯科治療は応急処置に限る.
Ⅳ度	歯科治療をすべきでない.

(椙山加網:歯科用局所麻酔薬の心疾患に及ぼす影響,歯科ジャーナル,35:153〜160,1992より引用)

またモニタリングで異常が観察されたら早めの対応をとる.

(3)術後

①術後は副腎皮質ホルモンの長期服用などにより免疫能の低下のため感染を起こしやすいので,観血処置の際は抗生剤の投与を行う.

②薬剤の投与に際しては,腎組織への移行性や腎障害の少ない薬剤を投与する.

また薬剤の排泄能は低下しているので,血中濃度は長時間持続し,投与量によっては薬剤による副作用を起こすので,注意が必要である(表2).

一般には腎毒性が低く,常用量でも安全なマクロライド系の抗生剤が選択される.

表2 感染症治療薬(1)

薬剤名	主要排泄路	血中濃度半減期		腎機能正常者		透析患者		透析性
		腎機能正常	透析例	常用量	投与間隔(時間)	常用量	投与間隔(時間)	
penicillin系								
benzylpenicillin potassuium (PCG)	腎	0.5	6.0〜20.0	60〜240	6〜12	30〜120	24	+
ampicillin (ABPC)	腎	0.5	8.0〜20.0	2.0〜4.0	4〜6	1.0〜2.0	24	+
amoxicillin (AMPC)	腎	1.0〜2.0	5.0〜20.0	0.75〜1.0	6〜8	0.25〜0.5	12	+
aspoxicillin (ASPC)	腎	1.5	6.25	2.0〜4.0	6〜12	1.0〜2.0	24	+
ticarcillin sodium (TIPC)	腎	1.0	11.0〜16.0	2.0〜6.0	6〜12	1.0〜2.0	24	+
piperacillin sodium (PIPC)	腎	1.0	4.0〜16.0	2.0〜4.0	6〜12	1.0〜2.0	12	+
sultamicillin tosilate (SBTPC)	腎	0.8〜1.4	6.0〜12.0	0.75〜1.5	8〜12	0.375〜0.75	12	+
clavulanic acid/amoxicillin (CVA/AMPC)	腎	1.0	2.0〜3.0	1.125〜1.5	6〜8	0.75	12	+
aminoglycoside系								
amikacin (AMK)	腎	2.0〜3.0	48.0〜96.0	0.2〜0.4	12〜24	0.1	24〜48	+
gentamycin sulfate (GM)	腎	1.5〜3.0	48.0〜96.0	0.08〜0.12	8〜12	0.04	24〜48	+
dibekacin sulfate (DKB)	腎	2.0〜3.0	48.0〜96.0	0.1	12〜24	0.05	24〜48	+
tobramycin (TOB)	腎	2.0〜3.0	48.0〜96.0	0.12〜0.18	12	0.06	24〜48	+
astromicin sulfate (ASTM)	腎	2.0〜3.0	48.0〜96.0	0.4	12	0.2	48	+
arbekacin sulfate (ABK)	腎	1.5〜3.0	48.0〜96.0	0.15〜0.2	12	0.075	24〜48	+
macrolide系								
erythromycin (EM)	肝	1.3〜3.0	2.0〜3.0	0.8〜1.2	8〜12	0.8〜1.2	8〜12	−
roxithromycin (RXM)	肝	6.2	?	0.3	12	0.3	12	−
clarithromycin (CAM)	肝, 腎	2.5	?	0.4	12	0.2〜0.4	12	?

表2 感染症治療薬(2)

薬剤名	主要排泄路	血中濃度半減期		腎機能正常者		透析患者		透析性
		腎機能正常	透析例	常用量	投与間隔(時間)	常用量	投与間隔(時間)	
tetracycline系								
tetracycline hydrochloride (TC)	腎	3.0	?	1.0	6	0.5	24	?
doxycycline hydrochloride (DOXY)	肝	24.0	24.0	0.1〜0.2	12〜24	0.1〜0.2	12〜24	—
minocycline hydrochloride (MINO)	肝	12.0	12.0	0.1〜0.2	12〜24	0.1〜0.2	12〜24	—
その他β-ラクタム剤								
sulbactam/cefoperazone (SBT/CPZ)	腎	1.3	6.0〜12.0	1.0〜2.0	12	0.5〜1.0	24	+
latamoxef sodium (LMOX)	腎	1.4〜2.1	17.0〜28.0	1.0〜2.0	12	0.5〜1.0	24	+
flomoxef sodium (FMOX)	腎	1.0	17.0	1.0〜2.0	12	0.5〜1.0	24	+
aztreonam (AZT)	腎	1.9	8.0〜10.0	1.0〜2.0	12	0.5〜1.0	24	+
carumonam sodium (CRMN)	腎	1.2	7.0〜10.0	1.0〜2.0	12	0.5〜1.0	24	+
imipenem/cilastatin sodium (IPM/CS)	腎	1.0	4.0〜6.0	0.5〜2.0	8〜12	0.5	24	+
cephem系								
cephalexin (CEX)	腎	0.6〜1.2	5.0〜30.0	1.0〜2.0	6	0.75〜1.0	8〜12	+
cefaclor (CCL)	腎	0.6	0.5〜3.5	0.75	8	0.5〜0.75	8〜12	+
cefotiam hexetil hydrochloride (CTM-HE)	腎	1.5	5.0	0.3〜0.6	8	0.2〜0.3	8〜12	+
cefedinir (CFDN)	腎	1.6〜1.8	?	0.3	8	0.2	12	?
cefixime (CFIX)	腎	2.5	10.0〜16.0	0.1〜0.2	12	0.1	24	+
cefteram pivoxil (CFTM-PI)	腎	0.9	19.0	0.15〜0.6	8	0.1〜0.2	12	+
cefpodoxime proxetil (CPDX-PR)	腎	2.0	?	0.2	12	0.1	24	?
cefaloridine (CER)	腎	1.5	20.0	0.5〜5.0	6〜12	0.25〜0.5	24	+

表2 感染症治療薬（3）

薬剤名	主要排泄路	血中濃度半減期		腎機能正常者		透析患者		透析性
		腎機能正常	透析例	常用量	投与間隔（時間）	常用量	投与間隔（時間）	
cefalothin sodium（CET）	腎	0.5〜0.9	3.0〜18.0	1.0〜6.0	4〜6	1.0〜2.0	12〜24	＋
cefazolin sodium（CEZ）	腎	2.3	18.0〜24.0	1.0〜3.0	8〜12	1.0	24	＋
cefotiam dihydrochloride（CTM）	腎	1.0	5.0	0.5〜2.0	6〜12	0.5〜1.0	12〜24	＋
cefuroxime sodium（CXM）	腎	1.2	?	1.5〜3.0	8〜12	1.5	24〜48	＋
cefmetazole sodium（CMZ）	腎	1.2	24.0〜32.0	1.0〜2.0	12	0.5〜1.0	24	＋
cefminox sodium（CMNX）	腎	2.2	?	2.0	12	0.5〜1.0	24	＋
cefamandole sodiumn（CMD）	腎	0.7〜1.2	9.0〜11.0	2.0〜4.0	6〜12	0.5〜1.0	24	＋
cefsulodin sodium（CFS）	腎	2.0	12.0〜18.0	0.5〜1.0	6〜12	0.5	24	＋
cefotaxime sodium（CTX）	腎	0.8〜1.2	2.4〜4.8	1.0〜2.0	6〜12	0.5〜1.0	24	＋
cefoperazone sodium（CPZ）	肝	2.0	2.5	1.0〜2.0	12	1.0〜2.0	24	－
ceftizoxime sodium（CZX）	腎	1.3	24.0〜36.0	0.5〜2.0	6〜12	0.5〜1.0	24	＋
cefmenoxime hemihydrochloride（CMX）	腎	0.8〜1.0	10.0〜12.0	1.0〜2.0	12	0.5〜1.0	24	＋
ceftriaxone sodium（CTRX）	腎,肝	6.0〜8.0	20.0〜90.0	1.0〜2.0	12〜24	0.5〜1.0	48〜72	－
ceftrazidime（CAZ）	腎	2.0	18.0〜24.0	1.0〜2.0	12	0.5〜1.0	24	＋
cefuzonam sodium（CZON）	腎	1.0	3.9	1.0〜2.0	12	0.5〜1.0	24	＋

（平沢由平ほか：透析療法マニュアル，改訂第5版．441〜444，日本メディカルセンター，東京，1999より改変して引用）

2）ネフローゼ症候群

(1)術前

①副腎皮質ホルモン剤の長期連用により副腎不全を起こしているので，術後の感染に注意するとともに，治療によるストレスでショックを誘発しないような治療計画をたてる．

②低タンパク血症による創傷治癒不全があるので，治療内容によっては低タンパクを改善してから行う．

③線溶活性因子の低下や血小板の増加，フィブリノーゲンの増加等で血液凝固が亢進し，血栓が生じやすくなっているため，抗凝固剤を服用している場合があるので，服用薬剤の確認を行う．

(2)術中

高血圧症を合併していることが多いので，局所麻酔下治療はモニタリングは必須である．

(3)術後

免疫能の低下による感染が起きやすいので，治療によっては抗生剤を投与する．

3）慢性腎不全と透析患者

(1)術前

①透析中なら透析記録または主治医との対診で，透析日，透析方法の確認を行う．

②透析中は抗凝固剤としてヘパリンを使用しているので，緊急を要する観血処置は透析後，少なくともヘパリンの効果が消失する4～6時間後に行う．

一般的には透析翌日で，透析後24時間以内は凝固異常やアシドーシスが改善されているので，この時間帯で治療を行う．

③動静脈シャント閉塞予防のため，抗血栓療法を行っている場合は主治医と対診し，治療内容によっては抗血栓剤を減量または中止する．

(2)術中

①造血障害による貧血や血小板機能の抑制により出血傾向がみられるので，観血処置の際は止血を確実にするとともに，観血処置内容によっては，各種止血剤や止血用スプリント

を応用する.
②透析患者はB型肝炎に感染している確率が高いため，歯科治療に際しては感染に気をつける.
③透析患者は骨代謝障害により骨折をきたしやすいので，骨に力の入る抜歯や外科処置は注意が必要となる.
④感染に対する抵抗力が弱く，感染すると難治性となるので，可能な限り無菌的処置を心がける.
⑤高血圧症，心不全を合併していることが多いので，モニタリングは必ず行う.
（3）術後
①観血処置後は止血が確認できるまで，帰宅させない.
②易感染性のため術後薬剤の投薬が行われるが，抗菌剤は腎障害が少なく，腎組織への移行性が少ない薬剤が選択される（表2）.

8. 内分泌疾患

キーワード

〈内分泌とホルモン〉

内分泌（endocrine）は，**外分泌**（exocrine）と対比される概念で，唾液，胃液あるいは膵液など体外に通じる管腔内に排出される外分泌とは異なり，生体内の特定の臓器で合成または貯蔵された活性物質が直接血管内に放出される現象である．

ホルモン

この臓器が内分泌腺であり，放出される物質が**ホルモン**と呼ばれる．ホルモンは血流を介して遠隔臓器で作用を発揮する液性**情報伝達因子**であり，神経が軸索を介して情報を伝達するのと対比される．

〈ホルモンの種類〉

ホルモンはその化学構造から3群に分けることができる．

ペプチドホルモン

①**ペプチドホルモン**：視床下部ホルモン，下垂体前葉ホルモン，膵ホルモン，消化管ホルモンなど大部分のホルモンはペプチドである．単純蛋白ホルモンと糖蛋白ホルモンがある．

ステロイドホルモン

②**ステロイドホルモン**：副腎皮質ホルモン，性ホルモン，活性型ビタミンD_3などはステロール核を有しており，ステロイドホルモンと総称される．

アミン
アミノ酸

③**アミン**または**アミノ酸**：副腎髄質ホルモンであるカテコラミンや甲状腺ホルモンがこれに含まれる．

本稿では歯科処置の際に全身管理が必要な疾患として，1）甲状腺機能亢進症（Basedow病），2）甲状腺機能低下症，3）副腎皮質機能亢進症（クッシング症候群），4）副腎皮質機能低下症，5）褐色細胞腫，6）副甲状腺機能亢進症，7）副甲状腺機能低下症，8）ステロイドカバーについて概説する．

a. 成因と病態

甲状腺機能亢進症

1）甲状腺機能亢進症

甲状腺機能亢進症を引き起こす疾患にはプランマー病やTSH産生腫瘍などがあるが，代表疾患はBasedow病である．

Basedow病

Basedow病は甲状腺で過剰の**甲状腺ホルモン**を生成・分泌し，**Merseburgの3徴**（甲状腺腫，眼球突出，頻脈）を主と

表1　Basedow病の臨床症状の頻度

自覚症状（％）		他覚症状（％）	
汗が多い	93	甲状腺腫	96
疲れやすい	88	頻脈	95
動悸	83	皮膚症状（発汗など）	92
甲状腺腫	75	振戦	90
暑さに弱い	74	甲状腺部雑音	70
甲状腺腫	72	眼症状	52
やせ	70	心房細動	4
いらいらする	67	限局性粘液水腫	1以下
食欲亢進	53		
排便回数増加	46		
目の具合が悪い	35		

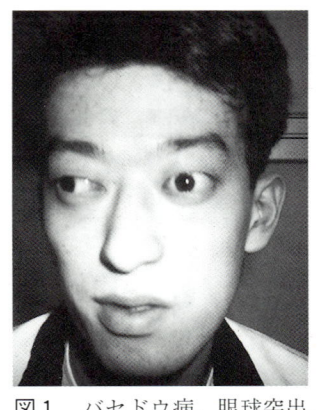

（長瀧重信：甲状腺機能亢進症．内科学．朝倉書店．1412-1416，1995より引用）

図1　バセドウ病．眼球突出．

する．原因として自己免疫異常が関与し，とくにTSH（thyroid-stimulating hormone）受容体に対する抗体（**TSH受容体抗体**：TSH receptor antibody，TRAb）の刺激抗体（**甲状腺刺激性受容体抗体**：thyroid stimulating antibody；TSAb）がTSH受容体を刺激して甲状腺ホルモンの生成分泌を亢進させる．

臨床症状を表1に記載する．甲状腺腫や眼球突出（図1）に気づくことはむずかしく，頻脈，体重減少，発汗過多，イライラなどが診断のきっかけになることが多い．

合併症として，**甲状腺クリーゼ**，悪性眼球突出（角膜潰瘍，複視），周期性四肢麻痺，心房細動などがある．とくに未治療のBasedow病に外科的治療を行った場合に発症する甲状腺クリーゼは死亡率も高く，十分な注意が必要である．

甲状腺機能低下症

2）甲状腺機能低下症

甲状腺機能低下症は，内分泌疾患のなかでもっとも発生頻度の高い疾患である．原因としては，慢性甲状腺炎（橋本病）がもっとも頻度が高く，40歳以上の女性に多いが，若年者でも発症する．橋本病は，一般人口の0.5～1％にみられ，85％以上が女性である．症状を表2に示すが，軽症では全身倦怠感，無気力，耐寒性低下，むくみ，便秘，など中年女性では日常よくみ

表2 甲状腺機能低下症の症状

症状・頻度（％）		症状・頻度（％）	
無力感	99	便秘	61
皮膚乾燥，粗糙	97	体重増加	59
嗜眠	91	頭髪の脱毛	57
言語緩徐	91	口唇の蒼白	57
眼瞼浮腫	90	息切れ	55
寒さに敏感	89	手足の浮腫	55
発汗減少	89	嗄声または無声	52
皮膚冷感	83	食欲低下	45
舌肥大	82	神経質	35
顔面浮腫	79	月経過多	32
毛髪脱落	76	動悸	31
皮膚蒼白	67	聴力障害	30
記憶障害	66	狭心症様発作	25

（内村英正：甲状腺機能低下症．外来診療のすべて．メジカルビュー社，556-557，1992より引用）

られる症状が主であり不定愁訴の多い患者として放置されていることがある．

3）副腎皮質機能亢進症（クッシング症候群）

クッシング症候群は，副腎皮質より分泌される糖質ステロイドである**コルチゾール**の慢性的な過剰分泌により惹起される症候群であり，多彩な症状を呈する（表3，図2〜4）．

病型：①下垂体腺腫からのACTH過剰分泌（クッシング病）．②副腎皮質腺腫・癌からのコルチゾール過剰分泌．③異所性ACTH産生腫瘍．

表3 クッシング症候群の主要徴候

中心性肥満（水牛用），
満月様顔貌，沈着皮膚線条
皮下出血，座瘡，多毛
色素沈着，高血圧，月経異常
筋力低下，骨粗鬆症・骨折
浮腫，精神障害

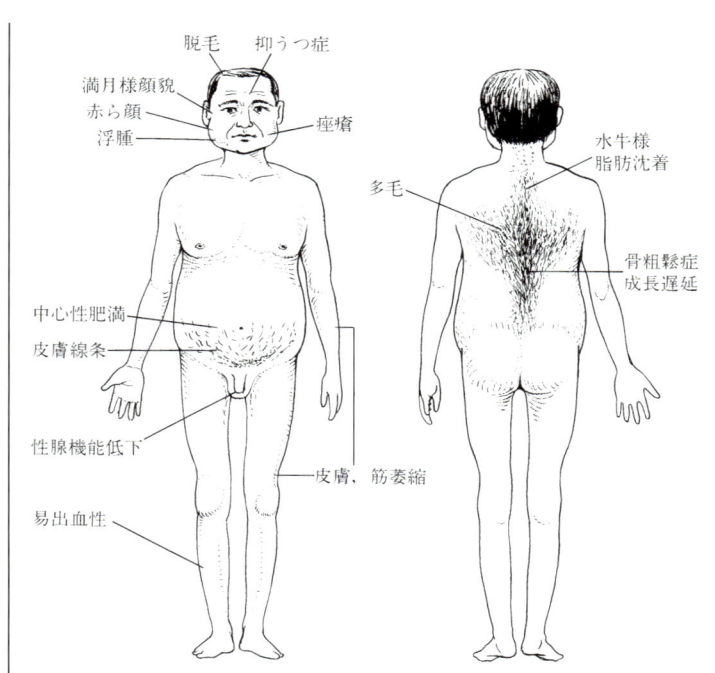

図2 コルチゾール過剰によるクッシング症候群の病態と身体所見（須田俊宏：図説病態内科講座第13巻, 内分泌・代謝2, メジカルビュー社, 東京, 1995より改変）.

前面：脱毛, 抑うつ症, 満月様顔貌, 赤ら顔, 浮腫, 痤瘡, 中心性肥満, 皮膚線条, 性腺機能低下, 皮膚, 筋萎縮, 易出血性

背面：水牛様脂肪沈着, 多毛, 骨粗鬆症, 成長遅延

クッシング症候群
満月様顔貌

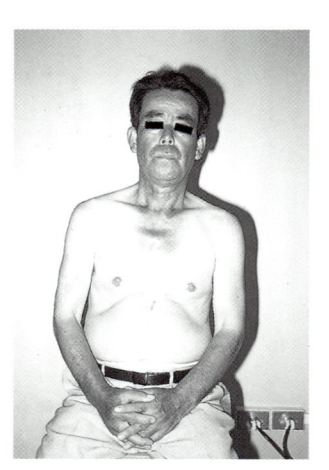

図3 クッシング症候群.

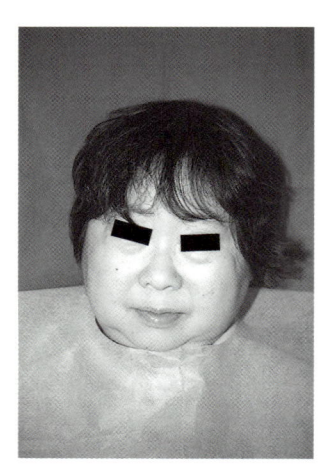

図4 満月様顔貌.

4）副腎皮質機能低下症

（1）副腎原発性と下垂体性がある．

原発性副腎皮質機能低下症（アジソン病）：原因は，かつては大部分が結核であったが，最近は自己免疫性副腎炎の結果生じる例が増加している．ほかに，悪性腫瘍の副腎転移，サルコイドーシスなどによることがある（表4）．

表4　アジソン病の主要臨床症状

症状	頻度（％）
皮膚の色素沈着	77
粘膜の色素沈着	71
易疲労感	76
体重減少	63
食欲不振	58
低血圧症状	49
悪心・嘔吐	39
月経異常	25
脱毛	28
低血糖症状	16

（厚生省特定疾患「副腎ホルモン産生異常症」調査研究班62年度研究報告より引用）

（2）**下垂体性副腎皮質機能低下症**
副腎皮質刺激ホルモン（ACTH）が単独に低下する場合と，他のホルモン〔**甲状腺刺激ホルモン（TSH），成長ホルモン（GH），プロラクチン（PRL），黄体刺激ホルモン（LH），卵胞刺激ホルモン（FSH）**〕も低下している場合がある．

下垂体性の場合は，色素沈着でなく逆に蒼白になる．他の症状は同様である．下垂体の他のホルモンが低下した場合，各々の低下による症状が出る．

5）褐色細胞腫

副腎髄質と傍神経節細胞からカテコールアミンが分泌されているが，腫瘍化すると異常に多く分泌され著明な高血圧を呈する．発作型と持続型がある（表5）．

6）副甲状腺機能亢進症

副甲状腺の腺腫もしくは過形成による原発性副甲状腺機能亢

表5　褐色細胞腫の症状（5H）

　　高血圧（hypertension）
　　頭痛（headache）
　　発汗過多（hyperhydrosis）
　　過血糖（hyperglycemia）
　　代謝亢進（hypermetabolism）

進症と，慢性腎不全で長期透析患者にみられる続発性副甲状腺機能亢進症に分かれる．**副甲状腺ホルモン（PTH）**の作用により骨代謝の亢進が起こり，その結果**高Ca血症**を生じる．高Ca血症に伴う症状・所見（表6）がある．尿路結石，胃潰瘍を併発しやすい．

表6　高Ca血症の症状・所見

全身症状	倦怠感，疲労感，筋緊張，筋力低下，脱水
消化器症状	悪心，嘔吐，食欲不振，腹痛，便秘，イレウス
泌尿器症状	口渇，多飲，多尿，腎機能低下
中枢神経症状	めまい，嗜眠，錯乱，昏睡
心電図所見	QT短縮，PQ短縮，T波の平低下

副甲状腺機能低下症

7）副甲状腺機能低下症

副甲状腺ホルモン（PTH）産生低下，あるいは標的組織のPTHに対する不応性によって**低Ca血症・高P血症**をきたし，種々の精神・神経・筋症状ならびに軟部組織の石灰化をきたす疾患である．**テタニー**に代表される神経・筋の興奮性亢進状態を持つ．病因として甲状腺・副甲状腺手術，特発性副甲状腺機能低

テタニー

表7　副甲状腺機能低下症の病型と症状

　　テタニー
　　全身痙攣
　　失神
　　筋痙攣
　　知覚異常〜しびれ
　　喉頭痙攣
　　知能発達遅延
　　歯の異常
　　大脳基底核石灰化

下症などがあげられる（表7）．

b．検査と治療
1）Basedow病

血中総T_4（サイロキシン），総T_3（トリヨードサイロニン）および，甲状腺ホルモン結合蛋白の影響を受けない遊離T_4（FT_4：free T_4），遊離T_3（FT_3：free T_3）濃度が上昇する．血中の甲状腺ホルモンが上昇すると，フィードバックによってTSHの分泌は抑制され，血中のTSH濃度は著しく減少する．スクリーニング検査はFT_4，FT_3，TSHの3項目を行う．種々の自己抗体が血中に存在し，なかでも**TSH受容体抗体**（TRAb，TBII）は最も有用で特異的なものとされ，未治療のBasedow病ではほとんどが陽性になる．また，抗ミクロソーム抗体，抗サイログロブリン抗体が高頻度にみられる．

一般検査では，ALP高値，コレステロール低値，Cr低値，尿糖陽性などの異常成績を呈する．

治療法として，①薬物療法（抗甲状腺剤，β遮断剤，無機ヨード，リチウム），②手術療法，③放射性ヨード療法などがある．

2）甲状腺機能低下症

潜在性：TSH上昇，T_3・T_4は正常．症状はない．正常者として取り扱ってよい．

典型例：TSH上昇．T_3・T_4低下．TSHが高いほど重症．基礎代謝率（BMR）の減少．血中総コレステロール・CPKの上昇など．

治療は，甲状腺ホルモンの補充療法が行われる．

3）副腎皮質機能亢進症（クッシング症候群）（表8）

表8　副腎皮質機能亢進症（クッシング症候群）

	副腎腺腫	副腎癌	下垂体性	異所性ACTH
尿中17-OHCS	増加	増加	増加	増加
尿中17-KS	正常〜低下	増加〜低下	増加	増加
血清コルチゾール	増加	増加	増加	増加
血漿ACTH	低下	低下	正常〜軽度増加	著明な増加

糖尿病，高血圧，低K血症を呈することが多い．
治療：第一選択は外科的手術である．

4）副腎皮質機能低下症

検査：貧血，好酸球増加，電解質異常（血中Na低値・K高値），低血糖，血中**コルチゾール**・尿中17-OHCS・17KSの低下，血中ACTHは原発性では上昇，下垂体性では低下．

治療はステロイド剤の補充療法を行う．

5）褐色細胞腫

検査：血中および尿中カテコールアミン（アドレナリン，ノルアドレナリン）高値，代謝産物のVMA高値．MIBG（meta-iodobenzylguanidine）シンチグラフィーで集積を認める．

治療：原則として腫瘍の摘出．

6）副甲状腺機能亢進症

検査：血中Ca高値，P低値（続発性では高値），ALP高値，PTH-intact高値．尿中Ca高値．心電図異常，エックス線評価で歯槽硬線の消失．

治療：副甲状腺の手術適応になることが多い．

7）副甲状腺機能低下症

検査値として血清Ca濃度の低下，血清P濃度の上昇，尿中Ca排泄の減少を認める．治療として，経口ビタミンD3単独またはCa製剤との併用療法を行う．

c．問診に基づく医科との連携

1）Basedow病

(1) 未治療のBasedow病を疑ったら内科に相談する．
(2) 治療中の場合，検査や症状から**euthyroid**（血中T_3, T_4が正常状態）にコントロールされているかを確認する（治療の内容により機能低下に陥っている場合もあり注意する）．
(3) コントロール不良の場合は，内科対診し歯科治療の可否を相談する．
(4) 抗甲状腺剤による肝機能障害，および顆粒球や血小板の減少の有無を確認する．

euthyroid

2）甲状腺機能低下症
　（1）臨床経過が静かにゆっくりと進行するために診断がついていない場合が多い．眠そうな表情や乾燥して乏しい頭髪に気づいて診断される場合もある．
　（2）診断されている場合はホルモン補充療法によってTSHが正常化しているかを確認する．
　（3）緊急歯科処置が必要な際は，内科主治医に連絡を取り，コントロール状態，対応法について相談する．

3）副腎皮質機能亢進症（クッシング症候群）
　（1）高血圧・糖尿病の有無，コントロール状態を確認する．
　（2）電解質状態（低K血症），心疾患（心不全，冠動脈疾患）の有無，対応法を確認する．
　（3）ステロイド合成阻害薬投与ほか投薬内容を確認し，**ステロイドカバー**の必要性を問い合わせる．

4）副腎皮質機能低下症
　（1）歯科処置の内容を内科主治医に説明し，**ステロイドカバー**の要否を確認する．
　（2）呼吸・循環状態，電解質異常の有無を確認する．

5）褐色細胞腫
　（1）高血圧と糖尿病のある患者でとくに血圧が動揺する場合には内科医と相談する．

6）副甲状腺機能亢進症
　（1）内科主治医に電解質のコントロール状態を確認する．
　（2）心電図異常の有無，エピネフリン使用の適否について相談する．

7）副甲状腺機能低下症
　（1）内科主治医に電解質のコントロール状態を確認する．
　（2）テタニー出現の可能性の有無，対応法について確認する．

d．歯科治療のポイント

1）Basedow病
　（1）euthyroid（甲状腺機能が正常）にコントロールされており，合併症がなければすべての歯科処置は可能である．

甲状腺クリーゼ

（2）常用薬は歯科処置の際も続行する．
（3）モニターを装着，とくに頻脈の発現に注意する．
（4）甲状腺クリーゼは絶対発症させてはならない（表9）．

表9　甲状腺クリーゼの主要症状

38℃を超す高熱
120を超す頻脈
異常な発汗
意識障害
甲状腺機能亢進症：甲状腺腫，眼球突出，振戦など

2）甲状腺機能低下症
（1）重症例であっても，内科治療中の患者は健康人と同じ取扱いで歯科治療ができる．必要な場合は2〜3日の休薬は可能である．
（2）処置中の循環変動はむしろ少ない．モニターを装着し低血圧，徐脈に注意する．
（3）未治療ではすべての薬物は代謝遅延する可能性がある．麻酔薬の使用は注意を要する．
（4）最も重篤な症状に粘液水腫性昏睡がある．処置により誘発される可能性があるが，昏睡に至るまで放置されることは稀である．

3）副腎皮質機能亢進症（クッシング症候群）
（1）身体的・精神的ストレスを軽減するよう配慮する．（呼吸循環モニターを装着する）．
（2）内科主治医の指示に従いステロイドカバー（p.127参照）を行う．
（3）易感染性があるので抗生剤を十分投与する．
（4）腰椎骨折の危険性が高いので体位変換時に注意する．

4）副腎皮質機能低下症
（1）ステロイドカバー（p.127参照）を行う．ステロイド剤常用中の患者の投薬中断は非常に危険である．
（2）呼吸・循環モニターを行い，低血糖・急性副腎皮質不全による意識障害（昏睡）に注意する．

(3) 外科的処置を未治療患者に行うと副腎皮質不全に陥る可能性が高い．ステロイド剤補償中の場合も増量する必要がある．
　　　(4) 精神的・身体的ストレスを軽減する．
　5) 褐色細胞腫
　　　(1) すべての歯科処置は血圧脈拍数の監視下に行う．
　　　(2) 処置により収縮期血圧が200mmHg以上に上昇することがあるので大変危険である〔β遮断剤や制吐剤のメトクロプラミド（プリンペラン®）の安易な投与に注意〕．
　　　(3) 発作型では診断が困難であるが，血圧上昇は激しく，モニター監視で発見される場合がある．
　　　(4) 発作時はフェントラミン（レギチン®）2～5mgを静注するが，コントロールは困難である．
　6) 副甲状腺機能亢進症
　　　(1) 内科治療が行われ，合併症がなければ通常に歯科治療可能である．
　　　(2) 高Ca血症を予防する意味で十分な水分摂取が望ましい．
　7) 副甲状腺機能低下症
　　　(1) 内科的治療ができていれば，通常に歯科治療可能である．
　　　(2) ビタミンD_3服用患者で内服不可能になる場合にはCa製剤を点滴する．
　　　(3) テタニー，精神症状，不随意運動，記憶力低下などについて対応を問い合わせるか，病院歯科への紹介を考慮する．
　　　(4) 歯根の形成不全，未萌出歯などがみられる．歯槽硬線の肥厚もしばしばみられる．

e．その他
　1) Basedow病
　　　(1) 既往に循環器疾患がないにもかかわらず，歯科受診時のモニター装着にて頻脈や収縮期高血圧（脈圧の拡大）が認められ，内科対診にて甲状腺機能亢進症が発見されることもある．局所麻酔を行う歯科処置において，モニタ

一装着の有用性が強調されるゆえんである．
(2) 甲状腺を触知する習慣が大切であるが，問診や上記症状が診断の契機となる場合も多い．脈がはやい人，イライラしている人，肌がべとっとしている人，要注意．

2）**甲状腺機能低下症**
(1) 全身麻酔を行う際の術前検査でも，**甲状腺ホルモン**を確認することは一般的でなく，見逃されている場合も多い．徐脈，血中総コレステロールやCPKの上昇を有する場合には注意する必要がある．

3）**副腎皮質機能亢進症（クッシング症候群）**
(1) 典型例を見逃さないことが重要である．
(2) 他疾患で，ステロイド剤大量服用中の患者も類似の症状を呈する．同様の取り扱いが必要である．

4）**副腎皮質機能低下症**
(1) アジソン病では，口腔粘膜疾患（色素沈着）が診断の契機になることがある．
(2) 食欲不振（味がしない），るいそう著明な人は疑う必要がある．

5）**褐色細胞腫**
(1) 頭痛，動悸，顔面蒼白，不安などの症状が強い人は要注意である．
(2) 吐き気があったときにメトクロプラミド（プリンペラン®）を投与すると発作を誘発することがある．

6）**副甲状腺機能亢進症**
(1) **高Ca血症**を放置すると，**副甲状腺クリーゼ**（高Ca血症による意識障害・昏睡）に至ることがあるの注意する．
(2) 臨床症状から診断されることは少なく，血清Ca高値をみのがさないことが大切である．

7）**副甲状腺機能低下症**
(1) **テタニー**は手足および側部の筋の強直性痙攣である．手や口の周囲のしびれ感，手指硬直の出現を見たらテタニーを疑う．対応法としてCa製剤をゆっくりと（急に入れると非常に危険．できれば点滴のほうが安全）反復・

副甲状腺クリーゼ

ステロイドカバー

持続静注する．

8）ステロイドカバー（表10）

表10　ステロイドカバー

	局麻下通常の歯科処置	長時間の歯科処置または感染症を伴う患者
ステロイド内服患者	追加投与の必要なし	1日量の2倍量投与
低下症があるが，内服していない患者	少量の補償が安全	補償が必要

　<u>副腎皮質機能低下症</u>（原発性，視床下部下垂体性）で，ステロイド剤内服中ないしストレス時に補償が必要な患者．過去に長期間のステロイド剤内服患者．

　急を要するときおよび経口剤服用不可能な場合には，経静脈的にhydrocortisone（ハイドロコートン®，サクシゾン®，ソル・コーテフ®）を投与する．一般には，1日50～100mg，重症時には1日100～200mgを点滴にて補う．感染，胃潰瘍の併発に注意する．

（ご指導いただきました当院内分泌内科，石原　隆参事に感謝いたします）

9. アレルギー性疾患

キーワード

即時型アレルギー

遅延型アレルギー

a. 成り立ちと病態

アレルギー性の疾患は一般歯科治療においても十分な注意を必要とする疾患群であることは論をまたない．実際には，アレルギーをⅠ：即時型アレルギー，Ⅱ：抗体もしくは補体に依存した細胞障害によるアレルギー，Ⅲ：補体が介在した抗原・抗体免疫複合体によるアレルギー，Ⅳ：T細胞が関与した遅延型アレルギーの4型に分類されている．アレルギーの型と疾患群の関係は表1に示す．

なかでも，ⅠおよびⅡ型アレルギーは，歯科治療おいて使用される酸性消炎鎮痛剤，抗菌物質，局所麻酔剤などの薬剤のもつ免疫毒性としての反応であるアナフィラキシー，アトピーのような体質に由来する喘息発作などの病変の歯科治療による増悪化などを引き起こす可能性をもっているために，それらへの対応は歯科医院における危機管理上重要なことがらである．

また，Ⅲ型アレルギーについても，SLE腎炎の患者は，ステロイド療法を受けていることが多く，易感染性に留意する必要がある．さらに，Ⅳ型アレルギーについても，金属アレルギーと歯冠修復金属材料などとの関連で留意すべき点がある．

b. 検査と薬用状況

アレルギーの検査としては，アレルギーの原因となっているアレルゲンを特定することが基本で，これにより治療法の決定および予後が予知しうる．アレルゲンの検出方法は，患者の身体を使って行うin vivo testと患者の血液を使って行うin vitro testに分類される（表2）．しかし，両者には一長一短がある．すなわち，in vivo test，とくにスクラッチテストや皮内テストでは全身症状をともなう過敏反応を生じることがあるために，救急薬および機材の準備が不可欠である．また，in vitro testは生体にとっては安全であるものの，その結果は絶対的とは言い難く，慎重に判断する必要がある．

さらに，検査の実施の前に十分な問診が不可欠で，少なくと

in vivo test
in vitro test

表1 Cooms&Gellによるアレルギーの型

マスト細胞・IgE抗体＋抗原→ヒスタミンなどのケミカルメディエイターの放出→組織反応	標的細胞＋IgG抗体or IgM抗体→細胞膜障害or細胞融解	標的細胞：血小板、赤血球
即時型アレルギー		
Ⅰ型アレルギー	Ⅱ型アレルギー	
喘息、蕁麻疹 アレルギー性鼻炎 アトピー性皮膚炎 アトピー性気管支炎 アナフィラキシー	薬物アレルギーの大多数 ペニシリンによる溶血性貧血 自己免疫性溶血性貧血 不適合輸血による溶血性貧血	
血清病の腎炎 SLE腎炎 糸球体腎炎	ツベルクリン反応 接触性皮膚炎 アトピー性皮膚炎の一部 金属アレルギー	
Ⅲ型アレルギー	Ⅳ型アレルギー	
	遅延型アレルギー	
抗原・抗体複合体＋補体→活性型アミンの放出→組織反応	リンパ球・抗原→リンフォカインの放出→マクロファージの活性化→組織障害	

表2 アレルギー検査の種類と方法

	アレルギー検査の種類	方法	判定
in vivo test	プリックテスト	原液もしくは希釈液を皮膚に1滴たらし、25G以上の細い注射針で滴下液を通して、出血しない深さで刺し、軽く針を持ち上げて抜く。	20分後に判定、膨疹が5mm以上、発赤が15mm以上のいずれかを陽性とする。
	皮内反応試験	テスト液0.02mlを皮内注射し、20分後に判定する。	膨疹が9mm以上、発赤が20mm以上のいずれかであれば、陽性とする。
	パッチテスト（遅延型皮膚反応）	Miniplaster（鳥居薬品）に抗原液を1滴つけて患者の背部に貼付し、46時間後に除去し、20分以上経過してから、1回目の判断を行う。	2回目は72時間後、3回目は5日後判定するが、金属アレルギーの場合刺激が強く疑陽性が出やすい。
in vitro test	好酸球検査	末梢血の塗抹標本から白血球百分率を求め、好酸球が5％を超えた場合、アレルギー性疾患を考える	ただし、寄生虫症、好酸球肉芽腫、猩紅熱の除外診断が必要である。
	血清IgE値	末梢血を採血し、IgEを定量する。血清中のIgE値が250IU/mlを超える場合には、即時型アレルギーの存在が示唆される。	IgEは他の免疫グロブリンに比較してごく微量のために、基準値であっても即時型アレルギーを否定できない。
	リンパ球芽球化反応	特異的抗原、無添加の3H-TdRの取り込み値を添加の3H-TdRの取り込み値で割ったstimulation index(SI)で表現される。	SI値2.0以上を陽性とする。
	RAST（radioallergo-sorbent test）	IgE抗体：即時型アレルギーを生じる抗体とくに、種々のアレルゲンに対する特異的IgE抗体を半定量的に測定する。	RASTスコア、0は陰性、1は即時型アレルギーの可能性が、3以上は確実である。

とも，薬剤アレルギーの検出の場合，①薬疹の既往，②薬剤の種類・投与期間，③皮疹などの臨床症状の時間的経過の把握が必要である．

c．対応と医科との関連

アスピリン喘息：アスピリン喘息の発症頻度は成人喘息の10％くらいの頻度といわれているが，重症難治例が多いところから，注意を要する．ことに，ステロイド依存性が強いところから，ステロイドの減量時に発症しやすい．また，慢性副鼻腔炎や肥厚性鼻炎なども合併していることが多く，吸入鎮静法などの気道管理のうえでも注意を必要とする．

誘発物質としては，酸性の消炎鎮痛剤のほか，局所麻酔剤に添加されているメチルパラベン，食用黄色4号,5号なども強く疑われている．

薬剤アレルギーによる肝障害：即時型あるいは遅延型アレル

傍注：
- アスピリン喘息
- ステロイド依存性
- 酸性の消炎鎮痛剤
- メチルパラベン
- 食用黄色4号,5号

表3　薬剤性肝障害の判定基準案（「薬物と肝」研究会）

1. 薬物の服用開始後（1〜4週）*に肝機能障害の出現を認める．
2. 初発症状として発熱、発疹、皮膚瘙痒、黄疸などを認める（2項目以上を陽性とする）．
3. 末梢血液像に好酸球増加（6％以上）、または白血球増加を認める*．
4. 薬物感受性試験（リンパ球培養試験、皮膚試験）が陽性である．
5. 偶然の再投与により、肝障害の発現を認める．
    * 1.の期間についてはとくに限定しない．
      3.の末梢血液像については、初期における検索が望ましい．
    確診：1.4. または1.5. をみたすもの．
    疑診：1.2. または1.3. をみたすもの．

主要検査項目
末梢血液像
肝機能検査
リンパ球幼若化試験
マクロファージ遊走阻止試験

表4　薬剤アレルギー性肝障害の原因となりやすい薬剤

消炎鎮痛剤	アスピリン アセトアミノフェン* フェニルブタゾン インドメサシン イブプロフェン ナプロキセン
抗菌剤	β-ラクタム剤 アミノ配糖体 マクロライド剤** ニューキノロン

*アセトアミノフェンは5g以上では肝障害、10g以上では劇症肝炎が発症するといわれている．
**従来のマクロライド剤に代わり、ノンエステル型のマクロライド剤が多く使用されるようになり，肝障害は減少してきたといわれている．

ギーによるよる肝障害がある．その判断には表3が参考となる．
　対象となりやすい薬剤としては，消炎鎮痛剤，抗菌剤があげられる（表4）．

薬疹：すべてがアレルギーの機序に基づくわけではなく，薬理学的な作用（過剰量による作用），蓄積作用および相互作用による場合もあることを考慮すべきである．
　薬疹には固定疹，蕁麻疹型，紅皮症型，播種状紅斑丘疹型などのほかに，皮膚粘膜眼症候群型，ライエル（中毒性表皮壊死症候群）型のようにきわめて重篤なものまで，多種類にわたるが，その原因薬剤は消炎鎮痛剤，抗菌剤が，その主役となっている（表5）．

表5　薬疹の種類と原因薬剤

固定薬疹	消炎鎮痛剤：ピラゾロン、アントラニール酸、フェニール酢酸 抗生物質：ペニシリン、テトラサイクリン、マクロライドなどサルファ剤

d. 歯科の治療ポイント

　臨床的にもっとも問題となるのは，発生頻度の点からみて，

局所麻酔による処置時のアナフィラキシーの可及的予知である．

問診によって，アレルギー体質が疑われる際には，まず病診連携を活用し，患者のかかりつけ医に対診し，表2で示したin vitro testに分類される検査結果などの診療情報提供を受けるべきである．

実際には，局所麻酔薬以外の薬剤にアレルギーの発症が確認されている患者の場合の局所麻酔の対処の仕方が問題であろう．過去に局所麻酔による抜歯がエピソードなく実施された場合は，通常どおり局所麻酔による抜歯を行う．しかし，抜歯の既往がなかった場合，in vivoのアレルギー検査を行う．実際には，現状の市場における商品流通性の点から，皮内テストを**アニリド型**の麻酔薬について行うことが多いが，必要性があれば**エステル型**についても行う．しかし，歯科用の局所麻酔薬には，防腐剤として**メチルパラベン**が添加されていることが多いために，メチルパラベンを含有しているものと，していないもの（2％静注用キシロカイン：メチルパラベンも血管収縮薬も添加されていない）について行う必要がある．

皮内テストに際しては，そのテストの段階でアナフィラキシーが発症する可能性もあり，救急機材の準備と対策が不可欠である．

皮内テストの判定：テスト液は100倍に希釈した，血管収縮薬もメチルパラベンも含まれていないキシロカインを使用する．使用量は0.02mlで，約直径4mmの膨疹をつくることができるくらいの量である．判定に際しては，表2を参照されたい．

アナフィラキシーの治療については，意識障害，呼吸困難などの程度によるが，もっとも必要なことはヒスタミン，アナフィラトキシンなどのケミカルメディエイターの放出の阻止である．その第1選択薬はエピネフリンであるが，Ⅰ型アレルギーの場合，初期治療としてはステロイド剤が使用しやすい．しかし，救急薬品は，その使用を誤れば，かえって致死的である．そのために，単純な使用マニュアルのみでの使用は禁忌と考えるべきである．薬物の作用をよく理解うえで使用すべきである．

e．その他

アスピリン喘息患者への投薬：実際には，抜歯後などにおける消炎鎮痛剤の投薬であろう．しかし，現在市販されている消炎鎮痛剤のうち酸性剤の大多数はシクロオキシゲナーゼの阻害作用を持つために，喘息発作を誘発する可能性を想定すべきである．そのために，塩基性剤（非酸性剤）であるメピリゾール（メブロン），塩酸チアラミド（ソランタール），エモルファゾン（ペントイル），塩酸ベンジダミン（リトリペン），塩酸チノリジン（ノンフラミン）および立効散のような漢方製剤を使用せざるをえない．

薬疹の治療：原因薬剤の投与中止が先決であるが，皮疹に対する処置，ターゲットとなった臓器障害に対する対症療法が行われる．

皮疹に対しては抗ヒスタミン剤含有の外用剤（軟膏など）の塗布，抗ヒスタミン剤の内服などが行われる．皮疹が著明な場合はステロイド含有の外用剤やステロイドの内服剤ならびに肝庇護剤が投与される．

金属アレルギー

歯科用金属アレルギーに対する治療：金属アレルゲンの除去により2か月～1年で，口腔粘膜症状は軽快する．そのために，金属アレルゲンをパッチテストで特定し，患者各位と十分話し合いのうえ，アレルゲンを含む金属製補綴物や充填物を除去し，アレルゲンを含まないものに換装する．経過観察については少なくとも，1～2年は必要である．

アトピーという言葉の意味：ギリシャ語のa（否定）＋topos（場所）→atopia（しかるべき場所にない；（医）不思議な病気）という語源を持ち，局所麻酔などの前処置（抗原が体内に侵入する処置）などがなく先天性に過敏症を保持する状態を意味する．

10. 膠原病・自己免疫疾患

キーワード

自己免疫疾患

　自己の生体組織を構成する成分に反応する抗体，あるいはリンパ球が，持続的に産生されることによって組織障害を起こし，その結果としてそれぞれ特有の症状を惹起する疾患群を総称して，自己免疫疾患という．天疱瘡，交感性眼炎，橋本病，自己免疫性溶血性貧血などのように，臓器特異的自己免疫疾患であって自己抗体も臓器特異的なもの，シェーグレン症候群や原発性胆汁性肝硬変症などのように，臓器特異的自己免疫疾患であって自己抗体は臓器非特異的なもの，全身性進行性硬化症や全身性エリテマトーデスのように，臓器非特異的自己免疫疾患であって自己抗体も臓器非特異的なものなどに分類される．

　疾患としてはベーチェット病，シェーグレン症候群，慢性関節リウマチ，全身性エリテマトーデス，進行性全身性強皮症，全身性皮膚筋炎などが歯科・口腔外科領域で問題となることが多い．

膠原病

　とくに慢性関節リウマチ，リウマチ熱，全身性エリテマトーデス，進行性全身性強皮症，全身性皮膚筋炎，結節性多発性動脈炎の6疾患は包括的に膠原病といわれる．これはKlempererにより提唱され，全身性に系統的に発生するフィブリノイド変性と結合組織の粘液性膨化が病変部にみられ，結合組織の膠原線維に変化が起こるという共通点を持つ．

　これらの疾患の治療においては主にステロイド製剤が選択され，かつ長期にわたって投与されていることも多い．さらに病状によっては，免疫不全状態になっていることもあり，あるいは免疫抑制剤の投与を受けている者もいる．

　これらの治療が行われることによって，自己免疫疾患を有する患者は感染症を合併しやすいとされている．また，過去に手術侵襲を受けていたり，ステロイド製剤以外にも非ステロイド系消炎剤や抗菌剤，血小板凝集抑制剤の投与を受けていたりすることもあり，症状の増悪化を容易にまねくとされている．

　以下に代表的な疾患として，慢性関節リウマチ，全身性エリテマトーデス，シェーグレン症候群，ベーチェット病，進行性

全身性強皮症,全身性皮膚筋炎について解説する.

a. 成り立ちと病態

1) 慢性関節リウマチ

RA (rheumatoid arthritis). 全身性に結合組織に慢性炎症をきたすが,多発性かつ対称性に関節滑膜に非特異的炎症を起こす.主に股関節,膝関節,手指の関節が罹患しやすい.症状の軽快と増悪を繰り返しつつ関節の変形や軟骨の破壊を引き起こす.約1:3の割合で女性に多く,易疲労感,微熱,朝のこわばり,関節の腫脹や疼痛などの症状がある.症状は関節にとどまらず,皮膚の結節や潰瘍,神経障害,強膜炎などの眼の症状,肺の胸膜炎や肺線維症,心膜炎などを併発することもある.

2) 全身性エリテマトーデス

SLE (systemic lupus erythematosus). 全身性紅斑性狼瘡,播種性エリテマトーデスなどともいう.皮膚,腎臓,漿膜,神経,関節などの多臓器を障害する全身性慢性炎症性疾患で,膠原病の一つとしてかぞえられている.遺伝や免疫異常,ウイルス感染などが関与して発症するとも考えられる.ヘマトキシリン体の臓器沈着,フィブリノイドの血管や結合組織への沈着がみられる.Ⅱ,Ⅲ,Ⅳ型アレルギー反応の結果として組織障害が起こるといわれる.本症は1:5〜10の割合で女性に多く発症し,とくに10〜30代に多い.

3) シェーグレン症候群

SS (Sjögren's syndrome). シェーグレン症候群は,乾燥性角結膜炎,唾液腺腫脹,多発性関節炎を主症状とする疾患群で,外分泌腺の慢性炎症性変化をきたしsicca syndromeともいわれる.スウェーデンの眼科医 Henrik Samuel Conrad Sjögrenによって1933年提唱された.かつて同種の疾患として,ミクリッツ(Mikulicz)症候群(病)が記載されていたが,これは現在では種々の疾患による二次性症候性の唾液腺や涙腺の腫脹症状とされている.

自己免疫機構の障害が原因と考えられており,唾液腺や涙腺,その他の外分泌腺の機能障害は,組織学的にはリンパ球や形質

細胞の浸潤と種々の自己抗体や細胞性免疫の異常が認められる．このことにより腺細胞が破壊され，腺実質が萎縮して線維化や脂肪変性が起こり，乾燥症状が出現する．

他の自己免疫疾患の合併しない**一次性SS**と，RAやSLEなどの合併する**二次性SS**に分類される．一次性SSにはさらに腺組織に病変の限局する**腺型SS**と，外分泌腺のほかに内臓諸臓器に間質性肺炎などの病変がみられる**腺外型SS**とがある．

4）ベーチェット病

Behçet disease．口腔粘膜の再発性アフタ性潰瘍，眼の虹彩毛様体炎・網膜ぶどう膜炎，皮膚の結節性紅斑様皮疹や皮下索状結節，外陰部潰瘍などを主症状とし，他にも血管や神経，腸管などにも波及することのある，慢性再発性の全身炎症性疾患である．

原因は不明だが，細菌感染などの環境因子が遅延型アレルギーの抗原となり発症するとの説や，遺伝的要因が関与するとの指摘もある．

症状としては前記した主要症状のほか，皮膚の毛嚢炎様皮疹，挫創様皮疹がみられたりする．外陰部潰瘍は男子では陰嚢に主として生じ，女子では大陰唇内側に多く生じる．他に副症状としては，変形や硬直を伴わない関節炎，副睾丸炎，消化器病変，血管病変，中枢神経病変が生じるものもある．

5）進行性全身性強皮症

PSS（progressive systemic sclerosis）．進行性全身性硬化症，汎発性強皮症とも称される．

全身的系統的な皮膚，消化管，血管，肺，腎など多臓器の結合組織の進行性硬化，線維化を特徴とする．病理学的には，多臓器の細動脈に内膜の肥厚や狭窄がみられる．膠原病のひとつとされるが，病因は明らかではない．進行性の皮膚硬化，レイノー症状（現象），嚥下障害，逆流性食道炎，肺線維症，腎障害などを伴う．生存率は50ないし70％で，死因の多くは腎不全や悪性高血圧症などの心臓，肺疾患である．45〜65歳に好発し，およそ1：3から1：4の割合で女性に多く発生する．

全身性皮膚筋炎

6）全身性皮膚筋炎

DM（dermatomyositis），PM（polymyositis）．皮膚筋炎，多発性筋炎とも呼ばれる．

　顔面，体幹，四肢の皮膚に対称性の特異な紅斑，浮腫を生じる．また皮膚の症状には筋力低下，圧痛や自発痛などの筋痛・筋炎を伴う，いわゆる膠原病である．筋炎のみが起こるものは，多発性筋炎といわれる．本邦での患者数は6000人と推定され，性差は1：2で女性に多く発症するとされており，小児では石灰沈着を生じ機能障害を残すが，予後は良好である．一方成人では，内臓臓器の悪性腫瘍を合併するものが半数ほどあり，予後不良例も多い．

b．検査と薬用状況を知る

1）慢性関節リウマチ

　朝のこわばり，関節の腫脹，手や中手指節関節などの腫脹，対称性関節腫脹，手指のエックス線写真の変化，皮下結節，リウマチ因子などの6〜7項目について検査し，診断基準に従って診断する．多くの場合そのうち3〜4項目以上を満たすことが診断基準となっている．さらに赤沈やCRPの亢進，小球性貧血，血小板の増加，免疫グロブリン値や補体価の上昇などを認めることもある．治療は肉体や精神的負担を軽減し，局所の安静をはかるとともに，必要に応じてリハビリテーションを行う．薬物療法としては非ステロイド系抗炎症剤の投与などが行われる．効果がなければ，金製剤などの抗リウマチ剤の投与を行い，さらにはステロイド製剤が投与される．薬物療法が奏効しなければ，大腿骨頭の人工関節置換術などの外科療法が適用される．

2）全身性エリテマトーデス

　症状としては，全身倦怠，体重減少，発熱，両側頬部から鼻背部の特徴的な蝶形紅斑，レイノー症状（現象），関節痛，漿膜炎，中枢神経症状，脱毛，光線過敏症，白血球や血小板の減少などの有無を調べる．検体検査では，抗核抗体，抗二重鎖DNA抗体，抗Sm抗体，LE細胞，LE試験，梅毒血清反応の偽陽性化，尿タンパク陽性などの所見を元に診断する．治療では，薬物療

法はステロイド製剤と免疫抑制剤が有効である．

3）シェーグレン症候群

最近の研究では，口唇腺または涙腺の病理組織検査，ガムテスト・サクソンテストなどの唾液分泌量の検査や唾液腺造影検査，さらに唾液腺シンチグラフィーなどの唾液腺機能に関する検査，シャーマー試験やローズベンガル試験などの眼の乾燥に関する検査，血清中の抗SS-A／Ro抗体または抗SS-B／La抗体の自己抗体検査など4項目のうち2項目以上が陽性であればSS確実例と診断することとなっている．

投薬は対症療法を主とし，人工涙液や人工唾液さらに含嗽剤など外用薬の投与が行われている．内服薬では気道粘液溶解剤である塩酸L-エチルシステインの投与が有効ともいわれ，最近では催胆剤であるアネトールトリチオン（製剤名フェルビテンなど）の内服投与が有効であるとされている．

4）ベーチェット病

本症では抗体などの検査所見上の特異性はなく，臨床症状の組み合わせによって診断される．

投薬は，眼症状については，白血球機能抑制剤コルヒチンや抗腫瘍剤エンドキサンが使われる．また免疫抑制剤シクロスポリンが重症眼症状に使用される．そのほかに非ステロイド性抗炎症剤，抗アレルギー剤，時にステロイド製剤が使用される．また，黄連解毒湯などの漢方薬を投与する場合もある．口腔内アフタについては，ステロイド製剤含有の軟膏や付着性錠剤の貼付や，口腔衛生の改善とともに含嗽剤を併用する．

5）進行性全身性強皮症

全身の皮膚における硬化などの臨床症状を把握し，皮膚生検による病理学的検査により診断する．口腔内の症状としては，舌小帯の硬化短縮が起こり白く白濁してくる．進行すると，舌運動障害や舌乳頭の萎縮平滑化と，歯肉の萎縮も認める．

内科的治療にはステロイド製剤をはじめ，必要に応じ種々の薬剤が用いられる．

6）全身性皮膚筋炎

検査所見としては，筋原性酵素であるGOT，CPK，アルドラ

ーゼ，LDHの上昇が特異的である．抗核抗体やRA因子が陽性であることもある．免疫グロブリン上昇，赤沈の亢進，貧血も認められる．細胞性免疫能は一般的に低下する．尿中クレアチニンやミオグロビンの増加を認める．全身症状では，頭痛，発熱，レイノー症状，全身倦怠をともなう．眼症状では眼瞼のヘリオトロープ様蒼紅色斑が特徴的である．爪囲や指関節背面に落屑性蒼紅色斑（Gottoron徴候）を，爪床部に毛細血管拡張を認めることがある．筋力の低下は体幹中枢側の筋肉から生じる．筋痛は半数以上の症例にみられる．循環器では，心筋の障害や間質性肺炎がある．

c．対応と医科との連携
1）慢性関節リウマチ
　本症の病期分類でどの段階にあり，機能障害度分類ではどのクラスであるか，また関節以外にはどのような症状を併発しているかを，対診により把握する．さらに使用されている治療薬の種類や服用期間，外科療法の既往などを確認する．

2）全身性エリテマトーデス
　本症の病期が活動期にあるのか，非活動期にあるのかを把握し，腎機能不全の有無についても確認する．ステロイド製剤や免疫抑制剤の投与状況も知っておかねばならない．

3）シェーグレン症候群
　口腔乾燥症状については，口唇腺の病理組織検査，ガムテスト・サクソンテストや唾液腺造影検査さらに唾液腺シンチグラフィーなどの諸検査をすすめ，眼科においてシャーマー試験やローズベンガル試験などの眼の乾燥に関する検査を，内分泌系の内科において血清中の抗SS-A／Ro抗体または抗SS-B／La抗体の自己抗体検査と他の自己免疫疾患合併の有無を検索することが望ましい．これらの検査結果を総合的に判断して治療方針を決定する．

4）ベーチェット病
　歯科治療にあたっては，皮膚科や眼科，内科などにおける症状を確認・把握する．とくに視力障害が中等度以上の場合と，

中枢神経障害・精神障害，あるいは高度の運動麻痺のある場合には，その症状を十分理解することが肝要である．

5）進行性全身性強皮症

ステロイド製剤，血管拡張剤，交感神経遮断剤などが用いられることが多いのでこれらの種類，投与量等を対診して把握する．病期が安定期にあるかどうか確認し，とくにステロイド製剤の投与量には留意する．

6）全身性皮膚筋炎

治療においては，ステロイド製剤が第一選択となる．有効量まで十分に増量することが必要である．そのため，この投与量を把握しておくことは重要である．またステロイド製剤無効例や，減量困難な場合には免疫抑制剤も使用されるので，注意を要する．悪性腫瘍の合併も多いので，その場合には腫瘍の治療が優先するが，その内容についての情報を得ておくべきである．

d．歯科治療のポイント

1）慢性関節リウマチ

顎関節や輪状披裂関節の罹患頻度は低いとされているが，顎関節に関しては精査して，治療にあたり開口制限の有無や顎関節の自覚的，他覚的症状の有無を確認する．投薬内容を把握して，消炎鎮痛剤の過量投与にならないように配慮する．ステロイド製剤投与下にある場合には，易感染性などに注意すべきである．全身関節に障害が強い場合には，歯科ユニットに坐らせる姿勢にも配慮を要することがある．障害が高度な場合には，障害者用の車椅子のまま歯科治療可能なユニットを使用することが便利なこともある．

2）全身性エリテマトーデス

感染症が本症の増悪因子となるので，齲蝕歯の治療は積極的に行う．含嗽剤も効果的である．ステロイド製剤や免疫抑制剤投与下にあるときは，易感染性に注意する．また腎機能が不良な症例では，投薬にも配慮を要する．

3）シェーグレン症候群

一次性SSでは，口腔乾燥に対して対症療法を行いつつ治療

をすすめればよい．義歯などで唾液分泌の低下時に著しく口腔衛生状態が低下することが予想される場合には，その旨よく指導することが肝要である．二次性SSの場合には，合併した疾患によってステロイド製剤や免疫抑制剤の投与が行われるので，感染症に注意するなど歯科治療上配慮を要することがある．

4）ベーチェット病

本疾患は口腔症状として再発性アフタを必発するので，潰瘍部に配慮して歯科治療を進め，ステロイド製剤含有軟膏や付着性錠剤，含嗽剤を外用投与する．視力障害が中等度以上である場合，中枢神経障害・精神障害がある場合，高度の運動麻痺のある場合には，その口腔衛生管理については徹底して行う必要がある．

5）進行性全身性強皮症

舌小帯短縮が認められる場合には，外科的に形成術を行う．顔面筋の萎縮により，小口症をきたしているときには，開口制限が生じ，歯科的処置にあたり処置に困難をきたすので注意を要する．ステロイド製剤の投与量が多い場合，歯周炎などの炎症症状が不顕化することに配慮する．

6）全身性皮膚筋炎

口腔粘膜症状では，毛細血管拡張による暗赤紫色斑を頰粘膜に生じる．歯肉や歯間乳頭部の腫脹や発赤を呈することもある．

咽頭や喉頭筋の機能低下により嗄声や嚥下障害を生じることがあるので，歯科治療にあたっては誤嚥（誤飲）を生じないよう注意する．ステロイド製剤が大量に投与されている場合や，免疫抑制剤使用中は，病巣感染を予防するように努める．

e．その他の事項

1）慢性関節リウマチ

予後は自然寛解するもの，日常生活が不能となるもの，少数の悪性関節リウマチに移行するものなどがある．肺線維症や心不全を併発する場合は，死の転帰をとることもある．

2）全身性エリテマトーデス

最近の予後は，ネフローゼ型や中枢神経障害型以外では改善

しており，95％以上の5年生存率である．また，過労を避けることが重要であり，皮膚症状については日光への暴露を避ける．食事は塩分を控えるようにする．

3）シェーグレン症候群

一般に予後は一次性SSの場合は良好であるが，二次性SSでは合併した疾患により異なる．

4）ベーチェット病

以前は血管病変を伴う場合には，動脈瘤の破綻によって死亡することもあったが，最近の予後は改善している．視力については，半数近くのものは実用上の視力を失うとされている．

5）進行性全身性強皮症

全身の循環障害については，日常生活における患部のマッサージや保温が有効である．また，栄養状態の維持に気をつけることも必要である．

6）全身性皮膚筋炎

多くは慢性的に経過することが多い．成人では悪性腫瘍が合併した場合には，その治療の結果によって予後が決定される．また，嚥下障害例は予後不良とされている．小児では一般に予後が良い．

【参考文献】
1）藤林孝司：口腔・歯科の免疫学入門．クインテッセンス出版，東京，99-108，2000．
2）住田孝之：慢性関節リウマチの診断基準・病型分類・重症度．内科85：1448-1451，2000．
3）深江　淳ほか：全身性エリテマトーデスの診断基準・重症度．内科85：1452-1459，2000．
4）田辺　学ほか：全身性強皮症の診断基準．内科85：1460-1464，2000．
5）三森経世：多発性筋炎と皮膚筋炎の診断基準・病型分類．内科85：1465-1469，2000．
6）三﨑義堅：Sjögren症候群の診断基準．内科85：1470-1472，2000．
7）高林克日己：Behçet病の診断基準・病型分類．内科85：1481-1484，2000．

11. 精神障害

キーワード

　精神障害とは，精神機能の障害のために患者自らが異常に悩むとか，家族や社会など周囲のものに支障をきたすような状態とされる．精神障害の歯科臨床への関与のあり方を考えるにあたっては，ひとつは歯科領域の臨床症状への影響という形，もう一つは臨床場面における治療者―患者関係への影響という形で考えると理解しやすい．

a．成因と病態

　精神障害の病因は，身体的な原因（身体因）と精神的原因（心因）に大別される．さらに身体因は内因と外因に分けられる．外因は，脳そのものの疾患やそれ以外の身体疾患，あるいは薬物などが原因となる場合であり，内因は素質や環境の相互的な関連のなかに原因がある場合である．現在，国際的に共通な精神障害の診断基準として，WHOの国際診断分類（ICD-10）と米国精神医学会の「精神障害の分類と診断の手引き」（DSM-IV）が広く用いられている．

　ここでは心因性精神障害として神経症を，内因性精神障害として精神分裂病とうつ病（気分障害）を中心に解説する．

神経症

1）神経症

　いわゆるノイローゼである．患者を取り巻く家庭や職場などの環境に原因があったり患者自身の性格的な問題を背景とした心の葛藤を原因とする心因性の一時的で可逆的な精神障害である．患者は不安，緊張，救いのなさや，外界や現実への適応困難という，切迫した苦痛を体験する．歯科大学病院を訪れる心の問題をもつ患者の約3割を占めるといわれる．神経症患者はさまざまな身体の不調（不定愁訴）を呈するが器質的病変の存在は証明されない．また色々な検査の結果でも異常は見つからない．しかし，そのように説明しても患者は納得しない．さらに適切と思われる治療を行っても症状が消えないことがよくみられる．神経症には不安神経症，恐怖症，強迫神経症，ヒステリー，心気神経症などがある．性格的に未熟で依存的傾向を認

めることが多い．

2）うつ病

　気分障害の中のひとつの病型である．気分障害には**うつ病性障害**および躁とうつの両病相をもつ**双極性障害**がある．歯科にとくに関係が深いのはうつ病（あるいはうつ状態）である．筆者の経験では歯科大学病院を受診した問題症例の約4割がうつ状態であった．ことに軽症のうつ病患者が，原因がわかりにくく経過が長い不定愁訴をもって歯科を訪れることが多い．舌痛症，顎関節症，味覚異常などにもうつ病患者が含まれるといわれる．

　うつ病では，ゆううつで何をしても楽しくない（抑うつ気分），おっくうで何もやる気がしない（抑制），将来に希望がなく生きる張りがない（絶望感，自殺念慮），眠れない，食欲がない，性欲の低下，疲れる，とくに朝に調子が悪い（日内変動）などの自覚症状が認められる．しかし歯科を訪れるうつ病患者がこれらを自ら訴えることは少ない．こちらから睡眠障害，食欲不振，あるいはおっくうさなどを質問することによって，うつ病の存在をある程度推測できることが多い．身体の症状だけを訴えてうつ病の症状が目立たないケースを「**仮面うつ病**」（masked depression）と呼ぶことがある．

　うつ病の患者では，性格的に真面目で几帳面な性格（執着性格）や融通のきかない性格（強迫性格）をよくみる．

3）精神分裂病

　精神分裂病は主に思春期以後の青年期に好発する．**幻覚**や**妄想**，**自我障害**などの特有の異常体験とともに，周囲の人や世間との付き合いがうまくいかなくなって，段々と自分の殻に閉じこもるようになる疾患といわれる．長い経過をたどる中で，感情の障害（感情鈍麻），意欲減退，思考の障害，疎通性の欠如，自閉などの症状を示し，人格の荒廃に至る患者もある．本態は不明であるがドーパミン過剰活動仮説などが唱えられている．人口**1000人に7～8名**の発病頻度で珍しい疾患ではない．最近，精神科における本症の治療がこれまでの入院中心から外来中心に変化しており，一般の歯科医師が本症患者に遭遇する機会は

確実に増えている．

4）その他

セネストパチーも歯科・口腔外科領域に比較的好発する精神障害である．口の中から針金が出てきたなどという荒唐無稽な症状を訴えることが多い．歯科では，鑑別診断を行ったのち精神科に治療をゆだねるのが一般的であるが，歯科医師の立場から抗精神病薬の投与を行い治癒させたという報告もある．

b．検査と投薬状況

1）精神障害の検査

心理テスト，脳波検査，髄液検査，さらに画像診断などが用いられる．心理テストには知能テスト，性格検査などがあり，神経症のスクリーニングにCMI健康調査票やMMPI（ミネソタ多面人格目録）が用いられたり，うつ病の重症度の判定にSDS（Self-rating Depression Scale）が用いられることがある．しかし心理検査はあくまでも診断の補助手段にすぎない．脳波検査はてんかんのような脳の器質的傷害の診断に用いられる．画像診断にはCTやMRIなどがあり，脳の器質的異常が明らかにされる．アルツハイマー型痴呆では大脳の萎縮像がみられる．しかし心因性の神経症あるいは内因性のうつ病や精神分裂病などでは特有の所見はみられない．一般的な血液検査，生化学検査などの臨床検査も行われるが，心因性や内因性の精神障害では特徴的な所見はない．精神障害の診断は，精神科医が面接を通して患者の精神障害の評価を行い，平均基準に価値基準をも加えて主観的に診断を下すことによってなされる．

2）精神障害患者に対する投薬

一般的には，各種の向精神薬が組み合わされて投与されることが多い．

（1）神経症

精神療法の補助として，おもに抗不安，鎮静，催眠，筋弛緩をもたらす**抗不安薬**が投与される．**ベンゾジアゼピン系**が主流である．抗不安薬は作用時間により，血中濃度の半減期が6時間以内の短期作用型（エチゾラム，クロチアゼパムなど），12〜

24時間の中期作用型（アルプラゾラム，オキサゼパムなど），24時間以上の長期作用型（メキサゾラム，ジアゼパム，メダゼパム，オキサゾラムなど），および90時間以上の超長期作用型（フルトプラゼパム，プラゼパム）の4つに分類される．急性期の不安には短期作用型が，慢性的な不安には中〜超長期作用型が用いられることが多い．高齢者では中期作用型が望ましいとされ，エチゾラムは依存性・耐性を起こしやすい．

（2）うつ病

抗うつ薬

抗うつ薬が投与される．三環系の化学構造式をもつものとして，イミプラミン（トフラニール®），アミトリプチリン（トリプタノール®），クロミプラミン（アナフラニール®）などがある．また四環系のものとして，マプロチリン（ルジオミール®），ミアンセリン（テトラミド®）などがある．その他，スルピリド（ドグマチール®）もよく用いられる．最近では，SSRI（選択的セロトニン再取り込み阻害薬）も用いられる．抗うつ薬には副作用が伴われる．ことに三環系では抗コリン作用による唾液減少や口渇などがよくみられ，緑内障患者では眼内圧の亢進がみられることから禁忌である．また三環系の抗うつ薬はエピネフリンなどの心血管作用を強めたり，降圧剤の作用を減弱し血圧の上昇をきたすことがある．

（3）**精神分裂病**

抗精神病薬

抗精神病薬（強力精神安定薬）が投与される．作用の種類によって分類がなされており，抗幻覚・妄想作用が強いものとして，ハロペリドール，フルフェナジンなどがある．鎮静作用が強いものとして，クロルプロマジン，レボメプロマジンなどがある．また精神賦活作用をもつものとして，クロルプロマジンなどがある．精神症状に応じてこれらの薬物を各種組み合わせて用いることが多い．抗精神病薬には副作用として唾液減少や口渇がしばしばみられる．また高力価の抗精神病薬には**錐体外路症状**の副作用があり，服用の比較的早期から出現するアカシジア，パーキンソニズム，ジストニアや，比較的遅い時期に発現する遅発性ジスキネジアなどの不随意運動があり，歯科治療に影響することがある．

c. 患者との対応と医科との連携

歯科診療は人間関係の中に行われるものであり，患者と治療者の間の信頼関係の確立やインフォームド・コンセントが不可欠である．精神障害は対人関係の病気ともいわれており，患者との対応にさまざまな問題が生じるが，どのような精神障害であれ治療者が患者に対して**受容的**かつ**支持的**に接することが対応の基本となる．

1) 神経症

患者の**強い不安**を理解する必要がある．ヒステリー患者にみられるわざとらしく人を困らせるような派手な症状の訴えや解剖学的には考えにくい症状の訴え，あるいは強迫神経症患者におけるあまりにも執拗な確認の繰り返し，心気症患者にみられる些細な症状の重大視と強い訴えなどは，歯科医師をしばしば困惑させる．しかしそのような行動はいずれも強い不安のなせるわざである．本症患者に対しては受容的，支持的な対応が基本である．あまりにも精神症状が強く我々の手に余る時には，精神科など専門科への紹介が必要になるが，ほとんどの患者がそれを受け入れない．このような場合，患者との対応だけでは問題の解決はない．患者の家族などと協力して専門科への紹介を行う必要がある．

2) うつ病

受容的で支持的な対応が欠かせない．ただその際，**けっして患者を励まさない**ことが鉄則である．患者の訴えはくどく，しばしば理解しにくいものになっているが，この訴えによく耳を傾けることが必要である．そして歯科的な諸検査を行い，些細であっても歯科的な異常を見つけることが必要である．さらに抑うつ気分，食欲不振あるいは睡眠障害などがないかを患者に質問して，うつ状態の存在を確認する．わずかな歯科的症状がうつ病の症状と絡みあうことで修飾され，重篤化したり難治化することに注意する．このような対応と合わせて，抗うつ薬の投与を行うことでしばしば好結果が得られる．しかし，抑うつ気分が強い場合や自殺念慮のある場合は，精神科との緊密な連携が必要となる．治療者―患者間の信頼関係さえできていれば，

うつ病患者は精神科への紹介を比較的抵抗なく受け入れることが多い．

3）精神分裂病

本症患者に対する歯科医師の対応には特別なものはなく，一般患者に対するのと同様でよいといわれる．しかし実際には，自閉的な態度，強い不安感，誤った思い込み（妄想）などのため，治療者―患者関係が構築しにくいことは事実である．本症患者の歯科治療にあたっては，治療内容を簡潔に説明して患者の同意を得ながら，ゆっくりと治療を進めることが原則である．このような対応をするうちに，治療者から目をそむけてひとこともしゃべらなかった患者との意思疎通が，徐々に可能になることはよくある．治療の説明に対して患者の納得・同意が得られない場合は，治療を延期あるいは中止するほうがよい．押しつけは患者に被害的な感情をもたらすことが多く禁物である．患者の要求が明らかに妄想的なときには，一度は耳を十分に傾けた上で，誤りは誤りとしてきっぱりと否定する態度が必要である．

4）精神科とのリエゾン

精神障害をもつ患者との対応に限界が生じたときには，精神科との連携（リエゾン）が必要になる．精神科医とのリエゾンが盛んになったのはここ10年に過ぎない．最近では商業誌にも特集が組まれるほど一般的になった．歯科大学病院でも精神科とのリエゾンを行っているところがいくつかある．実は精神科に紹介したい患者ほど紹介が難しいことが多い．そのようなケースではまずは大学の歯科の専門科への紹介を行い，そこを経由して精神科とのリエゾンへと繋げてゆくのが実際的であろう．

d．歯科治療のポイント

1）神経症

本症患者は，些細なことをきっかけに強い不安を抱きやすく，色々と体調の不調を訴えたり，些細なことにこだわって細かな要求をしたり，治療法の選択にあたって判断に迷うなど，歯科治療がスムーズに進まないことがよくある．治療者としては，

患者の依存的で不安をもちやすい態度にいらいらして，ネガティブな感情を抱きやすい．しかし治療者は患者が強い不安の中で途方に暮れていることを忘れてはならない．終始，患者の訴えに耳を傾けながら，支持的に対応していくことが大切である．歯科治療にあたっては常に分かりやすい説明によって不安の解消を図りつつ，患者の納得下の治療を心掛ける．神経症患者との間にひとたびトラブルが生じた場合は，対応がきわめて困難になる．予防がなにより大切である．

2）うつ病

うつ病患者では物事への関心が失せ，何事もおっくうになる．そのため口腔清掃をする気が起こらなくなり，口腔衛生の悪化がもたらされる．齲蝕の多発や歯周疾患の進行，あるいは補綴物のメインテナンスの問題などが生じやすい．また適応力が低下して，以前は調子のよかった義歯をはめていることができなくなることがある．このような場合でも患者をけっして励ましてはいけない．自殺を誘発することさえある「頑張れ」という言葉は禁句である．歯科治療や各種の指導はうつ病が改善するのをまって行うのが原則である．本症患者の多くは礼儀正しく生真面目な性格の持ち主で，うつ病さえよくなれば歯科治療上の色々な指導や指示をよく守る模範的な人々である．

3）精神分裂病

本症患者では身体的な無関心や意欲の乏しさのため口腔衛生状態が極度に悪く，進行した虫歯や歯周病をみる場合が少なくない．抗精神病薬の副作用による唾液の減少もこの現象に一役かっている．このような患者に学理的な理由を色々あげて刷掃指導の動機づけを試みても理解できず無駄なことが多い．「食べたらすぐに磨きなさい．」と単純に繰り返すほうがよい．抗精神病薬の副作用である錐体外路症状も歯科治療では問題となる．抗精神病薬の長期服用患者にみられるオーラルジスキネジアでは，舌や顎口腔の不随意運動のために咬合位が定まらず歯科治療が困難になることがある．ハロペリドールやフルフェナジンのような高力価の抗精神病薬を服用している患者では咀嚼筋の緊張異常から不正咬合が生じることがある．誤った咬合位

で咬合採得をしないように注意する．症状が強い場合には顎関節脱臼をみることさえある．またクロルプロマジンやレボメプロマジンの服用患者に抗精神病薬の自律神経系への副作用として100拍／分を超える速脈をみることがある．局所麻酔に際してフェリプレシン加塩酸プロピトカイン（シタネストオクタプレシン®）を用いることで歯科治療の際の脈拍の上昇を予防できる．　精神分裂病患者においては痛みに対する鈍感さがよくいわれる．しかし筆者が歯科治療を通して経験した範囲では，痛みに対する本症患者の反応は正常である．むしろ本症患者は痛みを強く恐れて歯科治療を忌避することが多い．治療の際の痛みを最小限度にとどめることで，患者の信頼感を増すことが大切である．

e．その他

心身症

　最後に精神障害ではないが心身症について簡単に触れたい．心身症は，心の悩み，性格的な問題，社会的な問題，あるいは家庭環境などのさまざまな心理・社会的ストレスを原因として発症したり，臨床経過がその影響を受ける身体疾患をいう．歯科心身症の代表的なものとして，顎関節症，舌痛症，あるいは地図状舌など，いくつかの病態が知られている．ここでは顎関節症を取りあげて心身症という概念を説明する．

　顎関節症は，顎関節，咀嚼筋，あるいは咬合の異常，および心理社会的な要因などが複合的に作用しあって発症することが知られている．本疾患の中でも心や環境の問題が発症の原因になっていたり，あるいはそのために経過が長引き治療が難しくなっているような場合，それは心身症という概念に合致する．心身症を精神病と誤解する人が多いが，それはけっして精神病ではない．あくまでも心の問題が密接に絡んだ身体疾患である．

　心身症は神経症と対照をなす点が多いとされる．神経症患者が感情を過剰なほど明確に表出し，身体に強い関心をもち，おしゃべりな人が多いのに対して，心身症患者は感情の表出がきわめて乏しく（アレキシシミア），身体的な気付きに欠け，言葉数が少ないのが特徴といわれる．

12. 皮膚疾患

キーワード

皮膚はその解剖学的また組織学的特性から発現する疾患はきわめて多種多彩である．病因も全身のあらゆる疾患に関与しているといって過言ではない．したがって歯科との関わりでも皮膚科学的疾患のみならず内科学的疾患など全身との関連について知識を広めておくべきである．本章では皮膚科疾患のうち1）薬剤アレルギーの立場から**多形滲出性紅斑**，2）口腔粘膜疾患としてしばしば遭遇する白斑病変である**扁平苔癬**，3）口腔内粘膜病変が重篤で口腔ケアについて皮膚科医より対診を受けることがある**天疱瘡**，4）ウィルス感染症のうち歯科医が関わる機会が多いと思われる**帯状疱疹**と，5）**手足口病**の5疾患いついて述べる．

a．成因と病態

多形滲出性紅斑

1）多形滲出性紅斑

原因として鎮痛剤，感冒薬，抗生物質，向精神薬，降圧剤その他の薬剤アレルギー，ウィルスまたは細菌による感染アレルギーあるいは膠原病や悪性腫瘍による**アレルギー過程**があげられている．皮膚や粘膜に紅色の丘疹や結節（紅斑）が生ずる．また末梢血管透過性が亢進して組織液の滲出が起こり浮腫となる．紅斑が多発し互いに融合して形や大きさがさまざまになり，粘膜では易出血性のびらんを生ずる．皮膚のみの発症よりも粘膜病変を伴う場合は重症であり，全身に紅斑およびびらんを生じ，口腔粘膜，眼瞼結膜および外陰部粘膜に及び**多形滲出性紅斑症候群，スティーブンス-ジョンソン症候群**ともよばれる．口腔粘膜だけに病変が認められることもある．口腔粘膜では口唇，頬粘膜などに発症することが多く，浮腫性の紅斑からただちにびらんとなり黄白色の偽膜でおおわれるが，易出血性で，口唇では血痂を形成する．**接触痛，嚥下痛**のため流涎，口臭があり摂食，談話，睡眠が障害され，所属リンパ節の有痛性腫大が触知される．2～3週間で軽快治癒し瘢痕を残さない．

扁平苔癬

2）扁平苔癬

皮膚および口腔粘膜に発症する原因不明の慢性炎症性角化病変であるが，口腔粘膜に限局し，また初発病変としてみられることが少なくない．病因としては従来から感染症説，アレルギー説，局所の外来刺激説，肝機能障害説，代謝障害説，精神的因子説など多くの説が唱えられてきたが，最近では歯科用金属アレルギーも考慮すべきであるとする説やC型肝炎との病因関係も否定できないとする説もある．しかし実際の臨床では病因を特定できないことが多く，糖尿病やC型肝炎患者においても，その基礎疾患の病状との因果関係は不明なことが多い．

口腔粘膜では頬粘膜，舌粘膜，歯肉のいずれの部位にも発症するが頬粘膜が全症例の80～90％を占める．口腔粘膜での病態はその発生部位によって異なり，頬粘膜では乳白色の網状またはレース状の線模様であり内部に発赤やびらんあるいは潰瘍を生ずる．舌では側縁に生じたものは頬粘膜の病変と類似しているが，舌背では数個の境界明瞭な扁平の斑として認められる．口唇粘膜では白斑は線状よりむしろ幅広く，光沢をもった乳白色で，易出血性で接触痛の著明なびらんを伴う．歯肉ではび漫性の発赤，びらんおよび粘膜の萎縮があり歯周病の急性病変との鑑別が困難であり，歯科医院でブラッシング指導を受けてむしろ急激な病状の悪化を示すことがある．

天疱瘡

3）天疱瘡

原因は不明であるが，免疫組織化学蛍光抗体法に上皮細胞間に免疫グロブリンが証明され，血清学的に天疱瘡抗体を検出できることから自己免疫性疾患であると考えられている．病態は表皮細胞間のデスモゾームに対して自己抗体が産生された結果，個々の表皮細胞が遊離して上皮内に水疱を生ずる（棘融解）．一般に尋常性天疱瘡と落葉性天疱瘡に大別され，尋常性天疱瘡の亜型に増殖性天疱瘡，落葉性天疱瘡の亜型に紅斑性天疱瘡があるとされる．尋常性天疱瘡は天疱瘡群中もっとも多く全体の70％であるとされ，口腔粘膜に初発の水疱形成を生じてから皮膚症状はそれより遅れることが多い．口腔粘膜では口蓋，頬，歯肉，舌および口唇の粘膜に生じ，水疱は歯牙などの刺激によ

って容易に破れて易出血性のびらんを形成するニコルスキー現象が認められる．口腔のびらんが広範囲に広がると疼痛のため摂食障害を生ずる．好発年齢は中高年であるが性差は認められない．

4）帯状疱疹

小児期に水痘に罹患し，このとき神経節に潜伏した帯状疱疹ウィルスが宿主の疲労，栄養障害，悪性腫瘍や抗癌剤またはステロイド剤の服用などによって免疫能が低下したときに活性化して発症する．神経痛様の強い痛みと脳脊髄神経の支配領域に特徴ある発疹をあらわす急性ウィルス感染症である．発症部位は片側の神経分布領域に一致してみられ，胸部，頸部，三叉神経の順に多い．顎顔面および口腔領域では三叉神経第2枝あるいは第3枝またはその両者にみられる．第2枝に発症すると口蓋，上顎歯槽歯肉と上口唇粘膜に，第3枝に発症すると舌，頬粘膜，下顎歯槽歯肉，下口唇粘膜に帯状の炎症を伴ったびらんとしてみられる．水疱として発症するが歯牙や食物の機械的刺激を受けて短期間に紅斑やびらんになる．ほとんど時を同じくして，同じ神経支配の皮膚に特有の帯状の発疹が発現し，これも小水疱から潰瘍となって2〜3週間で治癒する．治癒後はしばらく瘢痕が残ることがあるが再発はない．高齢者では帯状疱疹後神経痛や顔面神経麻痺が後遺症として長く残ることがあるので注意が必要である．また耳介部に生ずると顔面神経麻痺をともなうラムゼイ・ハント症候群が起こりやすい．本疾患は神経痛様の疼痛が先行し，そのため歯痛と誤って抜髄や感染根管処置をときには抜歯がなされ，その後確定診断がつき，歯科治療が原因で発病したとあらぬ疑いをかけられたという報告もある．

5）手足口病

感冒様の前駆症状を伴うかあるいは突然に発熱と口腔粘膜および手・足の皮疹を主な症状として発症するウィルス感染症である．病原体はコクサッキーA16ウィルスとされていたが，その後A4，A5，A9，A10およびエンテロウィルス71も分離されたことが報告され，現在では一つの症候群とする考え方が一般

である．本疾患は小児の伝染性疾患であり，保育園，幼稚園，小学校での集団発生が報告されているが接触した母親など成人にも発症することがある．伝染は飛沫および接触で伝染力は強力である．口腔粘膜の症状は口蓋粘膜，舌，頬粘膜などに数個から十数個の小水疱として発症し，まもなく破れてアフタ様の潰瘍性病変となる．皮膚における発疹は手掌，足裏など表皮が厚く，強く摩擦される部位に小水疱あるいは丘疹として現れる．手背，足背にみられることもある．皮膚の水疱は破れることは少ない．病状は軽度でとくに重篤な合併症を起こさなければ口腔粘膜疹，皮疹とも7～10日で自然治癒し，予後は良好である．

b．検査と薬用状況

1）多形滲出性紅斑

多くの症例では薬剤の使用から発症までの経緯が比較的短いことから疑わしい薬剤の特定は容易である．感染の場合は誘因となるべき前駆症状および現症から判断する．疑われる物質はすべて排除し，治療のための薬剤の投与を注意深く検討する．食物および薬剤の経口投与は困難であり，また消化管粘膜も侵襲を受けていることが予想されるときには経静脈的補液による栄養補給とステロイド剤および抗菌剤の投与が必要である．また口腔粘膜の洗浄の目的で含嗽剤を使用し，口唇粘膜はステロイド軟膏の塗布を行う．

2）扁平苔癬

臨床的診断では頬粘膜では両側に対称性に生ずることが多いので診断は比較的容易であるが，舌，口唇および歯肉では白板症，カンジダ症，尋常性天疱瘡あるいは歯周病との鑑別が必要である．また全身の皮膚のいずれかの部位に同様の病変があるか否かを問診し，必要なら皮膚科に対診することが大切である．確定診断は病理組織学的診断によるが，角化とりわけ錯角化の亢進，基底膜の破壊，上皮直下のリンパ球浸潤が特徴である．

3）天疱瘡

臨床的には肉眼的にニコルスキー現象が陽性であることを確認できること，びらん面の辺縁からの塗抹標本でTzanck細胞

Tzanck細胞

蛍光抗体法

の証明，病理組織学的には基底細胞層直上の棘融解性水疱または裂隙の証明，蛍光抗体法での細胞間抗体の証明および血液学的に低蛋白血症，好酸球の増多などが確定診断となる．過去には予後不良とされていたが，ステロイド剤の大量投与が行われるようになって著しく進歩した．またステロイド剤の副作用軽減の目的で免疫抑制剤や金製剤との併用療法も応用され成果をあげている．口腔粘膜では歯牙や食物の刺激を受けることによって，皮膚病変に比較して難治であるので含嗽剤を用いての口腔ケアと歯牙や補綴物の調整を行う．

4）帯状疱疹

特徴的な臨床症状から診断は容易であるが，臨床検査で急性期の水疱内容液からウィルスの分離ができれば確定診断に役立つが，口腔内粘膜病変では生検標本の採取はそれに熟達しないと難しい．また血清学的診断としての抗体価の推移を比較する方法もある．抗ウィルス剤が開発されたことにより，治療は格段の進歩をとげ，病状に応じて抗ウィルス軟膏の塗布，内服あるいは点滴投与によって良好な経過をみる．鎮痛剤，ビタミンB_{12}あるいはステロイド剤などを併用することも行われる．

5）手足口病

臨床症状が特徴的で，手掌，足裏，口腔粘膜の発疹があれば診断は容易である．感冒様の症状を前駆として示せば小児科を受診し，口腔粘膜疹に早く気づいた場合には歯科または口腔外科を受診することが多い．確定診断は水疱内容液からのウィルスの分離と血清学的にウィルス抗体価の推移を確認することによる．

c．問診に基づく医科との連携

1）多形滲出性紅斑

患者は一般には内科，皮膚科，耳鼻咽喉科あるいは小児科などを受診することが多いが，口腔症状が初発であり若年者であったときには歯科を受診することも少なくない．問診による経過と臨床的所見，臨床検査などで本疾患が疑われたら，全身管理について内科，皮膚科あるいは小児科などと対診する．ただ

し，局所処置，含嗽剤の選択，口腔ケアおよび食事指導などは歯科が対応しなければならない．

2）扁平苔癬

本疾患の発症時期，治療の有無を明らかにする必要がある．基礎疾患がある場合はそれぞれの疾患についての病歴および薬歴について主治医に対診し，協力体制で臨む心構えで，本疾患の病状および経過について主治医および皮膚科医との情報交換を行う．

3）天疱瘡

口腔粘膜に初発の病変を発症する症例が少なくないことから難治性口内炎として歯科を受診することが比較的多い．口腔扁平苔癬，多形滲出性紅斑症候群あるいは他の天疱瘡との鑑別が必要であるが2～3週間にも及ぶ場合は注意深く観察するとともに内科または皮膚科と対診する．

4）帯状疱疹

患者は神経痛様の疼痛を初発症状とするので歯科治療の経験のあるものは歯科を受診することもあるが，神経痛として内科あるいは脳神経外科を受診することが一般である．歯牙疾患による疼痛と誤ることがないように，注意深く観察しごく小さな水疱形成またはびらんなどの病変を見落とさないようにする．

5）手足口病

一般的には軽度の感染症として対症療法だけで治癒するが，ときに中枢神経症状など全身的に重篤な合併症を考慮しなければならない場合もあり，全身的な安静，水分や栄養補給を行うとともに小児科に対診して適切な対応が求められる．

d．歯科治療のポイント

1）多形滲出性紅斑

口腔粘膜病変の病状およびその経過を注意深く観察し，口腔ケアを計画的に順序だてて行う．補綴物の管理，歯牙疾患の対応も重要であり，歯科治療は原則として行ってはならない．

2）扁平苔癬

本疾患の治療法は，原因が不明であるために確たるものはな

金属アレルギー	い．一般的には**ステロイド含有軟膏の局所塗布**，含嗽剤による口腔清掃，難治重症例では**ステロイド剤の内服**も行うが，基礎疾患を有する患者では十分な考慮が必要である．歯科治療に際しては補綴物とくに歯科用金属について検討を行い**金属アレルギーが確認**されたら早急に対応する．

3）天疱瘡

難治性の口内炎を主訴として**最初に歯科を受診**する患者が少なくない．口腔内局所の治療管理も必要であるが，全身疾患の分症である可能性が疑われたら，皮膚科または内科と対診する．口腔ケアは不可欠であるが歯科治療を行ってはならない．

4）帯状疱疹

疼痛があたかも**歯牙疾患の様相を呈する**ので歯科を受診することが多い．抜髄などの歯科治療を行っても痛みが持続することから歯科医に対する精神的不満あるいは不安が強くなることがあるので対応は慎重かつすばやく行う．歯牙疾患，三叉神経痛と本疾患の臨床的鑑別をこころがけるべきである．

5）手足口病

口腔粘膜症状が患者の訴えとして強く表現される場合には歯科を受診する．他のウィルス感染症あるいは小児のアフタなどとの鑑別が必要である．**口腔粘膜症状には****ステロイド軟膏を使用してはならない**．潰瘍面には抗菌剤含有軟膏の塗布行うかまたは口腔ケアのための含嗽剤を使用する．

13. 妊娠・婦人疾患

キーワード

婦人科疾患が歯科治療を制限することは臨床上まれであり，そのほとんどは悪性腫瘍の際の免疫化学療法による合併症であることが多い．ここではそれより高頻度に歯科治療に影響を及ぼす産科疾患－妊婦についてまず記述する．妊婦を治療するときは妊産婦と胎児の両者に影響を及ぼすことになる．治療は少なからず侵襲となる．それらは，手技を行うことによる手術侵襲，放射線などの物理的侵襲や薬物などの化学的侵襲が主である．このような侵襲を可及的に少なくし妊婦が許容できる範囲内にとどめ，胎児の発育を脅かすものであってはならない．また日常診療において，生殖可能年齢の女性の診察を行う場合は計画的に妊娠することを指導すべきである．

a．成り立ちと病態

理解しておくべき基本事項について確認する．

正常解剖：女性性器型の形態は外陰・会陰・腟・子宮・子宮支持組織・卵管・卵巣・乳房などからなり視床下部・下垂体などの内分泌系組織より調節を受ける．

月経周期

性周期：月経周期を図1に示す．卵巣と子宮粘膜（内膜）は互いに密接に関連しながら下垂体からのホルモンにより周期的に変化する．卵巣での卵胞の成熟の後，排卵後は黄体に変化する．子宮内膜の変化は受精した卵が着床し発育するためのものである．月経とは受精が起こらなかった際の一定の周期をもって反復する子宮内膜からの出血をいい，持続日数は3～7日で，月経血量は月経の開始から終了までに平均50～150mlである．月経周期には個人差があるが25～35日の周期を正常範囲と考えてよい．体温は排卵を境に低温期と高温期が存在する．

妊娠時期の表現：最終月経の初日を妊娠0週0日とする．3週6日までが妊娠1か月，4週0日から妊娠2か月と表現する．280日を正常妊娠持続期間とするために，28日を妊娠暦の1か月として全体を10か月・40週0日が分娩予定日としている．

月経周期

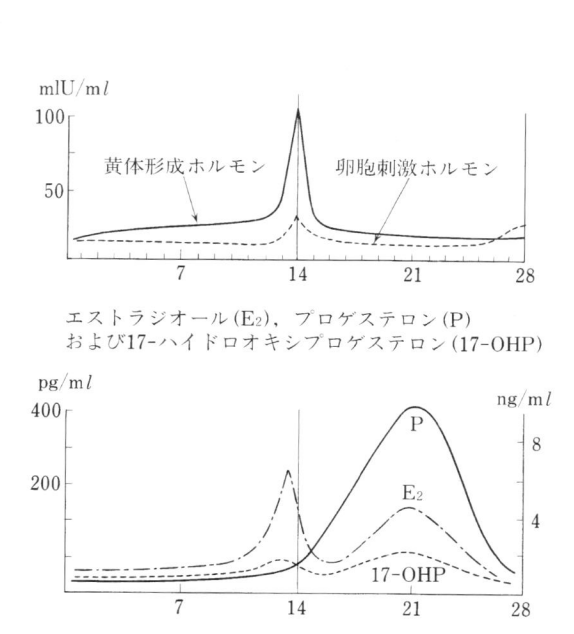

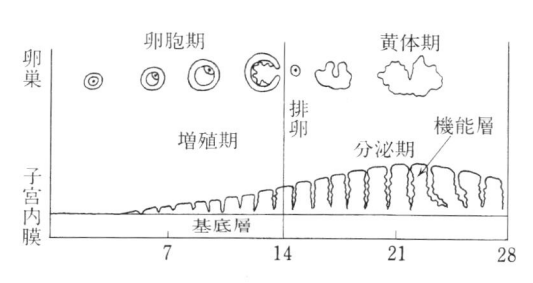

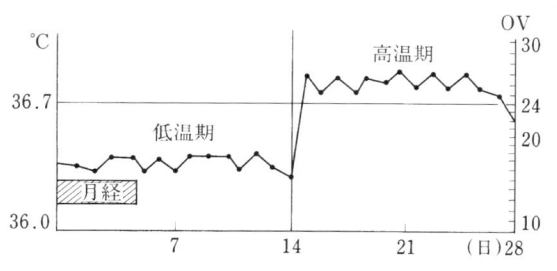

図1 月経周期(島田信宏:スタンダード産婦人科学. 南山堂,東京,1990より引用).

〈妊娠による母体変化〉
（1）循環器系

循環血液量：妊娠時に増加する．妊娠10週頃から増加し，非妊時の40～50％程度（1400～1800ml）の増加をみる．妊娠32～34週で最高値を示した後に以後減少する．赤血球も増加するが血漿量のほうが増加の割合は大きいのでヘマトクリット値・ヘモグロビン濃度は低下する．この状態は生理的妊娠貧血であり妊娠性水血症ともいう．

心拍数：妊娠8週頃から増加し妊娠末期には10拍／分程度の増加を示す．

心拍出量：妊娠10週頃から増加して，妊娠24週前後に約40％の増加を示した後にプラトーに達する（**仰臥位低血圧症候群**：妊娠末期の妊婦が長時間仰臥位でいると増大した妊娠子宮が下大静脈を圧迫して心臓への静脈還流量が減少するために心拍出量が約25％低下する）．

血圧：収縮期圧・拡張期圧ともに減少する．
血液成分：アルブミン減少，グロブリン増加
白血球軽度増加（感染症による増加との判別必要）
赤血球沈降速度亢進
凝固機能が軽度亢進
（2）呼吸器系
横隔膜挙上し，胸式呼吸になり呼吸数が増加する．
（3）消化器系

消化管の緊張が低下し内容の貯留傾向が認められる．**つわり**（**妊娠悪阻**）は妊娠4～5週で発症する．空腹時の悪心嘔吐が特徴的である．肝機能は非妊娠時と変化はないが，胆汁のうっ滞傾向が認めらる．薬剤性肝機能障害に留意する必要がある．

（4）泌尿器系

妊娠子宮のために圧迫されて膀胱容量が減少するために頻尿になりやすい．腎臓は胎児由来の排泄物の増加のために機能亢進状態にセットされている．すなわち，腎血流量は増加し糸球体濾過値も高値を示し，非妊娠時の60％増となる．

このような状態では，薬物は作用時間が延長し相対的に過剰

投与になりがちである．肝・腎障害をきたしやすくアレルギー反応も起こしやすいと考えられている．

〈胎児の発育〉

妊娠 8 週未満の受精卵を胎芽といい，妊娠 8 週以降になりヒトの外観を呈してくると胎児と表現する．受精卵は受精後第 3 週までに外胚葉・中胚葉・内胚葉の 3 胚葉が形成され，次いで第 4 週から器官の分化形成がなされ 8 週の終わりに完成する．この期間を **器官形成期** といい奇形発生の臨界期と考えられている．各器官の形成時期を図 2 に示す．この時期には原則的に投薬は避けたほうがよいとされている．

〈胎児付属物〉

胎児付属物に胎盤がある．妊娠 7 週頃から形成が始まり妊娠 15 週頃に完成される．これにより拡散作用に従って母体血と胎児血の間でガス・栄養・老廃物・ホルモンの交換がなされる．

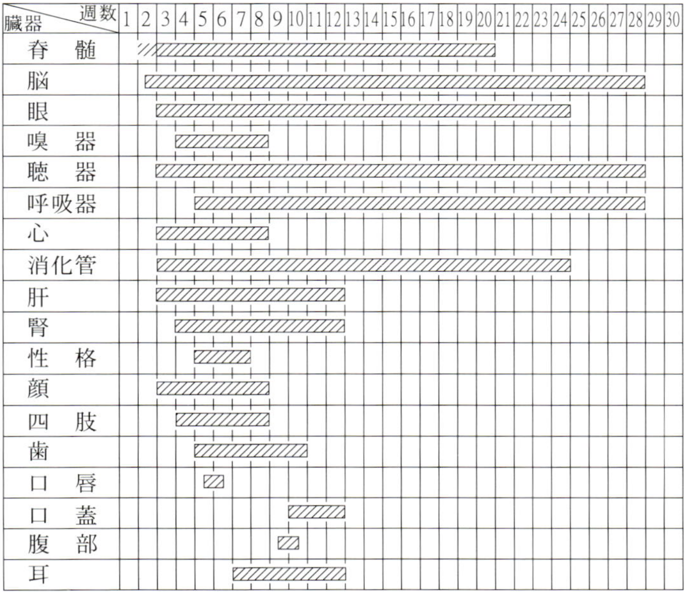

図 2 器官形成期，奇形発生の臨界期（島田信宏：スタンダード産婦人科学．南山堂，東京，1990 より引用）．

胎盤通過性	分子量1000以上で脂溶性でないものは胎盤通過性は低いとされている．胎盤は胎児にとって有害な物質に対しそれを選択排除する機構を持たず妊婦に投与された物質は胎児へも何らかの障害を及ぼす可能性がある．

〈妊娠経過〉

　妊娠初期：受精卵が着床し胎盤が形成されるこの時期は，流産が発生しやすい不安定な時期である．また器官形成が行われるために奇形発生が問題にもなる．妊娠4週から8週は薬剤に対して最も鋭敏な絶対過敏期と表現される．妊娠6週頃からは悪阻が発生し経口摂取不良や嘔吐により脱水・低栄養の状態になりやすく精神的にも不安定な時期となりやすい．

　妊娠中期：妊娠5〜7か月は胎盤による胎児循環が確立され胎児発育は安定している．妊婦も精神的安定期となりやすい．

　妊娠後期：妊娠8か月以降になると早期破水や早産の危険性もあり負荷をかけることは慎まなければならない．

〈異常妊娠〉

妊娠中毒症	妊娠中毒症：高血圧・尿蛋白・浮腫の1つもしくは2つ以上の症状が認められるもの．全妊娠の10％にみられるが重症型は1〜2％程度である．明らかな成因は不明であるが妊娠を受け入れる母体側の適合不全と考えられており，高血圧家系・肥満妊婦・多胎・心疾患・腎疾患・糖尿病の合併妊婦に発生しやすい．予防的な管理としては定期検診の励行・妊婦指導などがあり，重症型や子宮内胎児発育不全などでは入院管理となる．治療は安静・食事療法などである．
合併症妊娠	合併症妊娠：心疾患・循環器疾患・自己免疫疾患・代謝内分泌疾患などがあるが，なかでも糖尿病はありふれた合併症である．糖尿病患者の妊娠に際しては，糖尿病の悪化，妊娠中毒症の罹患，周産期死亡の増加，分娩異常などへの注意が必要である．
ハイリスク妊娠	ハイリスク妊娠：社会環境因子・既往妊娠分娩歴・医学的既往歴および現病歴・今回の妊娠合併症に分類される母児のいずれかまたは両者に重大な予後が予測される妊娠をいう．表1に詳細を記す．

表1　ハイリスク妊娠表

Ⅰ．Demographic factors 　A．Lower socioeconomic status 　B．Disadvantaged ethnic groups 　C．Marital status：unwed mothers 　D．Maternal age 　　1．Gravida less than16years of age 　　2．Primigravida35years of age or older 　　3．Gravida40years of age or more 　E．Maternal weight：nonpregnant weight less than10C pounds or more than200pounds 　F．Stature：height less than62inch（1.57m） 　G．Malnutrition 　H．Poor physical fitness Ⅱ．Past pregnancy history 　A．Grand multiparity：6 previous pregnancies terminating beyond20week's gestation 　B．Antepartum bleeding after12weeks' gestation 　C．Premature rupture of membranes, premature onset of labor, premature delivery 　D．Previous surgical delivery：cesarean section or midforceps delivery 　E．Prolonged labor 　F．Infant with cerebral palsy, mental retardation, birth trauma, central nervous system disorder, or congenital anomaly 　G．Reproductive failure：infertility；repetitive abortion, fetal loss, stillbirth, or neonatal death 　H．Delivery of preterm（less than37weeks）or postterm（more than42weeks）infant	Ⅲ．Past or present medical history 　A．Hypertensive or renal disease or both 　B．Diabetes mellitus（overt and gestational） 　C．Cardiovascular disease（rheumatic, congenital, and peripheral vascular） 　D．Pulmonary disease producing hypoxemia and hypercapnia 　E．Thyroid, parathyroid, and endocrine disorders 　F．Idiopathic thrombocytopenic purpura 　G．Neoplastic disease 　H．Hereditary disorders 　I．Collagen disease 　J．Epilepsy Ⅳ．Additional obstetrical and medical conditions 　A．Toxemia 　B．Asymptomatic bacteriuria 　C．Anemia or hemoglobinopathy 　D．Rh sensitization 　E．Habitual smoking 　F．Multiple pregnancy 　G．Rubella and viral infections 　H．Intercurrent surgery and anesthesia 　I．Placental abnormalities and uterine bleeding 　J．Abnormal fetal lie or presentation, fetal anomalies, oligoamnios, hydramnois 　K．Abnormalities of fetal or uterine growth or both 　L．Addiction

(Novy, 1973)

b．検査と薬用状況を知る

　妊婦の場合は，問診において妊娠分娩歴を聴取する．すなわち，既往の妊娠・分娩の有無とその回数，流早産・死産・妊娠中毒症・子宮外妊娠・難産・分娩時出血・産科手術の有無などであり，既往妊娠分娩歴の異常や合併症などである．この際に，母子手帳を参照し妊娠経過を調査する手助けにする．

　悪性腫瘍などの婦人科疾患に関しては，手術歴・手術内容・化学療法などの投薬状況・血算などの臨床検査所見などについて把握する．

c．対応と医科との連携

　妊婦の診療に際しては上記のごとく合併妊娠・ハイリスク妊娠の有無や異常妊娠について問い合わせることになる．

　安全な出産が第1に優先されるべきである．このためには歯科疾患を的確に把握したうえで患者の産婦人科的疾患の状況をも把握し，応急処置で安定期あるいは産後を待つのかあるいは直ちに根治療法をとるのか，患者・産婦人科医との3者で決定する．妊娠時には精神的に不安定であることが多く，歯科疾患に対するストレスと相まってさらに精神的不安が増長されやすいのでこの点を十分考慮に入れた対応が必要である．女医や産婦人科医に援助を求めることもひとつの手段かもしれない．

　婦人科疾患に関しても上記のごとく治療内容について問い合せを行い，我々が行う治療に対して循環器学的・免疫学的・内分泌学的に問題がないのか検証してもらう．

d．歯科治療のポイント

　産婦人科主治医への対診の結果，以下のことに結論を出すことから始まる．すなわち，外科的侵襲である歯科治療に対し耐術状態であるのか否か，あるいは侵襲により交感神経系の緊張など内分泌的な変化をきたすがそれにより合併症を増悪させたり妊娠合併症を惹起しないかどうか．

　対診の結果，根治療法・応急的対症療法のいずれにしても，患者が妊婦であった場合注意しておきたいことは，自然流産は全妊娠の約15％の頻度で発生することを十分に意識しておきたい．妊娠・出産経過が不幸な結果に終わった場合，我々の医療行為に対し患者が因果関係を求めようとするかもしれない．とくに侵襲の大きい処置に関しては，我々の診療行為が母胎・胎児に与える影響を説明したうえで治療の内容・必要性について十分なインフォームド・コンセントが必要と考える．同意書も場合によっては有用である．

1）妊産婦への対応

　妊娠5～7か月の妊娠中期は胎盤血行により胎児発育も安定し流早産の危険性も少なく妊婦も安定しており，歯科治療には

適している.

〈妊娠時の薬物服用に関する問題点〉

　薬物の胎児への直接作用．母胎を介しての間接作用．催奇形性について留意し，使用する薬剤の添付文書で情報を得る．

　原則的に妊婦には必要最小限の薬剤を必要量のみ短期間投与すべきである．できるだけ単剤で投与するほうが好ましい．母体の状況悪化は胎児へも悪影響を及ぼす可能性があるため，薬物療法が必要と判断された際には躊躇なくそれが行われ薬物療法を躊躇することによる母児の不利益を回避しなければならない．その際にも，患者およびその家族への十分な説明を行い，薬剤の胎児への影響についてその評価を説明し無用な不安や心配の除去につとめる．そうしないと無断で服用を中断してしまうことも考えられる．

母体への障害

　母体への障害：ショック（妊娠時は薬物ショックを起こしやすい状態であると考えられている），その他一般的な肝障害，腎障害などである．

胎児新生児への影響

　胎児新生児への影響：薬物の間接的な影響（鎮痛剤による児の呼吸抑制などがこれにあたる），薬物の直接的な影響（胎盤を通過した薬物が直接胎児に影響を与えその結果子宮内での死亡や重篤な機能障害を起こすことがある），催奇形作用（薬物による児の先天異常発生である）

　禁忌とされる薬剤：抗癌剤・抗甲状腺剤・男性化作用を有するホルモン剤・抗てんかん剤・精神神経用剤・ビタミンA・抗菌剤（テトラサイクリン・クロラムフェニコール・抗真菌剤）妊娠時には投与しないほうがよいもしくは投与を控えるべきである薬剤：インドメタシン

〈各薬剤の母児双方への影響〉（表2，3）

抗菌剤

　（1）抗菌剤

　妊婦に投与された抗菌剤は一般に胎盤をよく通過して胎児に移行し，妊娠後期における胎盤移行率は20～30％である．妊婦に使用される有用な薬剤としてはペニシリン・セフェム剤・マクロライド系などがあげられいずれも常用量では胎児への影響はほとんどないと考えてよい．使用を避けたほうが安全なもの

表2 各種薬剤の安全度（佐藤孝道ほか：実践妊娠と薬．じほう，東京，1996より改変）

分類	一般名	商品名	注意事項	薬剤危険度
解熱鎮痛消炎剤	アスピリン	バファリン	催奇形性	3*a
	アセトアミノフェン	ピリナジン・アンヒバ		1
	イソプロピルアンチピリン	セデスG		1
	スルピリン	メチロン	催奇形性	2
	ジクロフェナクナトリウム	ボルタレン		1
	イブプロフェン	ブルフェン	催奇形性	1
	ナプロキセン	ナイキサン		1
	ピロキシカム	フェルデン		1
	フェンブフェン酸	ナパノール		1
	メフェナム酸	ポンタール		1
	ロキソプロフェン	ロキソニン		1
	チアラミド	ソランタール		1
	インドメタシン	インダシン	催奇形性	3
抗菌剤	アモキシシリン	オーグメンチン		1
	アンピシリン	ビクシリン・ペントレックス		1
	スルタミシリン	ユナシン		1
	バカンピシリン	バカシル・ペングローブ		1
	セファクロル	ケフラール		1
	セフォチアム	パンスポリンT		1
	セフテラムピボキシル	トミロン		1
	セフロキシム	オラセフ		1
	エリスロマイシン	エリスロシン		1*b
	クリンダマイシン	ダラシン		1
	リンコマイシン	リンコシン		1
	塩酸ミノサイクリン	ミノマイシン		4*c
	ホスホマイシン	ホスミシン		1
	硫酸ゲンタマイシン	ゲンタシン		
消化性潰瘍用剤	シメチジン	タガメット		1
	ファモチジン	ガスター		1
	ラニチジン	ザンタック		1
止血剤	アドレノクローム	アドナ	副作用まれ	
	トラネキサム酸	トランサミン	ショック	
ビタミン剤	ビタミンA	チョコラA	催奇形性	5
抗ヒスタミン剤	マレイン酸クロルフェニラミン	クロールトリメトン	催奇形性	
	クロルフェニラミン	ポララミン		1
	ジフェンヒドラミン	レスタミン		2
	ヒドロキシジン	アタラックス		2
抗アレルギー剤	ケトチフェン	ザジテン		1
	オキサトミド	セルテクト		2
	トラニラスト	リザベン		2
抗てんかん薬	カルバマゼピン	テグレトール	催奇形性	4
	ジアゼパム	セルシン・ホリゾン	催奇形性	4
副腎皮質ホルモン剤	プレドニゾロン	ベレドニゾロン・プレドニン		2
	ベタメタゾン	リンデロン		2
外用剤	吉草酸ベタメタゾン	リンデロンV		1*d

*a：妊娠末期連用4　　*b：エリスロマイシンエストレート（アイロゾン）は避ける
*c：妊娠前半期は1　　*d：胎盤通過性が最も低い

表3 虎の門病院の薬剤危険度評価基準

評価条件	危険度点数
・疫学調査で催奇形の傾向はない，およびヒトでの催奇形を肯定する症例報告はない．および動物生殖試験は行われていないか，または催奇形は認められていない． ・または食品としても使用されているもの．	0点
・疫学調査は行われていない，およびヒトでの催奇形を肯定する症例報告はない．および動物生殖試験は行われていないか，または催奇形は認められていない． ・または局所に使用するものおよび漢方薬．	1点
・疫学調査は行われていない，およびヒトでの催奇形を肯定する症例報告はない．しかし動物生殖試験で催奇形の報告がある，または否定と肯定の報告があり優劣がつけ難い．	2点
・疫学調査で催奇形を示唆する報告と否定的報告があり，どちらかといえば否定的．および動物生殖試験で催奇形の報告があるが，その結果ヒトでの催奇形はあるとはいえない． ・または疫学調査は行われていないが，ヒトでの催奇形の症例報告がある，または否定と肯定の報告があり優劣がつけ難い．	3点
・疫学調査で催奇形を示唆する報告がある，または否定と肯定報告があり，どちらかといえば肯定的． ・疫学調査で催奇形を示唆する報告と否定的報告があり，どちらかといえば否定的，または疫学調査は行われていない，およびヒトでの催奇形に関する信頼性の高い症例報告が複数ある．	4点
・疫学調査で催奇形があると確定的に考えられている． ・または動物生殖試験の結果，ヒトにも催奇形があると確定的に考えられている．	5点

(佐藤孝道ほか：実践妊娠と薬．じほう，東京，1996，p.20より引用)

にはテトラサイクリン系・腎障害時のアミノ配糖体系などがある．抗菌剤の投与に関しては胎児よりも妊婦への影響を考慮することが大切である．

消炎鎮痛剤

（2）消炎鎮痛剤

プロスタグランディン生合成阻害による動脈管収縮作用が問題になることがある．一般的に鎮痛作用の強力なものほど動脈管収縮作用も強いといわれている．この作用程度が高度なものにはメフェナム酸・ジクロフェナク・フェンブフェンなど，軽度にはアスピリン・アセトアミノフェンなどがあり，アセトアミノフェンが比較的安全といわれている．いずれも連用ではなく頓用として使用する旨を確認する．

アスピリン

アスピリン：催奇形性が動物実験で報告されているが，長期

の常用でなければ本剤による母体および胎児の異常はほとんどないものと考える．

止血剤

（3）止血剤

一般に母体に対する副作用は少なくまた胎児に対する副作用も知られていない．

消化性潰瘍用剤

（4）消化性潰瘍用剤

一般的に歯科疾患において妊婦に予防的に投与すべきではない．症状が軽微で本剤の投与が不可欠というほどでもないなら投与しないほうがよい．投与が必要ならば非吸収性で粘膜を被包し保護するスクラルファートが薦められる．

〈授乳婦への投薬〉

産後母親に対して薬物投与を行った場合，乳汁を介して乳児へ何らかの影響を及ぼすことが考えられる．抗菌剤に関しては母児間の移行はきわめて微量で授乳による新生児への影響はほとんどないとされる．これまでに研究されたすべてのNSAIDsは乳汁中に少量排泄されるようである．米国小児学会は，イブプロフェン・ケトロラク・メフェナム酸・ナプロキセン・トルメチンとピロキシカムは授乳中使用されうると考えている．

断乳が不可能であれば妊娠中に適用される薬物を使用すべきである．

エックス線撮影：結論的には顎顔面領域のエックス線撮影はすべて問題ない．頭頸部の検査で生殖腺が有意に被爆することはない．妊娠に気づかない時期の胎児が放射線に被曝することを防ぐために，若い女性の下腹部が照射野にはいる検査を実施

表4 頭頸部撮影時の被爆線量

	被爆線量	
	卵巣	睾丸
単純撮影	0.01mGy以下	0.01mGy以下
頭部CT	0.01mGy以下	0.01mGy以下
パノラマ	0.08μGy	0.1μGy
口内法	0.1μGy	0.26μy

（草間朋子：放射線防護マニュアル．日本医事新報社，1998より引用）

10日規則

する場合には，とくに検査を急ぐ必要がなければ，月経の始まった日から10日以内に実施する．このことを**10日規則**という．胎児死亡や奇形の発生するしきい線量は100mGy，精神発達遅滞の発生するしきい線量は120mGyとされている（表4）．

2）免疫力低下患者への対応

以下に婦人科疾患，とくに悪性腫瘍患者の免疫抑制状態患者への一般的対応について記述する．

〈感染症の予防と治療〉

WBC＜1,000／mm³または好中球＜500／mm³になったら：
① 手洗いの励行．
② 生鮮食品の摂取禁止．
③ 予防的に第2世代セフェム（フルマリン®、ケフドール®またはパンスポリン®など）腸内殺菌：アムホテリシンB sy50mg／kg
④ ポビドンヨードによる含嗽を1日3回

発熱を認めたら：

好中球減少患者の感染症対策の緊急性から，これらの患者では培養用サンプルを採取したら直ちに治療を開始しなければならない．この時点では起因菌は不明なのでempirical therapyを開始する．

とくに敗血症ショックの合併には注意する．
① 直ちに，血培を含めた各種培養、必要に応じて胸写・検尿を行い，検血・CRP・血沈・生化・止血もチェックしておく．

感染源としてカテーテルのトンネル感染や肛門周囲膿瘍などにも注意する．

感染源を探すための詳しい理学的所見が必要．
② 治療（empirical therapy）

抗生剤は2剤か3剤併用で直ちに開始．

ガンマグロブリンの投与も考慮．

治療が有効であればCRPが陰性化し好中球＞500mm³になるまでその治療を継続する．

e．その他

　歯科口腔外科受診をきっかけに歯口清掃指導・除石などを行い妊娠中の歯牙歯周疾患発生の予防に努める．院内での母親教室や患者教育プログラムで予防治療や計画妊娠などの指導を行う．よく知られている妊娠性エプーリスは血管腫性エプーリスの特殊型で，卵胞ホルモン・黄体ホルモンなどと関係があるとされている．分娩後は徐々に縮小消失する．こういった妊娠期間における内分泌的変化を考慮し日常診療にあたるべきである．

【参考文献】
1）佐藤孝道・加野弘道：実践妊娠と薬．第1版．じほう，東京，1996．
2）森山豊：妊産婦と新生児の薬の使い方．第1版．南山堂，東京，1986．
3）草間朋子：放射線防護マニュアル．第1版．日本医事新報社，東京，1998．
4）島田信宏：スタンダード産婦人科学．第1版．南山堂，東京，1990．
5）やぎ沼つとむ：妊娠・授乳女性の薬ハンドブック．第3版．メディカル・サイエンス・インターナショナル，東京，2000．
6）下里常弘：良性腫瘍および腫瘍状病変．145-164，第1版．医歯薬出版，東京，1988．

第3章

訪問歯科診療のポイント

1. 訪問歯科診療を始める前に必要な各種情報

キーワード

a. 患者の全体像をつかむ

　訪問歯科診療の対象となる患者は，歯科外来通院中の患者と比較すると，一人ひとりにより複雑でより困難な課題を抱えており，健康，医療，生命に対する価値観も，本人はもとより家族とも多岐に分かれ，医療担当者として苦慮することが多い．

　訪問歯科診療の依頼を受けたとき，医学的情報と同時に患者の全体像，生活像を知ることは必須であり，歯科医療の適応もその生活の中で，制限を受けたり，選択されながら，診療が進められていく．

1）患者の生活を知る

　依頼された患者が誰と，どんな地区の家に住み，どんな基礎疾患を持ち，何を食べて，何を楽しみとして生きているのか，体がどの程度動くのか，意識の状態はどのレベルか，など患者の生活，全体像をつかむことがまずなすべきことである．

患者の生活，全体像

　患者の姓名，年齢，性，職業（退職者にとっては以前就いていた職業），家族構成，結婚歴，同居者，とくに誰が主介護者か，生活の程度，教育の程度，趣味，嗜好（アルコール，タバコなど），常用薬，一日の過ごし方，理解力，判断力，痴呆の程度，かかりつけ主治医の有無などに関して情報収集を行い，患者の全体像に迫る．

2）介護保険証を読み取る

介護保険証

　これらの情報収集には大変な努力を要するが，幸いに訪問歯科診療の対象になる患者は介護保険の受給者であることが多いので，介護保険証（図1）をみせていただくことで，要介護度，ケアプラン作成者である居宅介護支援事業所名，区分支給限度額，認定審査会の意見などが読みとれる．しかしながら保険証には等級を示す数字のみが記されているので，その内容を読みとれるだけの知識を持つことが必要である．

　介護認定業務は図2のように調査員による基本調査（心身の状況に関する73項目＋特別な医療に関する12項目計85項目）の結果がコンピュータに入力され，要介護量が介護の手間を表す

(一) 介護保険被保険者証

有効期限	平成　年　月　日
被保険者 注2	番号 / 住所 注1 / フリガナ / 氏名 / 生年月日　明・大・昭　年　月　日　男・女 / 交付年月日　平成　年　月　日
保険者番号並びに保険者名称及び印	□□□□□

(二)

要介護状態区分等 注3	認定年月日　平成　年　月　日
認定の有効期間	平成　年　月　日〜平成　年　月　日
訪問通所(院)サービス	区分支給限度額　注4
うち種類支給限度額	サービス種類 / 種類支給限度額　注5
短期入所サービス	区分支給限度額　平成　年　月　日〜平成　年　月　日　注6
認定審査会意見等	注7

(三)

給付制限	注8	開始年月日　平成　年　月　日
		終了年月日　平成　年　月　日
		開始年月日　平成　年　月　日
		終了年月日　平成　年　月　日
居宅介護支援事業者名・事業所名	注9	
		届出年月日　平成　年　月　日
居宅介護支援事業者名・事業所名		変更年月日　平成　年　月　日

備考　介護保険施設が被保険者の入所時に記載する　注10

介護保険施設	種類	入所年月日　平成　年　月　日
	名称	退所年月日　平成　年　月　日
介護保険施設	種類	入所年月日　平成　年　月　日
	名称	退所年月日　平成　年　月　日

注1　郵便番号を付しても差し支えない
注2　資格取得年月日は削除した
注3　要支援・要介護1……要介護5と記載
注4　要介護度に応じた1カ月分の限度額を記載
注5　種類支給限度額を設定しない市町村においてはこの欄は不要，設定する市町村は設定する種類の数だけ欄を設ける
注6　要介護度に応じた期間と限度額を記載
　　　家族介護による短期入所サービスの拡大した場合は，本来の短期入所の支給限度額に合算して記載
注7　サービスの種類指定を含む
注8　給付制限は「支払方法の変更」「給付額の減額」「保険給付の差止」と記載
注9　居宅介護支援事業者，基準該当居宅介護支援　事業者以外の介護サービス計画の場合は，「自己作成等」と記載
　　　市町村の判断でこの欄を増やすことは可能
注10　介護保険施設が被保険者の入退所時に記載する．市町村の判断でこの欄を増やすことは可能
○バウチャーを発行する市町村は，支給限度額の欄に「うちバウチャー切り分け欄」を設ける必要がある

図1　介護保険証．

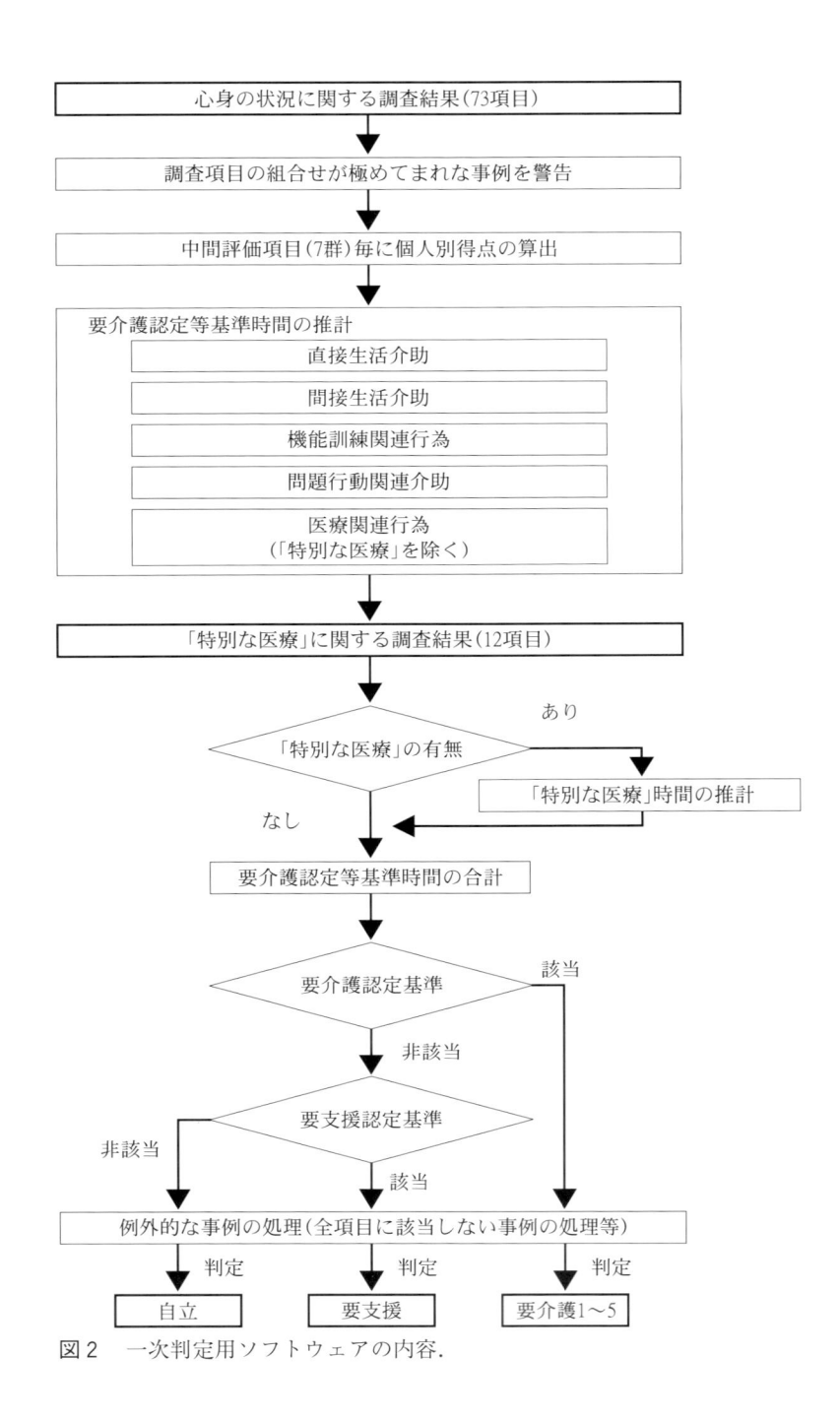

```
┌─────────────────────────────────┐
│ 心身の状況に関する調査結果(73項目) │
└─────────────────────────────────┘
              ↓
┌─────────────────────────────────┐
│ 調査項目の組合せが極めてまれな事例を警告 │
└─────────────────────────────────┘
              ↓
┌─────────────────────────────────┐
│ 中間評価項目(7群)毎に個人別得点の算出 │
└─────────────────────────────────┘
              ↓
┌─────────────────────────────────┐
│ 要介護認定等基準時間の推計          │
│  ┌───────────────────────────┐  │
│  │       直接生活介助         │  │
│  └───────────────────────────┘  │
│  ┌───────────────────────────┐  │
│  │       間接生活介助         │  │
│  └───────────────────────────┘  │
│  ┌───────────────────────────┐  │
│  │       機能訓練関連行為      │  │
│  └───────────────────────────┘  │
│  ┌───────────────────────────┐  │
│  │       問題行動関連介助      │  │
│  └───────────────────────────┘  │
│  ┌───────────────────────────┐  │
│  │       医療関連行為         │  │
│  │    (「特別な医療」を除く)    │  │
│  └───────────────────────────┘  │
└─────────────────────────────────┘
              ↓
┌─────────────────────────────────┐
│ 「特別な医療」に関する調査結果(12項目) │
└─────────────────────────────────┘
              ↓                    あり
         ◇「特別な医療」の有無◇ ────→ ┌──────────────┐
              │                      │「特別な医療」時間の推計│
              │なし                   └──────────────┘
              ↓←──────────────────────────┘
┌─────────────────────────────────┐
│      要介護認定等基準時間の合計      │
└─────────────────────────────────┘
              ↓                   該当
         ◇ 要介護認定基準 ◇ ──────────┐
              │非該当                  │
              ↓                       │
         ◇ 要支援認定基準 ◇            │
     非該当 │        │該当             │
           ↓        ↓                ↓
┌─────────────────────────────────┐
│ 例外的な事例の処理(全項目に該当しない事例の処理等) │
└─────────────────────────────────┘
         ↓判定    ↓判定         ↓判定
        ┌──┐   ┌────┐    ┌──────┐
        │自立│   │要支援│    │要介護1〜5│
        └──┘   └────┘    └──────┘
```

図2 一次判定用ソフトウェアの内容．

要介護認定基準時間

「ものさし」としての基準時間に当てはめられて，**要介護認定基準時間**が一次判定として表される．これが要支援から要介護1～5（表1）と判定され，介護認定審査会に提出される．

介護認定審査会には主治医意見書（図3），基本調査の特記事項，73項目を7つにグループ分けして得た中間評価項目の得点，痴呆性老人自立度（表2）と日常生活自立度（表3）などが資料（図4）として提出される．審査会では一次判定を基に，日常生活自立度と痴呆性老人自立度の組み合わせによる要介護度別分布や，要介護度別にみた中間評価項目の平均得点分布からの状態像の例から，審査対象者に最も近似する事例を選び出し，最終判定を行う（図5）．

これを市町村が介護保険証に記入する．これに従い利用者が依頼した居宅介護支援事業所の介護支援専門員が，利用者の希望を尊重し，アセスメントを行い，介護費用と地区の社会資源とを勘案しながら，ケアプランを作成する．

介護保険証以外の情報については介護支援専門員と連絡をとることにより達成される．

表1　要介護状態の区分

区分		状態
要支援	要介護状態とは認められないが，社会的支援を要する状態	要介護時間が25分以上30分未満
要介護状態区分1（要介護1）	生活の一部について部分的介護を要する状態	要介護時間が30分以上50分未満である状態またはこれに相当すると認められている状態
要介護状態区分2（要介護2）	中等度の介護を要する状態	要介護時間が50分以上70分未満である状態またはこれに相当すると認められる状態
要介護状態区分3（要介護3）	重度の介護を要する状態	要介護時間が70分以上90分未満である状態またはこれに相当すると認められる状態
要介護状態区分4（要介護4）	最重度の介護を要する状態	要介護時間が90分以上110分未満である状態またはこれに相当すると認められる状態
要介護状態区分5（要介護5）	過酷な介護を要する状態	要介護時間が110分以上である状態またはこれに相当すると認められる状態

主治医意見書

申請者	(ふりがな)	男・㊛	〒 －
	明・㊛・昭 14年 3月 4日 生 (74歳)		連絡先 ( )

上記の申請者に関する意見は以下の通りです。
本意見書が介護サービス計画作成に利用されることに ☑同意する □同意しない

医師氏名
医療機関名   電話 (   )
医療機関所在地   FAX (   )

(1) 最終診察日	平成 11 年 5 月 6 日
(2) 意見書作成回数	☑ 初回 □ 2回目以上
(3) 他科受診の有無	□有 ☑無 → (有の場合) □内科 □精神科 □外科 □整形外科 □脳神経外科 □皮膚科 □泌尿器科 □婦人科 □眼科 □耳鼻咽喉科 □リハビリテーション科 □歯科 □その他 ( )

1. 傷病に関する意見

(1) 診断名（特定疾患または障害の直接の原因となっている傷病名については1.に記入）及び発症年月日
　1．高血圧性小脳出血　　　　発症年月日　　(昭和・㊛　4 年　8 月　9 日頃)
　2．クモ膜下出血　　　　　　発症年月日　　(昭和・平成 61 年　　月　　日頃)
　3．慢性気管支炎　　　　　　発症年月日　　(昭和・㊛　5 年　6 月　1 日頃)

(2) 症状としての安定性	☑安定　□不安定　□不明
(3) 介護の必要の程度に関する予後の見通し	□改善　☑不変　□悪化（不変ないしは悪化）

(4) 障害の直接の原因となっている疾病の経過及び投薬内容を含む治療内容
　　（最近6ケ月以内に変化のあったもの及び特定疾患についてはその診断の根拠等について記入）

　ほぼ植物状態となっている。現在、気管切開状態にて時に喀痰の吸引が必要である。また酸素療法(2ℓ／min)、中心静脈栄養を行っている。時に排尿不良となり導尿にて対処している。家族が諸サービスを利用しての家庭介護を希望している。中心静脈栄養（アミノトリパ2号1袋、ビタミロ1V、エレメンミック1A、10％生食水40mℓ、EL3号500mℓ1本/day）

2. 特別な医療（過去14日間以内に受けた医療のすべてにチェック）

処置内容	□点滴の管理	☑中心静脈栄養	□透析	□ストーマの処置	☑酸素療法
	□レスピレーター	☑気管切開の処置	□疼痛の看護	□経管栄養	
特別な対応	□モニター測定（血圧、心拍、酸素飽和度等）	☑褥瘡の処置（予防処置）			
失禁への対応	☑カテーテル（コンドームカテーテル、留置カテーテル等）				

3. 心身の状態に関する意見

(1) 日常生活の自立度等について
	正常	J1	J2	A1	A2	B1	B2	C1	C2
・障害老人の日常生活自立度（寝たきり度）	□	□	□	□	□	□	□	□	☑

	正常	I	IIa	IIb	IIIa	IIIb	IV	M
・痴呆性老人の日常生活自立度	□	□	□	□	□	□	□	□

(2) 理解および記憶
・短期記憶　　　　　　　　　　　　　　□問題なし　　□問題あり
・日常の意思決定を行うための認知能力　□自立　□いくらか困難　□見守りが必要　☑判断できない
・自分の意思の伝達能力　　　　　　　　□伝えられる　□いくらか困難　□具体的要求に限られる　☑伝えられない
・食事　　　　　　　　　　　　　　　　□自立ないし何とか自分で食べられる　　□全面介助

(3) 問題行動の有無（該当する項目全てのチェック）
　□幻視・幻聴　　□妄想　　□昼夜逆転　　□暴言　　□暴行　　□介護への抵抗　　□徘徊
　□火の不始末　　□不潔行為　□異食行動　□性的問題行動　□その他 (   )

図3　主治医意見書．

(4) 精神・神経症状の有無
□有　（症状名　　　　　　　　　　　　　）　☑無
（有の場合）→専門医受診の有無　□有（　　　　　　　　　　　）　□無

(5) 身体の状態　　　　　　　　　　　　　　　　＊植物状態で右手をわずかに動かすのみである。
　利き腕（□左☑右）　　体重＝61 kg　　身長＝159 cm
　　　　　　　　　　　　　　　　　　　　　凡例

　□四肢欠損　　（部位：　　　　程度：□軽□中□重）
　□麻痺　　　　（部位：　　　　程度：□軽□中□重）
　☑筋力の低下　（部位：全身　　程度：□軽□中☑重）
　□褥瘡　　　　（部位：　　　　程度：□軽□中□重）
　□その他皮膚疾患（部位：　　　程度：□軽□中□重）
　☑関節の拘縮　・肩関節☑右☑左　・股関節☑右☑左
　　　　　　　　・肘関節☑右☑左　・膝関節☑右☑左
　□失調・付随意運動　・上肢　□右□左　・体幹　□右□左
　　　　　　　　　　　・下肢　□右□左

4. 介護に関する意見

(1) 現在、発生の可能性が高い病態とその対処方針
　□尿失禁　□転倒・骨折　□徘徊　☑褥瘡　☑嚥下性肺炎　□腸閉塞　☑易感染性　□心肺機能の低下
　□痛み　□脱水　□その他（　　　　）
　→対処方針（体位変換、気管切開部より喀痰吸引、口腔ケア　　　　　　　　　　　　　　　　　　　　　）

(2) 医学的管理の必要性（特に必要性の高いものには下線を引いて下さい）
　☑訪問診療　　　　　　　☑短期入所療養介護　　　□訪問栄養食事指導
　☑訪問看護　　　　　　　□訪問歯科診療　　　　　□その他（　　　　　）
　□訪問リハビリテーション　☑訪問歯科衛生指導
　□通所リハビリテーション　☑訪問薬剤管理指導

(3) 介護サービス（入浴サービス、訪問介護等）における医学的観点からの留意事項
　・血圧について　　□特になし　☑有（血圧上昇時には入浴をさける　　　　　　　）
　・嚥下について　　□特になし　□有（　　　　　　　　　　　　　　　　　　　　）
　・摂食について　　□特になし　□有（　　　　　　　　　　　　　　　　　　　　）
　・移動について　　□特になし　☑有（全部介助が必要　　　　　　　　　　　　　）
　・その他（　　　　　　　　　　　　　　　　　　　　　　　　　　　　　　　　　）

(4) 感染症の有無（有の場合は具体的に記入して下さい）
　☑有（慢性気管支炎　　　　　　　）　□無　□不明

5. その他特記すべき事項

要介護認定に必要な医学的なご意見等をご記載して下さい。なお、専門医等に別途意見を求めた場合はその内容、結果も記載して下さい。(情報提供書や身体障害者申請診断書の写し等を添付しても結構です。)

　脳出血にて血腫除去手術を受けた後、全身痙攣発作、呼吸器感染症を繰返し、状態次第に悪化し、意識レベルも低下し、この半年間はほぼ植物状態である。経管栄養にては内容の逆流による嚥下性肺炎の発病の危険が強く、中心静脈栄養管理を行っている。

　全身管理をきめこまやかに行う必要がある。定期的な体位変換、気管切開部の清拭と喀痰吸引、中心静脈栄養施行部の清拭及び栄養管理、排尿不良時の導尿、さらにO₂吸入管理等々である。週1〜2回程度の訪問診療及び訪問看護サービスを中心とし、訪問看護、入浴サービスの利用が必要であろう。また緊急時の対応体制も確立しておくことが大切である。

図3　主治医意見書（つづき）．

表2　痴呆性老人の日常生活自立度

ランク	判断基準	みられる症状・行動の例
I	何らかの痴呆を有するが，日常生活は家庭内および社会的にはほぼ自立している．	
II	日常生活に支障を来すような症状・行動や意思疎通の困難さが多少みられても，誰かが注意していれば自立できる．	
IIa	家庭外で上記IIの状態がみられる．	たびたび道に迷うとか，買物や事務，金銭管理などそれまでできたことにミスが目立つ等．
IIb	家庭内でも上記IIの状態がみられる．	服薬管理ができない，電話の対応や訪問者との対応など一人で留守番ができない等．
III	日常生活に支障を来すような症状・行動や意思疎通の困難さがみられ，介護を必要とする．	
IIIa	日中を中心として上記IIIの状態がみられる．	着替え，食事，排便，排尿が上手にできない，時間がかかる． やたらに物を口に入れる，物を拾い集める，徘徊，失禁，大声・奇声をあげる，火の不始末，不潔行為，性的異常行為等．
IIIb	夜間を中心として上記IIIの状態がみられる．	ランクIIIaに同じ．
IV	日常生活に支障を来すような症状・行動や意思疎通の困難さが頻繁にみられ，常に介護を必要とする．	ランクIIIに同じ．
M	著しい精神症状や問題行動あるいは重篤な身体疾患がみられ，専門医療を必要とする．	せん妄，妄想，興奮，自傷・他害等の精神症状や精神症状に起因する問題行動が継続する状態等．

参考文献：介護支援専門員　標準テキスト　(財) 長寿社会開発センター　平成10年9月

表3　障害老人の日常生活自立度（寝たきり度）

J：生活自立　何らかの障害等を有するが，日常生活はほぼ自立しており独力で外出する
　　J1　交通機関を利用して外出する
　　J2　隣近所へなら外出する
A：準寝たきり　屋内での生活は概ね自立しているが，介助なしには外出しない
　　A1　介助により外出し，日中はほとんどベッドから離れて生活する
　　A2　外出の頻度が少なく，日中も寝たり起きたりの生活をしている
B：寝たきり　屋内での生活は何らかの介助を要し，日中もベッドの上での生活が主体であるが，座位を保つ
　　B1　車いすに移乗し，食事，排泄はベッドから離れて行う
　　B2　介助により車いすに移乗する
C：寝たきり　1日中ベッド上で過ごし，排泄，食事，着替えにおいて介助を要する
　　C1　自力で寝返りをうつ
　　C2　自力では寝返りもうたない

参考文献：介護支援専門員　標準テキスト　(財) 長寿社会開発センター　平成10年9月

合議体番号：
平成11年　月　日　作成

申請区分　　　　：新規申請
被保険者区分　　：第1号被保険者

平成　年　月　日　申請
平成　年　月　日　調査
平成　年　月　日　審査

年齢	：	90
性別	：	女
前回の認定審査会結果	：	なし
前回の認定有効期間	：	
前回介護保険審査会結果	：	なし
一次判定結果	：	要介護5　一次判定警告コード：00000
要介護認定等基準時間	：	119分　機能訓練＋間接生活介助：019分

現在の状況：居宅

訪問介護（ホームヘルプサービス）	：	0回／月
訪問入浴介護	：	3回／月
訪問看護	：	4回／月
訪問リハビリテーション	：	0回／月
居宅療養管理指導	：	4回／月
通所看護（デイサービス）	：	0回／月
通所リハビリテーション（デイケア）	：	0回／月
福祉用具貸与	：	0品目
短期入所生活介護	：	2日／月
短期入所療養介護	：	0日／月
痴呆対応型共同生活介護	：	0日／月
特定施設入所者生活介護	：	0日／月
福祉用具購入	：	0品目／6月間
住宅改修	：	

障害老人自立度：C1　　痴呆性老人自立度：Ⅲa

中間評価項目表

中間評価項目得点

第1群	第2群	第3群	第4群	第5群	第6群	第7群
77.2	15.8	1.1	44.6	2.9	44.1	67.1

〈特別な医療〉
1. 点滴の管理　　　　：　　　　7. 気管切開の処置　：
2. 中心静脈栄養　　　：　　　　8. 疼痛の看護　　　：
3. 透析　　　　　　　：　　　　9. 経管栄養　　　　：
4. ストーマの処置　　：　　　　10. モニター測定　　：
5. 酸素療法　　　　　：　　　　11. じょくそうの処置：
6. レスピレータ　　　：　　　　12. カテーテル　　　：

第1群 （麻痺拘縮）	1. 麻痺	（左‐上肢）	：
		（右‐上肢）	：
		（左‐下肢）	：ある
		（右‐下肢）	：ある
		（その他）	：
	2. 拘縮	（肩関節）	：
		（肘関節）	：
		（股関節）	：
		（膝関節）	：
		（足関節）	：ある
		（その他）	：ある
第2群 （移動）	1. 寝返り		：つかまれば可
	2. 起き上がり		：できない
	3. 両足での座位		：支えが必要
	4. 両足つかない座位		：支えが必要
	5. 両足での立位		：できない
	6. 歩行		：できない
	7. 移乗		：全介助
第3群 （複雑動作）	1. 立ち上がり		：できない
	2. 片足での立位		：できない
	3. 浴槽の出入り		：行っていない
	4. 洗身		：行っていない
第4群 （特別介護）	1. ア. じょくそう		：
	イ. 皮膚疾患		：
	2. 片手胸元持ち上げ		：
	3. 嚥下		：
	4. ア. 尿意		：ない
	イ. 便意		：ない
	5. 排尿後の後始末		：全介助
	6. 排便後の後始末		：全介助
	7. 食事摂取		：一部介助
第5群 （身の回り）	1. ア. 口腔清潔		：全介助
	イ. 洗顔		：一部介助
	ウ. 整髪		：全介助
	エ. つめ切り		：全介助
	2. ア. ボタンかけはずし		：全介助
	イ. 上衣の着脱		：全介助
	ウ. ズボン等の着脱		：全介助
	エ. 靴下の着脱		：全介助
	3. 居室の掃除		：全介助
	4. 薬の内服		：全介助
	5. 金銭の管理		：全介助
	6. ひどい物忘れ		：ある
	7. 周囲への無関心		：ある
第6群 （意思疎通）	1. 視力		：1m先が見える
	2. 聴力		：大声が聴こえる
	3. 意思の伝達		：
	4. 指示への反応		：ときどき通じる
	5. ア. 毎日の日課を理解		：できない
	イ. 生年月日をいう		：できない
	ウ. 短期記憶		：できない
	エ. 自分の名前をいう		：
	オ. 今の季節を理解		：できない
	カ. 場所の理解		：できない
第7群 （問題行動）	ア. 被害的		：ある
	イ. 作話		：
	ウ. 幻視幻聴		：ときどきある
	エ. 感情が不安定		：
	オ. 昼夜逆転		：ときどきある
	カ. 暴言暴行		：
	キ. 同じ話をする		：ある
	ク. 大声をだす		：ある
	ケ. 介護に抵抗		：ときどきある
	コ. 常時の徘徊		：
	サ. 落ち着きなし		：
	シ. 外出して戻れない		：
	ス. 一人で出たがる		：
	セ. 収集癖		：
	ソ. 火の不始末		：
	タ. 物や衣類を壊す		：ある
	チ. 不潔行為		：
	ツ. 異食行動		：
	テ. 性的迷惑行為		：

図4　介護認定審査会資料.

一次判定 (要介護認定等基準時間の推計値)		二次判定 (状態像の例)
要介護5	状態像の例 5-1 状態像の例 5-2 ： 状態像の例 5-N	要介護5
要介護4	状態像の例 4-1 状態像の例 4-2 ： 状態像の例 4-N	要介護4
要介護3	状態像の例 3-1 状態像の例 3-2 ： 状態像の例 3-N	要介護3
要介護2	状態像の例 2-1 状態像の例 2-2 ： 状態像の例 2-N	要介護2
要介護1	状態像の例 1-1 状態像の例 1-2 ： 状態像の例 1-N	要介護1
要支援	状態像の例 支-1 状態像の例 支-2 ： 状態像の例 支-N	要支援

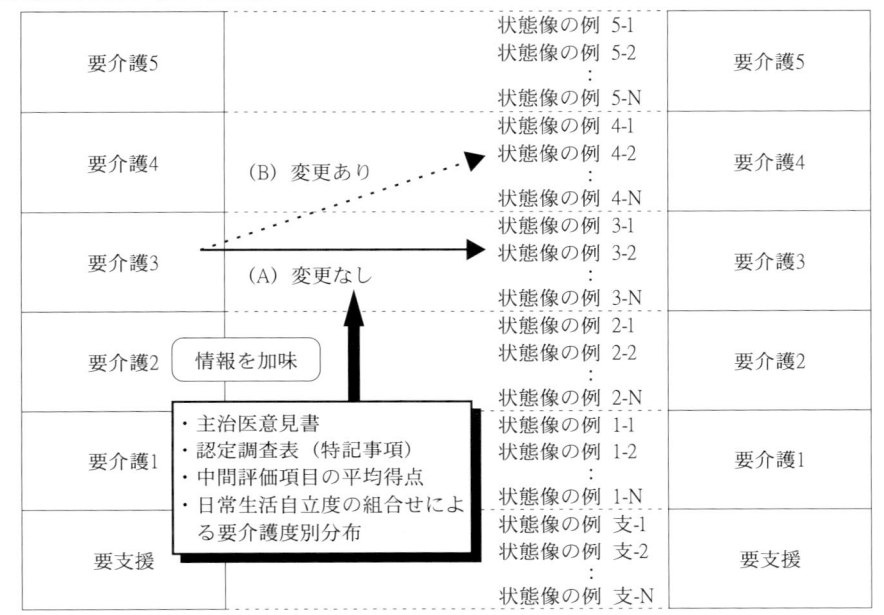

(B) 変更あり
(A) 変更なし
情報を加味
・主治医意見書
・認定調査表（特記事項）
・中間評価項目の平均得点
・日常生活自立度の組合せによる要介護度別分布

(A)：一次判定結果が要介護3であり，要介護3の状態像の例3-2にその状態像が相当または近似しているため変更しない．
(B)：一時判定結果は要介護3であるが，要介護4の状態像の例4-2にその状態像が相当または近似しているため要介護4に変更する．

図5　要介護認定における一次判定と二次判定の位置づけ．

b．医学的，心理・精神的情報の収集

以上のように患者の全体像，生活像をつかんだ上で，訪問歯科診療を始めることになる．その中で患者の医学的背景を知ることは診療内容に直接関わることになるので重要である．各論的にはすでに記述してあるので本稿では訪問歯科診療の対象となる高齢・有病者の加齢を中心とした医学的背景[1)〜4)]についてと心理・精神的背景[5)]について述べるにとどめる．

1) 加齢に伴う生理機能の低下
（1）身体構成成分の変化

図6は高齢者と壮年者の身体構成成分を比較しているが，壮年者では細胞内液が40%を占めているが，加齢とともに体細胞

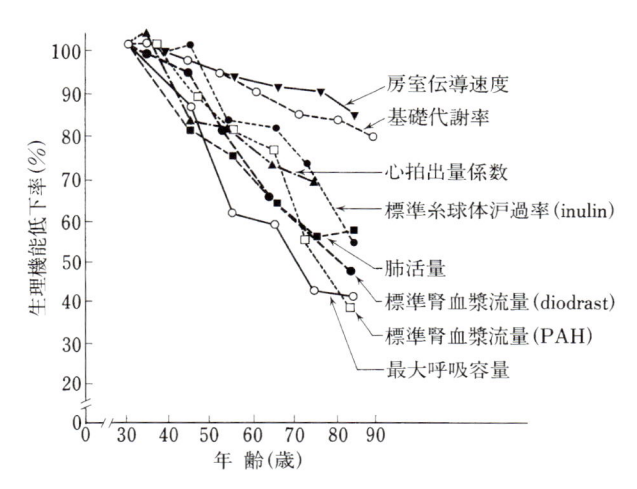

図6 加齢に伴う生理機能低下．加齢により各臓器機能は低下する．健康老人ではこれほど低下しない機能も多いが，一応の指標になる（入来正躬：老人の診療．南山堂，東京，1988より引用）．

脱水状態

数の減少による細胞内液量が減少し30％へ，すなわち脱水状態に傾いている．一方脂肪は15％から30％へ増加している．

このようなことから薬剤への反応の変化，創傷治癒の遅延，感染の原因となりやすいことが考えられる．

皮膚，毛髪の湿潤性，肌のつや，口腔内の乾燥の有無などが臨床症状としては参考となる．

図7は30歳を基準にし，その後の加齢による生活機能の低下（Shock, 1971）を示しているが，疾病によりさらに加速されることを念頭においておく．

（2）腎機能の変化

腎機能では80歳で1／2～1／3に減少している．

尿量が十分であるか，顔のむくみ，色，体の浮腫がないか，口臭（アンモニア臭）がないかなどが参考になる．

（3）肝機能の変化

肝機能では機能的な予備力は1／2～1／4に低下し，薬物の解毒，分解，代謝に著明な低下がみられる．臨床症状としては，黄疸がないか，顔色がどうか（土気色の顔），顔面皮膚にくも状の血管腫がないか，特異な口臭がないか，などが参考と

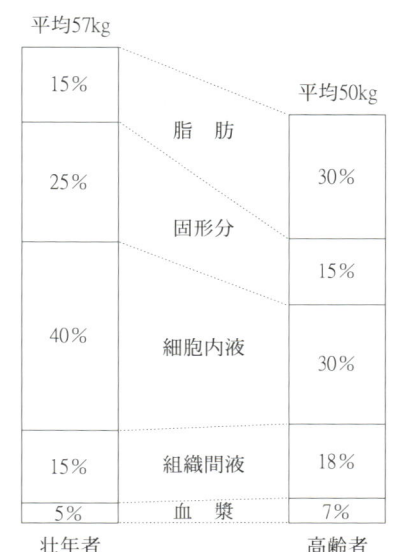

図7 壮年者と高齢者の身体構成成分の比較（稲田豊編：最新麻酔学（改訂第2版），克誠堂出版，東京，1995より引用）．

なる．

(4) 心血管系の変化

心拍出量は年に1％ずつ低下するといわれ，動脈硬化の変化も伴って，末梢血管抵抗は年に1.1％増加し，収縮期血圧が上昇する．

自律神経系の加齢変化により，刺激伝導系が障害を受け，起立性低血圧症や不整脈を起こしやすくなる．

脈の触診により硬脈がないか，頻脈か徐脈か，不整脈がないか，立ちくらみなどないか，胸痛がないか，ショートネックで赤みをおびた顔色か，などの臨床症状が参考となる．

(5) 肺機能の変化

肺機能では肺活量は70歳で60％に低下し，呼吸中枢の反応性低下，低換気や無呼吸となり，喉頭反射，咳嗽反射が低下し，**誤嚥性肺炎**を起こしやすくなっている．咳込みやむせ，発熱，呼吸時の異常音，苦しい呼吸状態が参考となる．

(6) 中枢神経系の変化

中枢神経系の変化としては脳細胞が減少し，神経細胞の萎縮

を通して感覚（視覚，聴覚，臭覚，味覚，痛覚）の低下が認められ，脳血管の動脈硬化性変化が認められる．

臨床症状としては，視力障害，難聴，失語，構音障害，筋力低下，麻痺，不随意運動が参考となる．

（7）内分泌系の変化

内分泌系の変化としてはホルモン標的細胞の反応性が低下し，耐糖能が低下する．また女性の場合，エストロゲンが閉経後劇的に低下し，骨粗鬆症の原因となる．

2）高齢者の心と精神機能の変化

訪問診療の対象となる患者は有病者であると同時に高齢者でもあるので，心理変化，精神機能の低下についても知っておく必要がある．

（1）喪失体験

① 身体的健康の喪失，各種の疾患に罹患しやすく，かつ毛髪や歯が抜ける，骨の変化が進むなど，否応なく自覚させられる．

② 人間関係の喪失，配偶者，同胞，友人，血縁者などとの死別体験が多くなり，息子や娘が独立し，別世帯となったり別離体験も多くなる．

③ 家族や社会での立場や役割の喪失，定年，引退により社会的地位や，人間関係を失い，自尊心が傷つき，家庭内でも大黒柱から，無用者意識が出てくる．家庭内でどのような位置づけがなされているか，訪問診療の際にはよく理解しておく必要がある．

④ 生き甲斐の喪失

以上のようなことから孤立，孤独感が深まり，聴力，視力低下，運動機能の低下と相まって，**閉じこもり症候群**となりやすい．

閉じこもり症候群

（2）感覚器官の機能低下

視聴覚の衰退に伴って認知機能が低下し，活動性や対人関係に影響が表れる．

（3）記憶力，学習力の低下

短期記憶力は加齢に伴って急速に衰え，新しい記憶は保持さ

れにくく，物忘れがひどくなる．

（4）性格および人格の変化

以上のことから**うつ傾向**を示すことも多い．

脳の老化が関与して，従来の性格の尖鋭化や隠れていた側面の顕在化がみられ，それまでの人格と異なる感情の表出や言動がみられるようになる．

このような生理的老化は多数の人に認められる現象であるが，異常な精神的老化現象は疾病や何らかの促進因子が生理的老化現象に加わったときに起こり，ある時期から急速に進行し，顕著となる．

（5）痴呆，精神障害

痴呆は脳の器質的障害により，知能が短期間のうちに低下し，日常生活に支障をきたすものと定義されているが，高齢になるに従って増加し，80歳で15％，85歳で27％に認められている．

器質的な障害の80％は脳血管の出血や梗塞後の障害とされる脳血管性痴呆，脳組織の萎縮，減少による**アルツハイマー型痴呆**である．その50％に幻覚，妄想，徘徊，攻撃的言動などを示し，訪問歯科診療時に対応に苦慮することが多い．

3）高齢・有病者の特徴

以上のような身体面，精神面にわたる加齢現象に疾患が加って，高齢・有病者の特徴を以下のようにまとめることができる．

① 一人で多くの疾患を持っていて，多種類の薬剤を服用していることが多い．

② 個人差が大である：生理的年齢と歴年齢が大きく変わる人もいれば，小さい人もいる．

③ **症状が非定型的**である：心筋梗塞でも胸痛を訴えなかったり，狭心症発作を前駆しないなど，非定型的なことが多いとされている．肺炎でも咳，痰が少なく発熱も顕著でないことがある．とくに嚥下性肺炎のときに認められる．

④ 水・電解質異常を起こしやすい：高齢者では細胞内液が減少しており，また渇きを訴えることが少ないので，前脱水状態である．この状態は循環血液量を減少させ，脳循環，腎循環にも悪影響を与え，糖尿病では昏睡などの症状を起

薬剤の長期連用者

　　こしやすく，感染しやすい．
　⑤慢性の疾患が多く，薬剤の長期連用者が多い．
　⑥薬剤に対する反応が成人とは異なる：高齢者では腎機能，肝機能が低下している上に，脱水に傾き，循環血液量が減少しているので，薬物の吸収，代謝，解毒，排泄が成人とは異なっている．通常量でも過剰となったり，副作用が現れる率が高いなど投与後の経過観察が重要である．また，高齢者によく見られる症状で薬剤の副作用として現れている場合もあり，注意が必要である（表4）．
　⑦生体防禦機構が低下しており，疾患が治りにくい．
　⑧患者の予後が医療だけでなく，社会的環境により大きく影響される．

表4　高齢者に多い症状と，それを引き起こすといわれる薬剤

錯乱症状	うつ病	転倒	起立性低血圧
催眠薬	メチルドパ	催眠薬	すべての降圧薬
精神安定薬	レセルピン	精神安定薬	利尿薬
抗うつ薬	β遮断薬	抗うつ薬	抗狭心症薬
抗精神病薬	精神安定薬	抗精神病薬	β遮断薬
抗コリン薬(中枢作動性)	レボドパ	抗ヒスタミン薬	睡眠薬
非ステロイド性消炎鎮痛薬	副腎皮質ステロイド	カルバマゼピン	精神安定薬
レボドパ		フェニトイン	抗うつ薬
ブロモクリプチン		フェノバルビタール	抗精神薬
糖尿病治療薬(血糖降下薬)		ニトログリセリン	抗ヒスタミン薬
副腎皮質ステロイド		起立性低血圧を惹起しうる薬物全群	レボドパ
ジギタリス性強心配糖体			ブロモクリプチン
抗痙攣薬			
シメチジン			

便秘	尿失禁	パーキンソン病
コデイン	利尿薬	抗精神病薬
麻薬性鎮痛薬	催眠薬	メチルドパ
利尿薬	精神安定薬	レセルピン
抗コリン薬	抗精神病薬	メトクロプラミド
ジソピラミド	プラゾシン	抗めまい薬
ベラパミル	ラベタロール	
ニフェジピン	β遮断薬	
抗精神病薬	リチウム*	
抗うつ薬		

＊多尿による

参考文献：介護支援専門員　標準テキスト（財）長寿社会開発センター　平成10年9月

以上訪問歯科診療を始める前に，注意せねばならないポイントについて述べた．

【参考文献】
1）チェアーサイドの有病者歯科治療ガイドブック編集委員会：チェアーサイドの有病者歯科治療ガイドブック．デンタルダイヤモンド社，東京，1994．
2）白川正順，伊東隆利，河村博編：有病者歯科診療．医歯薬出版，東京，2000．
3）稲田豊編：最新麻酔学（改訂第2版），克誠堂出版，東京，1995．
4）入来正躬：老人の診療．南山堂，東京，1988．
5）上田慶二ほか編：介護保険と高齢者医療．日本医師会雑誌臨時増刊，118（9），日本医師会，1997．

2. 要介護者の罹患疾病とリスクとモニタリング

キーワード

介護

　従来より，地域医療の一貫として開業歯科医師や，行政より委託を受けた歯科医師会が中心となり，在宅寝たきり（高齢）者に対する訪問歯科治療が行われてきた．この訪問歯科治療は，健康保険の給付項目として1994年度より算定加算対象となり，以後，全国的に普及した感がある．現在では2000年度の介護保険の導入にともない，要介護者に対する歯科保健での対応は2本立てとなった．すなわち，従来からの健康保険による診療報酬制度と，介護保険による居宅療養指導管理が認められている．この行政面での対応から考慮すると，われわれ歯科医師ならびに歯科衛生士が在宅寝たきり（高齢）者，いわゆる要介護者に接する機会が，今後ますます増加するものと考えられ，今にもまして患者背景因子の把握が重要になってくるであろう．

　本稿では要介護者の罹患疾病について概説し，リスク評価とモニタリングの実際について述べる．

a. 要介護者の罹患疾病[1,2]

1） 介護の歴史的変遷

　戦後の民法改正に基づき，家族制度の見直しから老親への扶養義務がやや軽減され，核家族化が進んできたが，同時に，1990年代までは高齢者介護に関する法的整備が行われなかった．すなわち，医療レベルでのサービス供給が介護の代わりになされていた経緯がある．しかし，1973年に老人医療費の負担金無料化政策が施行され，老人医療費の著しい増加を来したことから，1980年代に入り老人保健法の制定やゴールドプランの推進など，ようやく介護に関する検討が行われるようになった．介護保険法は1999年に成立し，2000年度から運用されているが，法案成立にはさまざまな紆余曲折を経て4年の歳月がかかっており，また実施されて間もないことから，今後の成り行きが注目される．

2） 介護対象者の背景

　日本は戦後，近代化と社会構造の変化から，出生率と死亡率

の低下が同時に起こったため,急速に人口の高齢化に遭遇した.平成10年度の男性の平均寿命は77.16歳,女性は84.01歳であり,世界一である.合計特殊出生率は平成8年で1.43(2.1以上でないと人口減少につながる)であり,きわめて低い水準である.以上の背景から,日本の65歳以上の高齢人口の割合は,大正末期の5.1%から平成11年度には16.5%へと増加し,介護対象者を増加させる一因となっている.

3) 要介護者の実態

1998年度の国民生活基礎調査によると,在宅の要介護高齢者は100万4千人,うち寝たきり者数はおよそ31万6千人である.一方,高齢者の入院可能(老人病など)な病床数は,同時期で19万3千床であり,寝たきり者に関していえば在宅で介護を受ける者はおよそ3割強ということになる.

4) 要介護認定の仕組み

図1に介護保険制度による介護認定の仕組みについて示した[2].主治医による患者への意見書をもとに5段階の介護認定審査が行われるが,自立支援の基本理念から身体状況の変化による要介護度の見直しは重要であり,原則6か月ごとに再審査が行われる.すなわち,介護状況については最新の情報を常に得る必要がある.

5) 要介護者の罹患疾患

(1) 脳血管障害

要介護となる原因疾患でもっとも多いのが脳血管障害である.発症機序ならびに病態による分類を表1に示すが,高齢者の脳血管障害の7割以上が脳梗塞である.このうち,日本人に最も多いのが,高血圧性動脈硬化に伴う穿通枝部のラクナ梗塞と呼ばれる小梗塞である.また,高血圧が惹起する他の脳血管障害としては,脳出血があげられる.いずれも臥床時期が長期化すれば,寝たきり状態に移行するため,急性期を脱したあとは積極的な機能回復訓練が必要とされる.

(2) 痴呆

70歳代では2〜7%,80歳代では20〜25%が痴呆症である.痴呆は「正常に発達した知能が,器質障害によって持続的に低

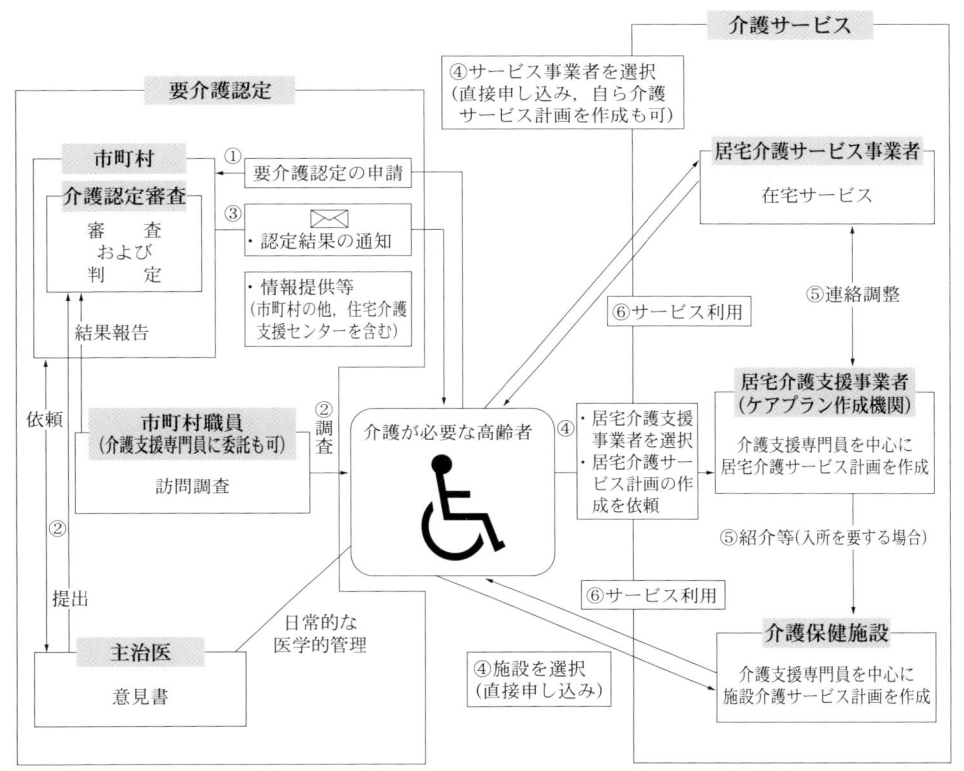

図1 要介護認定とサービスの利用方法（厚生省）（加藤仁資ほか編：これからの訪問歯科診療．医歯薬出版，東京，2000，p.13より引用）．

表1　脳血管障害の分類

A．無症候性
B．局所性脳機能障害
　1）一過性脳虚血発作
　2）脳卒中
　　　＊脳梗塞　・機序（血栓性，塞栓性，血行力学性）
　　　　　　　・臨床（アテローム血栓性，心原性塞栓性，ラクナ他）
　　　　　　　・部位（内頸，前大脳，中大脳，椎骨脳底動脈性）
　　　＊脳出血
　　　＊クモ膜下出血
　　　＊動静脈奇形からの出血
C．血管性痴呆
D．高血圧性脳症

（井口昭久編：これからの老年学　サイエンスから介護まで．名古屋大学出版会，2000より引用）

下した状態」と定義され，脳血管性痴呆症とアルツハイマー型痴呆症に大別される．**脳血管性痴呆症**は，脳血管病変の続発的な神経活動の低下に起因することから，階段的な症状の進行をみる場合が多い．**アルツハイマー型痴呆症**は，痴呆症全体の半数を占めるが，記銘力障害から始まり記憶障害が進行するのが特徴である．

（3）パーキンソン病

振戦，固縮，寡動，姿勢調節障害，自律神経障害などを主症状とする神経変性疾患である．ドーパミン作動薬などの薬物療法の進歩により，予後は改善しつつある．

（4）慢性関節リウマチ

多発性関節炎を主症状とする慢性疾患であり，手指機能障害，頸椎障害を認め，貧血や全身倦怠感など多彩な症状が特徴的である．

（5）骨・運動器疾患

加齢変化による骨量減少から，骨脆弱性が亢進し，脊椎椎体骨折，大腿骨近位部骨折，橈骨遠位端骨折などが頻発しやすい．また，筋力低下や関節の退行性変化など，高齢者は不利な条件にさらされやすく，寝たきり状態とならないように，疾患罹患後の早期リハビリテーション開始などが必要である．

（6）呼吸器疾患

加齢による1秒率の低下はよく知られているが，高齢者は慢性の閉塞性肺疾患に罹患しやすくなる．多くは喫煙や環境暴露による肺の変性が関与しているが，換気障害の程度の把握が重要である．

（7）循環器疾患

心予備力が低下することから心不全に陥りやすい．また不整脈が増加し，虚血性心疾患や心不全を惹起しやすい．しかし一番問題となるのは，高齢者では明確な臨床症状を欠くことが多く，無症候性に経過が進行するため，症状増悪を招きやすいことである．

b．リスク評価

　要介護者は老化を基盤としたさまざまな疾患を有しており，さらに身体・精神機能の低下に伴う病的な生理変化も起こしているので，多くの配慮が必要となる．まず，リスク評価には次項で述べるバイタルサインの確認が不可欠であるが，それ以外の因子も細分化して総合的に評価することがのぞましい．

1） 全身的因子

　有している全身疾患についての現況（急性期か慢性期か）や服薬状況の把握，コントロールの度合いについて十分に検討する必要がある．主治医の診療情報のみでなく，ケアプラン施行時の状況や日常生活での自立度，さらに精神状態の把握など，事前に確認すべき点は多い．

2） 局所的因子

　要介護者に計画する治療内容についても，慎重に検討する必要がある．たとえば局所麻酔を必要とする処置なら，いかに心身への影響を少なくすることが可能か，また非観血的処置においてもどれくらいの侵襲が加わるのか，といった点に配慮すべきである．同時に服用薬の影響で，局所止血が困難な症例や，易感染性であることも理解しなければいけない．

3） バイタルサイン

　要介護者の治療時に全身状況を推測するには，患者バイタルサインの連続的なモニタリングを行うしか方法がない．以下に適切な確認の方法を示す．

c．モニタリング

1） バイタルサイン

　バイタルサインとは，いわゆる生命の徴候のことである．すなわち，意識があるかないか，呼吸をしているかどうか，循環（血液）があるかないか，の3点が把握できればよい．ほかにも体温や排泄，食欲や睡眠などがバイタルサインとしてあげられるが，その変化に緊急性は乏しい．

2） 意識

　意識が'ある'か'ない'かで，患者の全身状態は大きく異

3-3-9度方式

なってくる．それは意識があれば通常，基本的な中枢神経機能は保たれていると考えられるからである．したがって，意識状態の正確な把握は非常に重要である．本邦では意識状態を客観的に評価する基準として，主に痛み刺激に対する反応をみる3-3-9度方式（表2）が汎用される[3]．救急隊員や，救急医療機関等への連絡時にも役立つであろう．ただし，診療中は呼びかけに対する反応をみる方法がわかりやすい．

また，意識がない場合は，瞳孔所見（おもに対光反射の有無，左右差）も同時に観察しておくことが重要である．

表2　3-3-9度方式（Japan coma scale：JCS）による意識障害の分類

> I. 刺激しないでも覚醒している状態（1桁で表現）
>   （delirium, confusion, senselessness）
>   1. だいたい意識清明だが，今ひとつはっきりしない．
>   2. 見当識障害がある．
>   3. 自分の名前，生年月日が言えない．
> II. 刺激すると覚醒する状態－刺激をやめると眠り込む（2桁で表現）
>   （stupor, lethargy, hypersomnia, somnolence, drowsiness）
>   10. 普通の呼びかけで容易に開眼する．
>   ［合目的な運動（例えば，右手を握れ，離せ）をするし，言葉も出るが，間違いが多い*．］
>   20. 大きな声または体を揺さぶることにより開眼する．
>   ［簡単な命令に応ずる．たとえば離握手*．］
>   30. 痛み刺激を加えつつ呼びかけを繰り返すとかろうじて開眼する．
> III. 刺激をしても覚醒しない状態（3桁で表現）
>   （deep coma, coma, semicoma）
>   100. 痛み刺激に対し，はらいのけるような動作をする．
>   200. 痛み刺激で少し手足を動かしたり，顔をしかめる．
>   300. 痛み刺激に反応しない．

（注）R：restlessness，I：incontinence，A：akinetic mustism，apallic state
　　　例　100-I：20-RI
　　　*何らかの理由で開眼できない場合．

呼吸

3）呼吸

診療中の呼吸評価にはさまざまな方法があり，どれも有用であるので，各評価法に精通しておくとよい．

（1）みる

歯科診療のために患者を座位や水平位にしている際にも，胸

郭の動きをしっかり観察することが重要である．ゆっくりと規則正しく，胸郭全体が膨らんだり戻ったりしているかどうかに注意する．

また，口唇あるいは四肢の爪の色などを観察することも大事である．低酸素症のサインでもある**チアノーゼ**は，これらの部位に青紫色の変化として出現し，おもに呼吸異常の緊急徴候を示す．

> チアノーゼ

（2）**かんじる**

口や鼻の上に手をかざして，呼気を直接感じることで呼吸の有無を確認することも非常に重要である．呼気量や呼吸数の増減が把握しやすい．

（3）**きく**

呼吸音を直接，あるいは聴診器などを使用して聴取することで，呼吸異常の重要な所見を確認できる．たとえば，気管支喘息患者が急性発作を起こしたときは，気道狭窄音（ヒューヒュー，ピーピー）である喘鳴が聴取される．同様の音は上気道閉塞時にも観察される．

（4）**かぞえる**

正常成人では1分間に14〜20回の呼吸を行う．胸郭の動きや呼気を確認して，呼吸数を観察する．呼吸数や呼吸の深さは直接，酸素と二酸化炭素の供給，排出に関与しており，多すぎても少なすぎてもいけない．一般に11回／分以下を徐呼吸，24回／分以上を頻呼吸と定義している[4]．

> パルスオキシメーター

（5）**パルスオキシメーター**

非侵襲的に血液中の酸化ヘモグロビンの割合を測定することにより，低酸素症のモニタリングが可能な装置である．最近では低価格で非常に小型の装置が販売されていて，寝たきり高齢者などへの訪問歯科診療時に携行・装着することにより，診療中の安全性の向上にも寄与している．今後，さらに低価格化が進むにつれて，診療時に欠かせないモニターとなるであろう．

酸化ヘモグロビンの割合は，酸素飽和度として百分率で表示され，95％以上が正常値である．酸素飽和度が90％を切ると低酸素症と診断され，迅速な原因の確定ならびに緊急の酸素投与

循環

が必要となる．

4）循環

心血管系の簡易かつ代表的なパラメーターとして，脈拍と血圧があげられる．

（1）みる

要介護患者と対面したときから，顔色をはじめとした，患者の外見や動作をよく観察する．血色や運動機能，体格や四肢の動かし方など，心拍出量や血行動態を推定するのに参考となる所見は多い．

（2）さわる

循環動態の把握でもっとも信頼できる方法は，脈拍を含めて患者の身体にさわることである．さわることにより，患者のさまざまな情報が瞬時に入手可能である．たとえば，脈拍であれば（通常，橈骨動脈を触診する）その緊張度，リズム，脈拍数などがわかり，さらに皮膚の性状や温冷感，浮腫の有無や皮膚弾性など，多くの所見から全身状態がかなりの程度推察できる．したがって，いかなる処置に際しても，診療前から必ず脈拍を中心として患者の身体に積極的にさわるようにし，循環動態の情報を得るよう努力すべきである．診療中も，たとえば局所麻酔時には口唇や顔面の動脈を触知しておき，その変化を観察すればよい．

（3）かぞえる

脈拍数

循環動態を数値化して定量すれば，客観情報として有用に評価可能である．臨床上，もっとも簡便に測定できるのは**脈拍数**である．一般的には，10〜15秒間の脈拍数を計測して，4〜6倍にすることで1分間の脈拍数を決定する．ただし，不整脈が著しいときには1分間，正確に計測する必要がある．脈拍数の正常値は60〜90回／分で，それより回数が少なければ徐脈，多ければ頻脈と表現される．いずれも心拍出量に影響を及ぼすため，歯科診療時に脈拍数の大きな変化が観察されれば，診療を中断して安静にさせ，正常値に復するのを待つ必要がある．

血圧

WHOの高血圧の診断基準

（4）はかる

脈拍数とともに一般的であるのが血圧である．観血処置のみならず，あらゆる処置時に血圧測定が必要である．

1999年にWHOの高血圧の診断基準[5]（p.26の表1参照）が改定されたが，生命予後の改善を目標とするため，かなり低い血圧（120／80mmHg以下）が至適血圧と定義されたのは興味深い．しかし，歯科診療時に高血圧症患者をこの値まで降圧する必要はなく，むしろその変動の相対評価を厳重に管理すべきであろう（普段の血圧の上下20％以内）．もちろん，未治療の高血圧症や，内科的にコントロール不良の高血圧症患者に対する歯科診療は，最小限の処置に留める必要があり，注意が必要である．

歯科診療に伴い，著しい血圧の変動がみられても，脈拍数の変化と同様にその多くは，診療を中断して安静にすれば元に戻ることが多く，むやみに降圧薬を投与する必要はない．投薬によりかえって血圧の強い低下を惹起することがあり，診療中の血圧上昇に関しては慎重に対応すべきである．

【参考文献】
1）井口昭久編：これからの老年学　サイエンスから介護まで．名古屋大学出版会，名古屋，2000．
2）加藤仁資，奥山秀樹編：これからの訪問歯科診療．医歯薬出版，東京，2000．
3）篠原幸人：意識障害．新臨床内科学，医学書院，東京，p15，1994．
4）住友雅人：救急救命処置．第5版歯科麻酔学，医歯薬出版，東京，p477-494，2001．
5）1999 World Health Organization-International society of hypertension guidelines for the management of hypertension. Guidlines subcommittee. J Hypertens 17：151-183, 1999.

3. 訪問歯科診療時の観血処置

キーワード

a. 在宅患者の口腔疾患の特徴

在宅患者の場合，口腔ケアが不十分な場合が多く，義歯装用患者では，義歯清掃が不十分で，着脱さえ行われていない場合も少なくない．このような患者では①**義歯性潰瘍**，**義歯性線維腫**，**床下粘膜異常**を伴っている．また，②**多数歯齲蝕**が進行しており，残根状態になっていることが多い．一般に③**歯周病**が進行しており，**歯肉膿瘍**や**歯槽膿瘍**，④**歯肉出血**が認められることもしばしばである．ワーファリン，パナルジン，バッファリンなどによる抗凝固療法，抗血小板療法や血液疾患（白血病，再生不良性貧血，特発性血小板減少性紫斑病（ITP），血友病など），肝硬変の血小板数低下により歯肉出血が生じていることもあることから全身疾患と口腔内所見の関連について常に考慮しておくことが肝要である．

全身疾患によってはその治療薬剤の副作用から特徴的な口腔内症状を呈するものがあり，口腔内局所の診察時には注意を要する．てんかんに対するヒダントインや高血圧患者のニフェジピンおよび臓器移植患者の免疫抑制剤サイクロスポリンによる⑤**歯肉増殖症**などが挙げられる．

一方，全身疾患に特有の口腔症状を呈するものもある．貧血患者では舌炎，口角炎，口腔粘膜萎縮，潰瘍など⑥**口腔粘膜病変**が認められる．糖尿病，肝硬変，腎透析患者では本来の免疫能が低下していることが多く，口腔衛生が不備な場合には容易に⑦**感染症**を生じる．重度の歯周感染症，口腔カンジダ症，単純性ヘルペス，帯状疱疹ヘルペスなどが生じやすい．

骨髄移植患者では移植片対宿主反応病（GVHD）の口腔症状として口腔粘膜全体に炎症が認められることが多く，易出血性である．また，⑧**口腔乾燥症**は加齢的変化として高齢者全般に認められるが，とくに貧血，糖尿病，腎透析，骨髄移植患者やリウマチ患者に強く認められる．また，在宅患者ではADL，パフォーマンスステータスが低下していることから，体位変換や移動の際，転倒して歯牙破折，脱臼，場合によっては⑨**顎・**

歯肉出血

歯肉増殖症

感染症

口腔乾燥症

顔面骨骨折を受傷することがある．なかでも頬骨骨折が比較的多い．良・悪性腫瘍や嚢胞性疾患も認められることがある．

b．訪問診療で可能な口腔外科的観血処置の規模

　訪問診療では，画像診断や綿密な治療計画が必要とされる悪性腫瘍や良性腫瘍でも広範なもの，骨折の治療は困難であり，安易に生検や初期治療に着手せず，応急処置に留めて後方支援病院の専門医に治療を依頼すべきである．治療時間の長い難抜歯，埋伏歯抜歯，多数歯抜歯，広範な歯周外科処置なども設備の整った後方支援病院での治療が原則となる．

　訪問診療で可能な口腔外科的観血治療は，①単純抜歯や②膿瘍切開，③少数歯の歯肉切除，④除石，線維腫などの⑤良性腫瘍で小範囲なもの，⑥嚢胞の開窓，これらの外科処置に付随する点滴などに制限されるが，それらも後述する在宅患者となった原因疾患（全身疾患）のコントロール状態による．

c．患者の医学的背景をつかむ

　対象患者がどのような既往により在宅医療を受けるようになったのか詳細に把握しておくことが肝要である．患者の医学的背景として①出血傾向の有無，抗凝固療法や抗血小板療法（ワーファリン，パナルジン，バッファリン，アスピリン，ヘパリン）の有無，血小板数などは観血的処置に欠かせない情報である．

　②感染症（ウイルス性肝炎，AIDS，MRSA感染など）の有無も観血的処置を行う際，感染予防の点で必要な情報である．とくにMRSA感染の有無は観血的処置後にあるいは急性感染症に処方される抗菌薬の効果に影響が及ぶことから重要といえる．

　③患者が抱える全身疾患の種類とその程度（高血圧，脳血管障害，糖尿病，心疾患，腎疾患，肝疾患，呼吸器疾患およびADL，パフォーマンスステータス，NYHA心機能分類，WHO/ISH高血圧症分類など）を詳細に把握し，患者の全身疾患の系統性を理解しておくことが必要である．たとえば，重度の糖尿病患者は動脈硬化症を伴っており，高血圧や心疾患，脳血管障害，腎

障害など循環器系に系統的病変を抱えていることが多く，他疾患との関連に注意を要する．

④現在の投薬内容を明確にする．上記に述べたように，高齢者では複数の全身疾患を有していることが多く，内服薬も各科から多数処方されている．これらの薬剤には相互作用を示すものもあり，歯科治療において投薬する際にも配慮が必要である．

⑤患者の生活習慣や最近の様態の変化についても患者家族や介護者から情報を集めておくことが重要である．とくに高齢者では短期間に病状が一変していることがあり，在宅での観血的処置が不可能な場合も少なくない．

⑥在宅患者はADL，パフォーマンスステータスが低下し，嚥下が困難な場合も少なくない．高齢者の嚥下困難は咳反射を欠く場合があり，誤嚥性肺炎の点から歯科治療上重要な症状であり，正確に把握しておくべきである．

d．内科主治医との連携

患者の既往歴，輸血歴および手術歴を照会し，過去に行われた治療の詳細について把握しておく．全身状態で不明な点は内科医に改めて検査依頼をして現在の状態を明らかにしておくことが必要である．また，在宅で行うべき観血的歯科治療の内容（抜歯，膿瘍切開，歯肉切除，除石など）について施術に要する時間や外科的侵襲の規模を伝え，全身疾患とリスクについて内科医の意見を求め，在宅で可能な治療か否かを十分に協議しておく．

e．訪問歯科診療での観血的処置が可能か否かの判断

在宅患者では，全身疾患を多数有している患者がほとんどであるため，単純に一疾患のコントロール基準を満足することのみが観血的処置の判断基準にはならない．また，個々の在宅患者において介護状況や内科的ケアの状態が異なることから，必ずしも画一的な判断基準を設けるのは適切ではない．それは，在宅患者では系統疾患すべてに良好なコントロールがなされているわけではないからである．しかし，歯科疾患，口腔外科的

疾患の緊急度によってはやむを得ず在宅にて観血的処置をとらざるを得ない場面に遭遇する．

以下に挙げる代表的疾患の観血的処置是非の判断はあくまで参照であり，基本的には内科主治医と連絡を密にして複数の全身疾患のコントロール程度を確認し，患者の歯科疾患，口腔外科的疾患の緊急度との兼ね合いから判断することが望ましい．もし，系統疾患の多くがコントロール不十分であるならば，安易に在宅診療で観血的処置を行うべきではなく，後方支援病院の協力を得て慎重に対処すべきである．

1）狭心症

重症度の把握はNYHA心機能分類（p.38の表6参照）と安定型か不安定型かの鑑別を行う．NYHA II 度以下で，安定型であれば単純抜歯や膿瘍切開は可能である．NYHA III 度以上あるいは不安定型であれば投薬や局所の消毒などに留め，後方支援病院へ協力を依頼すべきである．

2）心筋梗塞

NYHA心機能分類に準じた重症度の把握，観血的処置にはNYHA II 度以下であることが望ましい．糖尿病や高血圧症などの基礎疾患のコントロール状態が良好であり，心筋梗塞発作後少なくとも6か月以上経過していること，抗凝固療法の有無，場合によっては抗凝固療法の一時中止が可能な状態であることなどを満たしていれば，心負荷のかからない単純抜歯や膿瘍切開は可能であるが緊急度が少ない場合は，原則的には投薬や局所の消毒に留め，後方支援病院に協力を依頼すべきである．

3）糖尿病

75g経口ブドウ糖負荷試験（表1）で空腹時121〜140mg/dl，2時間値161〜200mg/dl，HbA_1c 6.1〜7.0程度にコントロールされていれば単純抜歯や膿瘍切開などは可能であるが，循環器系に合併症等があればそれらのコントロール状態が良好であることが前提となる．抗菌薬の術前投与が必要である．

4）高血圧症

WHO/ISH（1999年）の高血圧症分類（p.26の表1参照）のグレード1高血圧（収縮期血圧140〜159mmHg，拡張期血圧90

表1　75gOGTTにおける判定区分と判定基準

		グルコース濃度		
		静脈血漿	毛細管全血	静脈全血
糖尿病型	空腹時値 or 2時間値	≧126mg/dl	≧120mg/dl	≧120mg/dl
		≧200mg/dl	≧200mg/dl	≧180mg/dl
正常型	空腹時値 and 2時間値	<110mg/dl	<100mg/dl	<100mg/dl
		<140mg/dl	<120mg/dl	<110mg/dl
境界型		糖尿病型にも正常型にも属さないもの		

日本糖尿病学会委員会勧告値（1999）

～99mmHg）にコントロールされており，糖尿病，循環器系疾患（心疾患，脳血管障害，腎疾患，動・静脈瘤など血管病）の合併症がコントロールされていれば単純抜歯や膿瘍切開は可能である．合併症のコントロールが不十分な場合は，後方支援病院での合併症コントロールが必要となる．

脳血管障害

5）脳血管障害

　脳血管障害には脳梗塞と脳出血があるが，いずれも複数の基礎疾患を有する場合が多い．高血圧症，心筋梗塞，心臓弁膜症，心奇形，狭心症，糖尿病，てんかんなどである．特に血圧の変動には細心の注意が必要であり，治療前の収縮期血圧170mmHg以上，拡張期血圧95mmHg以上，脈拍100／分以上であれば治療は延期することが望ましい．また，少なくとも脳梗塞発症後6か月以内の観血的処置は禁忌である．前述した高血圧症，糖尿病，心疾患のコントロールが不十分な場合は再梗塞，再出血を起こす恐れがあり，脳梗塞患者では抗凝固療法を行っていることから安易に在宅診療において観血的処置を行うべきではない．内科主治医との連絡が不可欠であり，コントロールされている場合でも簡単な歯科処置に留めるべきである．

腎透析

6）腎透析

　腎透析患者は多彩な合併症を有している．高血圧症，虚血性心疾患，心不全，貧血，出血傾向，肝機能障害，細胞性免疫低下，色素沈着，骨代謝異常，副甲状腺機能亢進症などである．

観血的処置では，合併症のコントロールがなされていても易感染性，出血傾向，創傷治癒不全が予想されることから，在宅診療での処置は非観血的な処置に留め，観血的処置は後方支援病院の協力の下に行われるべきである．

7）肝硬変

肝硬変患者では肝臓で産生される凝固因子（Ⅰ，Ⅱ，Ⅴ，Ⅶ，Ⅸ，Ⅹ）の減少および脾臓機能亢進による血小板，赤血球減少により，出血傾向や貧血が認められる．また，免疫能の低下により易感染性となる．また，食道静脈瘤，痔静脈拡張や脾腫を合併しており，重症では低アルブミン血症から腹水を生じる．観血的処置では血小板減少による出血傾向が最も重要で血小板数5万/mm^{3}以下では止血困難となる．静脈瘤，腹水や出血傾向が明らかな患者では静脈瘤破裂や臓器出血による急性腹症に対応できない在宅での観血的歯科診療は困難であり，後方支援病院への協力を依頼する．

8）血液および関連疾患

（1）**再生不良性貧血**は骨髄における赤血球を主体とする血球低形成からなる貧血で，血小板数や免疫能も低下し，易感染性である．観血的処置には血小板輸血が必要となる場合が多く，後方支援病院の協力が不可欠となる．

（2）**特発性血小板減少性紫斑病**（ITP）は原因不明の血小板減少を主症状とする疾患で，血小板輸血を必要としなければ（血小板数5万/mm^{3}以上）在宅にて観血的処置可能である．

（3）**悪性貧血**はビタミンB$_{12}$葉酸欠乏による貧血で，多くの症例で胃癌，小腸憩室，血小板減少，甲状腺疾患，糖尿病，腎不全などの合併症を抱えている．これらの合併症の治療がなされていれば在宅での観血的処置は可能である．

（4）**白血病**は造血臓器悪性腫瘍の代表的疾患である．観血的処置は白血病治療が前提となるが，在宅患者の場合寛解期にあると思われるため，感染および出血に注意を払えば可能である．

（5）**血友病**は凝固第Ⅷ因子（血友病A），第Ⅸ因子（血友病B）欠乏から生じる血液凝固異常を主症状とする遺伝性疾患である．多くの場合すでに診断がなされており，局所止血と感染に留意

すれば簡単な観血的処置は可能であるが，術後出血に備えて後方支援病院との連携が必要である．

ステロイド療法

9）ステロイド療法を受けている患者

長期間にわたるステロイド剤を投与されている患者では副腎皮質機能低下が考えられ，ストレスの強い難抜歯や歯周外科手術では前もってステロイド剤の増量を行う必要がある．また，創傷治癒の遅延，易感染性があるので在宅では，単純な観血処置に留める必要がある．ステロイド剤の増量を行う場合は，観血的処置の内容を内科主治医に伝え，ステロイド剤の量を判断してもらうことが基本となる．

f．訪問歯科治療の注意点

1）出血傾向を有する患者への配慮

心疾患（弁膜症，心筋梗塞，狭心症），脳梗塞，腎透析患者などはワーファリン，パナルジン，バッファリン，アスピリン，ヘパリンなどによる抗凝固療法，抗血小板療法を行っており，血液疾患や肝硬変患者では血小板減少による出血傾向が予想される．内科主治医との連携を密にして抗凝固薬の減量あるいは一時中止が可能か否か判断しておくことが必要である．血小板数の減少には血小板輸血を考慮に入れ，在宅診療で可能か否か内科主治医と相談しておくことが肝要である．近年では小規模な観血的処置には抗凝固療法を行ったまま治療する機会が多く，このような場合は，局所止血を十分行う配慮が必要である．局所止血には酸化セルロース製剤やコラーゲン製剤などを用いた縫合処置が有効であるが，状況によっては，前もって止血プレートを作製しておくことも重要である．

2）免疫能低下が考えられる患者への配慮

糖尿病，腎透析，肝硬変，血液疾患，自己免疫疾患患者（ステロイド療法を行っている患者）は免疫能の低下が考えられ，観血的処置による術後感染症に留意しなければならない．また，手術創面の治癒遅延が予想されるので，創面の縫合処置，抗菌薬の術前投与や用量の増量，投与期間の延長が必要となる．

3）局所麻酔時の配慮

心疾患，高血圧，糖尿病，脳血管障害では，局所麻酔剤に含有される血管収縮薬エピネフリンの影響を考慮する必要がある．高血圧症では汎用されている歯科用局所麻酔カートリッジには8万倍エピネフリンが含有されており，WHO/ISH1999年高血圧症分類のグレード2では40μまで（カートリッジ2本以内），グレード3では20μgまで（カートリッジ1本以内）を目安にするとよい．また，心疾患ではNYHA分類のⅠ度で40μ（15分以上かけて），Ⅱ度で20μg，Ⅲ度以上ではシタネストオクタプレッシンに変えることを一応の目安とする．

4）薬剤の処方

抗凝固療法を行っている患者，とくにワーファリンを服用している患者にはその作用を増強する薬剤が挙げられている．サリチル酸系鎮痛薬（アスピリン，バファリン），抗不整脈薬硫酸キニジン，フェノチアジン系抗ヒスタミン剤，糖尿病治療薬トルブタミド，抗てんかん薬ジフェニルヒダントインなどは，ワーファリンの効果を増強する．腎透析患者へのペニシリン，セファロスポリン系抗生物質の投与は両薬剤とも透析性があるので腎透析後に負荷量を再投与する．腎不全患者には腎毒性の比較的弱いプロピオン酸系（ニフラン，ブルフェンなど）酢酸系（インダシン，クリノリルなど）が適している．透析患者へのサリチル酸系鎮痛薬投与は，ヘパリンの作用を増強するので禁忌である．肝硬変患者への抗菌薬投与は主に腎排泄であるペニシリン，セファロスポリン系抗生物質が適している．酸性消炎鎮痛剤は肝障害が強いので，肝障害の少ない塩基性消炎鎮痛剤（ソランタール，イソキサール，メブロンなど）を用いる．血小板減少のある肝硬変患者には血小板凝集抑制作用のあるサリチル酸系，フェニルブタゾンなどの消炎鎮痛薬は禁忌である．静脈瘤を有する肝硬変患者には消化管出血を避けるため座薬を使用する．食事制限や肝性脳症の既往のある患者にはこれを増悪させる危険のある鎮静剤セルシンの投与は禁忌である．

【参考文献】
1) 上田　裕　監修：高齢者歯科医療マニュアル．永末書店，京都，1992．
2) 加藤譲治ほか：腎不全透析療法患者における口腔症状，その1：スクリーニング結果．日口外誌，29：1872-1878，1983．
3) Little, J. W. et al : Dental management of medically compromised patient, C. V. Mosby Co., 1980.
   金子　譲：高血圧患者に対する歯科治療の対応—歯科麻酔医の立場から—．有病者歯科医療，1：39-44，1992．
4) WHO/ISH（1999）：Journal of Hypertension, 17(2)：151, 1999.
5) McCarty, F. M. : Emergencies in dental practice prevention and treatment. W. B. Saunders Co., 1979.
6) 西田百代：有病者歯科治療のガイドライン．クインテッセンス出版，東京，1998．
7) 渡辺　誠　監修：高齢者歯科学．永末書店，京都，2000．

4. 病診連携の実際

キーワード

a. はじめに

　高齢化や医療の進歩により，重篤な全身疾患をもつ有病者への歯科診療の需要が増加している[1]．とくに高齢有病者の場合は在宅や施設において寝たきり状態となっていることも少なくない．この場合には通院は困難であり訪問診療に頼らねばならないことが多い．訪問診療は，経済性・機動性・その他諸々の条件もあり，地域のかかりつけ歯科医が診療の主体を担っている．しかし現状では訪問診療で観血的治療を行うことは困難が伴う．予備力が乏しく多様な投薬状況の患者に対しては通常の歯科診療をも躊躇せざるを得ないこともある．

訪問診療

かかりつけ歯科医

　歯科診療は，一診療所において自己完結的に行われてきたのが特徴である．しかし有病高齢者では，上記の問題が生じ他医療機関との連携の必要性が生じる．歯科診療での連携の場合，歯科大学・歯学部および附属病院の存在は最大のメリットである．だが歯科大学附属病院は16都道府県のみに位置しており，約2/3の県はこれを抜きにして連携を構築していかなければならない．筆者の居住する熊本県も例外ではない．しかも歯科（歯科口腔外科）が設置されている病院は少数であり偏在している．地域の特性は如何ともしがたく，かかりつけ歯科医が安心して訪問診療を行うには，考えられる医療資源を十二分に活用することが必要となる．地域差はあるが，熊本県を例にあげると，厚生労働省歯科保健医療対策事業として「要介護者等歯科治療連携推進モデル事業」[2]で訪問診療における連携体制の構築を図っているところである（平成13年3月現在）．これまでの経緯と今後の方針を示すことで，それぞれの地域で連携事業を始められる予定の諸兄にとって参考となれば幸いである．なお対象症例等についてはすでに優れた成書があるのでそちらを参照されたい[3]．

b. 連携の現状認識

　要介護高齢者への訪問歯科診療における連携体制を構築する

ためには，まず現状を認識し問題点を抽出することが第一段階である．

1）熊本県内の要介護高齢者の現状

熊本県の総人口は約186万5千人（平成11年11月現在）で，その高齢化率は全国平均16.7％に対し20.7％であり，全国平均に比べ7年ほど先行している．その中で要介護高齢者は平成10年度の調査によれば，全高齢者の約11％,4万3千人であり施設と在宅でほぼ同数が生活している[4]．

2）熊本県内の要介護高齢者への歯科診療に関する認識

熊本県内の要介護高齢者への訪問歯科診療は，現在年間2355人（平成11年度）であり，要介護高齢者総数の約5.5％となっている[5]．この状態は，県民の間に訪問歯科診療への認識が低いことに加えて，現在の診療体制では全身疾患の罹患率が高い要介護高齢者への診療に限界があるのではないかと考えられる．一方で，要介護者に対する歯科診療の重要性は健常者へのそれに比べても決して低くはない．むしろ歯科診療によるADLの向上や，不良な口腔内環境がさらに疾病を惹起したという事例に接することも多い．要介護者の健康増進にとり歯科診療は不可欠であるとさえ考えられる．

3）アンケート調査実施の必要性

要介護高齢者は，その全身的状態から生活行動範囲が狭い．そこで歯科診療にあたっては，それまでの生活の中で診療を受けてきたかかりつけの歯科医師にまず受診するのが自然である．しかし，歯科医師のみでは対応できないような状態の要介護者の場合，歯科医師と医師（歯科と医科）の連携・協力下に診療が行える場が必要となってくる．しかも地域単位（例えば郡市および隣接地域単位）に設置されればより好ましい．そこで要介護者等歯科診療の実態および医療機関の意識を把握するためにまずはアンケート調査を実施した．アンケート対象は，歯科診療所はもとより，かかりつけ歯科医を支援するのに最も期待される各地域において中核的機能を持つ病院とした．さらに本県では，現在までかかりつけ歯科医が診療するにあたり連携をもってきたものに有床歯科診療所があり，高次的機能を果たし

てきた．今後の本県での連携を図るのに重要な存在でありアンケートの対象に加えた．次項に今回のアンケートにより得られた本県における病診連携の問題点を述べる．

c．アンケート調査から

1）歯科診療所（756県歯科医師会会員）

病診連携の言葉の周知率，訪問歯科診療の取り組み状況，診療時の問題点，診療を行っていない理由や要介護者の歯科診療を盛んにするために歯科医師が歯科医師会や行政に望むことなどについて尋ねた．

2）中核的病院（30病院）

歯科（歯科口腔外科）開設および病床の状態，病診連携室の設置の有無，搬送用の車両や救急専門医の配置について問うた．歯科（歯科口腔外科）が設置されている病院では重点を置いている診療内容（口腔外科，一般歯科，障害者歯科，老人歯科）について尋ねた．歯科が設置されていない病院では歯科診療所からの依頼状況（訪問診療，全身評価，緊急時対応）について尋ね，さらに今後歯科診療所との病診連携促進に必要なことについて記載してもらった．

3）有床歯科診療所（3診療所）

歯科医師数，病床数，紹介患者数，設備状況などについて問うた．またそれぞれの診療所で重点を置いている診療内容（口腔外科，一般歯科，障害者歯科，老人歯科）について尋ねた．

以上の歯科診療所，中核的病院，有床歯科診療所へのアンケート調査結果から本県における要介護者歯科治療では次項に示すような実情が明らかとなった．

(1) 歯科診療所において要介護者への歯科診療を行う意欲は高いが，とくに訪問診療の場合の診断や治療に限界を感じている歯科医師が多い．

(2) 県民においては訪問歯科診療の存在，歯科医師の間では病診連携の概念そのものが十分には知られていない．

(3) 病診連携の基礎となる歯科診療所と病院との交流が少ない．

（4）搬送システムが確立されておらず，行政や歯科医師会にシステムの構築を望むものが多い．
　　（5）病院歯科（歯科口腔外科）および歯科病床が少なく偏在している．有床歯科診療所への紹介患者数は多く地域歯科医療で重要な立場を占めている．

d．歯科医師会と一病院との連携

　一般的に，ある地域でどんな立派なシステムが構築されても，条件が異なる場合はそれを模倣するには無理なことが多い．従来，要介護者や障害者等の歯科医療に関する連携システムは，歯科大学・歯学部の存在する都道府県で主に検討され実施されてきた．大いに参考となる点も多いが，地方ではその実情に対応した方策を講じなければならない．そこで本県においてはまずアンケート調査を実施し，歯科医療関係者の意識および病診連携の実態を把握するよう努めた．その上でモデル的に地域の歯科診療所と一病院との間での連携を構築し，その経験を県下全域での連携に生かしていくことで事業の効率性を図ることにした．

　アンケートからは，訪問歯科診療の啓蒙，診断や治療内容の限界，歯科診療所と病院との交流，搬送システムの確立などが問題点としてあがった．その上で行政や歯科医師会にシステムの構築を望むものが多いことが判明した．そこで表1に示したように，2年度ではモデル病院と歯科医師会で構成する世話人会の設置，説明会の実施，登録医制度，連携に関するリーフレットの作成および搬送手段の検討を行っていくこととした．さらに3年目に検討結果をもとに各地域の実情に照らし，無理のない事業展開とともにマニュアルを作成する予定である．

　表2に現在までの本院と歯科診療所における連携の具体的な内容について示した．歯科が窓口になり主として1〜2週間程度歯科入院下に行うものと循環器科，呼吸器科など内科各診療科に依頼するものがある．いずれにしても歯科のみならず病院機能全体を利用した協力体制が必要であり，そのためにも歯科医師間のみならず歯科医師と医師の間の交流が大きなポイント

表1　訪問診療を支援する連携体制構築の流れ

初年度　・要介護者等歯科治療連携推進委員会設置
　　　　・歯科診療に関する病診連携の調査実施
　　　　　　　歯科医師会員
　　　　　　　中核的病院
　　　　　　　有床歯科診療所
　　　　・先進地域（愛知県）視察・協議
　　　　・要介護者等歯科治療連携推進講演会開催

2年度　・モデル病院である熊本市民病院スタッフ，熊本県歯科医師会
　　　　　および関連地区の歯科医師会役員で構成する世話人会設置
　　　　・熊本市民病院の位置する熊本市東部支部および隣接の3郡歯
　　　　　科医師会に対する説明会実施
　　　　・登録医制度を発足，連携の推進および医学情報の共有を図る
　　　　・紹介手順方法，紹介が望ましい症例などを記載したリーフレ
　　　　　ットを作成し，歯科医師会会員に配布
　　　　・搬送手段について市町村を限定して可能な手段を関係者と協
　　　　　議

3年度（予定）
　　　　・2ヵ年の経験を基盤に県下各地域の環境に適応した事業を展
　　　　　開
　　　　・定期的な事例検討会の実施
　　　　・熊本県における要介護者等歯科治療連携マニュアルの作成

表2　訪問診療における熊本県歯科医師会と熊本市民病院との連携

1）歯科診療そのものに関すること（短期入院または歯科外来で）
　・要介護者の抜痛・抜髄その他有痛・観血的治療
　・要介護者の炎症，嚢胞，腫瘍，口腔粘膜疾患などの診断，治療
　・在宅痴呆高齢者の通常歯科診療
2）全身的なものに関すること（医系診療科において）
　・要介護者で全身疾患に罹患している場合の歯科治療前の全身評価・
　　加療
　・要介護者の訪問診療時，緊急事態が発生した際の対応
3）病院で診療した患者について歯科診療所に継続的診療依頼

　基本的に病院機能全体を利用し要介護者への歯科診療の支援・協力に
あたる

となる．また病院と歯科診療所の役割分担を明確にしておくことも円滑に継続していくことが重要である．

e．さらに広い連携へ

　今回のアンケート結果からもいえることであるが，地方によっては必ずしも病院歯科が設置されていない．本県では多くの医療圏で病院歯科が一つもないという実情である．その場合，病院で医系診療科の管理のもと歯科医師が出張診療などを行えるような体制を作るのも一法であろう．そのための行政の支援も必要である．また本県の一つの特徴とも思えるが，有床歯科診療所の活用も有効であろう．口腔外科を専門として地域において二次的機能を果たしており，訪問歯科診療でも高次の役割が望まれる．さらに本県においても歯科麻酔認定医が増加しており，今後病院，歯科診療所での活躍が大いに期待される．訪問歯科診療は，寝たきりの要介護高齢者が対象者となるがまだ始まったばかりである．従来の歯科診療の概念と異なるところも多い．関係者の広い連携により地域の特性に応じたシステムが構築されていくものと思われる．

【参考文献】
1) 伊東隆利，雨宮義弘ほか：有病者・在宅患者歯科医療アンケート調査─結果と分析，考察─．日本歯科医師会雑誌，48 (7)：801-810, 1995.
2) 熊本県歯科医師会：平成12年度厚生省歯科保健医療対策事業「熊本県要介護者等歯科治療連携推進モデル事業報告書」．社団法人熊本県歯科医師会, 2001.
3) 白川正順，伊東隆利，河村　博編集：有病者歯科診療．医歯薬出版, 東京, 2000.
4) 熊本県健康センター：熊本県・市町村健康ハンドブック．熊本県, 2000.
5) 熊本県健康福祉部高齢保健福祉課：介護保険事業計画等基礎調査（要介護者等実態調査）報告書．熊本県, 1999.

5. 歯科訪問診療の実際

a. 歯科訪問診療の経緯

歯科訪問診療は，依頼者の居所で分けると，在宅療養している人，入院・入所している人に大別される．

在宅からの依頼者をみると，昭和50年代半ばまでは，重度心身障害者や寝たきり老人などさまざまな状態の人達であったが，高齢社会の到来ともに，様相が一変し，昭和60年ころには**要介護高齢者**がその大半を占めるようになった．

病院でみると，事故による口腔損傷や口腔内からの出血などの事例が多くを占めていたが，次第に高齢者が増加し，義歯に起因する内容に代わってきた．

現在では，**介護老人施設**（特別養護老人ホーム・老人保健施設・療養型病床群など）からの依頼が多くを占めている．

※注）歯科の社会保険診療報酬では，解釈の意味が異なる『往診』と『歯科訪問診療』が，すべて『歯科訪問診療』（以下，訪問診療）に整理されている．

b. 歯科訪問診療と国の施策

歯科訪問診療は，高齢社会の到来に合わせるようにその要望が増加し，一部地域で昭和55年ころから積極的に取り組まれるようになり，次第に各地で取り組みがはじまるようになった．

厚生省は，各地の状況を踏まえ昭和63年度から『在宅寝たきり老人歯科保健推進事業』を実施．次いで『在宅要介護者歯科保健推進事業』を，また平成6年度から歯科医師に対し『在宅医療推進歯科医師研修事業』を実施．

平成12年度から，介護保険制度施行に合わせて組み替えが行われ"歯科における要介護者対策の推進"として予算化された．その内容は『介護保険等対応歯科保健医療推進事業』『歯科保健推進事業』『要介護者等歯科治療連携推進モデル事業』『在宅歯科保健医療ガイドラインの作成』となった．

なお，介護老人保健施設・介護老人福祉施設には，努力義務規定として協力歯科医療機関の設置が設けられている．

キーワード
要介護高齢者
介護老人施設

歯科衛生士についてみると，平成7年度から歯科衛生士に対して『地域保健医療推進歯科衛生士研修事業』を実施するに至っている．

c．歯科訪問診療等の実施状況

歯科訪問診療は全国で実施されており，その状況を社会医療診療行為別調査（平成9年6月審査分）の資料から紹介する．

本調査は，毎年6月診療分の診療報酬明細書から必要数抽出し，国内で行われている社会保険における診療頻度や点数などを推計している．

1）調査対象

本調査対象の明細書は，社会保険診療報酬支払基金・国民健康保険団体連合会に提出された政管健保・一般国保・老人医療の中から抽出

2）明細書枚数：医科　264366枚　・・　歯科　26188枚

3）歯科関係在宅医療総数推計

調査対象時期の歯科医療機関数は全国で約90500施設．内調査された944医療機関（病院併設の含む）から全国で実施されている状況を推計．

　　推計総回数　　　　　　　113622回
　　　病院併設歯科分　　　　3034回
　　　　歯科診療所分　　　110588回

歯科訪問診療・訪問歯科衛生指導は次第に増加，なかでも訪問歯科衛生指導の伸びは大きく，介護保険制度の施行の影響と思われる．

平成12年4月の診療報酬改訂で，歯科訪問診療にかかる診療報酬が大幅に減額されたことが，どのような影響を及ぼしてくるのか様子をみたい．

d．介護保険制度と訪問診療

1）訪問診療と介護報酬

介護報酬

介護保険制度における介護報酬は，居宅の場合，歯科医師による居宅療養管理指導料が，1か月1回（940単位），歯科衛生士

等が指導を行った場合，居宅療養管理指導料は，1か月4回（500単位）まで算定できる．

義歯を作成するなどの医療費は従前同様，医療保険からの給付対象となる．また，歯科衛生士等による指導は，従前医療費で賄われていた部分がすべて介護保険の適用となっている．

介護老人施設に入所している人の歯科治療費や指導料は，在宅と異なり従前と同じ医療保険からの給付対象となり介護保険の適用はされない．

したがって，居宅の場合には，医療費に介護費用が上乗せとなり，負担が増すこととなった．この取り扱いは利用者に分かりづらい内容となっている．

※具体例・・居宅で治療と指導を受けた場合の経済負担
（平成13年7月現在）

居宅の場合・・従前　医療費　　800円×4回＝1200円
　　　　　　　　現在　医療費　　800円×4回＝1200円
　　　　　　　　　　　介護費用　940円×1回＝ 940円
　　　　　　　　　　　　　　　　500円×4回＝2000円

　　　　　　差し引き, 2940円増となった．

※参考に，愛知県における歯科医師の居宅療養管理指導費の請求件数は，ここ数か月400〜500件を推移している．

※介護予防事業と歯科

平成13年6月には，介護予防事業総合的実施が打ち出され，市町村保健婦と在宅介護支援センターの連携と事業推進に向け，新たな施策が打ち出された．

この介護予防事業は3本の柱が設けられ，①転倒予防　②閉じこもり予防　③気道感染予防がうたわれている．この気道感染予防は誤嚥性肺炎の予防であり口腔ケアである．

厚生労働省から，介護予防指導者用テキストが，各都道府県に配布された．

同時に在宅介護支援センターで用いる『介護予防プラン作成マニュアル』が作成され，歯科口腔領域の課題分析項目が設けられ使用されることとなった．

2）介護サービス計画と居宅療養管理指導

ケアプラン　要介護者が介護給付を受けるには，**介護サービス計画（ケアプラン）**の作成が不可欠で，医療系のサービスの一環として居宅療養管理指導も原則的にその中に組み込まれることになっている．

ケアマネジャー　介護サービス計画作成は**介護支援専門員（ケアマネジャー）**，介護認定調査は市町村職員もしくは介護支援専門員が行う業務と法で規定されている．

介護認定調査や介護サービス計画の作成を依頼されたケアマネジャーは，対象者の状況を課題分析するが，このとき用いられる課題分析項目に口腔に関する内容が設けられており，食物摂取に問題があれば，歯科医療機関に連絡を図り対処することになる．

したがって，介護保険制度が潤沢に進められると歯科訪問診療・訪問歯科衛生指導の需要は，増加することが推測される．

居宅療養管理指導費は単品の取り扱いとされており，介護給付限度額外とされている．したがって，介護支援専門員は一部負担金が限度額以外に必要となることを案内しておかなくてはならない．これは，主治医が行う居宅療養管理指導と同様である．

現状では，介護支援専門員が介護サービス計画作成時に，医師・歯科医師に連絡を図らないことが問題として浮上している．

通知では，介護サービス計画に医療系サービス（居宅療養管理指導・訪問看護・訪問リハなど）が組み込まれている場合には，必ず主治医に連絡をすることとされている．

介護支援専門員は，平成12年時点で16万人（内，歯科関係者は約5000人）．

参考に，介護サービス計画表と，名古屋市で使用されているサービス調整票を紹介する（図1，2）．

e. 歯科訪問診療の実際

依頼者の多くは，脳梗塞など各種疾患の進行がある程度おさまり，比較的安定した状態にある人たちで，言い換えると，障

認定済・申請中

居宅介護支援事業者→利用者

平成 12 年 8 月分　サービス利用票（兼居宅サービス計画）

保険者番号	2 3 ● ● ● ●	保険者名	名古屋市	居宅介護支援事業者事業所名担当者名	● ● ● ●	作成年月日	平成　年　月　日	利用者確認
被保険者番号	1 0 0 ● ● ● ● ● ● ●	フリガナ 被保険者氏名	● ● ● ●	保険者確認印		届出年月日	平成 12 年 4 月 1 日
生年月日	明・大・㊚昭 7 年 6 月 26 日	性別	㊚男・女	要介護状態区分	要支援 1 ②2 3 4 5	訪問通所支給限度基準額	19480 単位／月	短期入所支給限度基準額	日／期間	前日までの短期入所利用日数	0 日
				変更後要介護状態区分変更日	要支援 1 2 3 4 5 / 平成　年　月　日	限度額適用期間	平成 12 年 7 月から 平成 12 年 12 月まで	限度額管理期間	平成 12 年 7 月から 平成 12 年 12 月まで		

提供時間帯	サービス内容	サービス事業者事業所名	日付	1	2	3	4	5	⑥	7	8	9	10	11	12	⑬	14	15	16	17	18	19	⑳	21	22	23	24	25	26	㉗	28	29	30	31	合計
			曜日	火	水	木	金	土	日	月	火	水	木	金	土	日	月	火	水	木	金	土	日	月	火	水	木	金	土	日	月	火	水	木	回数
9:00～14:00	身体介護10	● ● ● ●	予定							1					←	盆	休	→	→					1							1				3
			実績																																
9:45～12:15	家事援助 5	● ● ● ●	予定			1							1							1							1							1	5
			実績																																
9:00～13:00	身体介護 8	● ● ● ●	予定	1			1				1				←	盆	休	→	→																3
			実績																																
9:00～13:00	複合介護 8	● ● ● ●	予定											1							1				1			1				1			5
			実績																																
			予定																																
			実績																																
1/M	居宅療養管理指導 歯科医師	鈴木歯科	予定								1																								1
			実績																																
4/M(火)	居宅療養管理指導 歯科衛生士	鈴木歯科	予定	1							1				←	盆	休	→							1							1			4
			実績																																
			予定																																
			実績																																
			予定																																
			実績																																
			予定																																
			実績																																
			予定																																
			実績																																
			予定																																
			実績																																
			予定																																
			実績																																
			予定																																
			実績																																

（月間サービス計画及び実績の記録）

図1　介護サービス計画表（Dental Review, 61(2)：88～89, 2001より）.

介護支援・サービス提供
サービス調整票（ステップ１）

資料No.
平成　年　月　日

介護支援事業・介護サービス	介護支援事業・介護サービス
事業所名　〇〇〇事業所	事業所名　鈴木歯科医院
担当者名　ケアマネジャー　〇〇〇〇	担当者名　鈴木　俊夫
TEL	TEL　052-791-2875
FAX	FAX
E-mail	E-mail

※別添資料（本紙含まず）＿＿＿＿枚　　　　※別添資料（本紙含まず）＿＿＿＿枚

返信期日：　　月　　日迄

希望サービス名　居宅療養管理指導　　口腔ケア、はみがき　（身体・複合・家事）
概ねの住所　名古屋市中区　　　　　　　　　　要介護度　　3
概ねの年齢　67歳位　性別　男・女　（独居・昼間独居・同居）　介護保険　内・外・併用
自立度　☑J 一部自立　□A 準寝たきり(A1,A2)　□B 寝たきり(B1,B2)　□C 寝たきり(C1,C2)
痴　呆　□痴呆なし　□Ⅰ　□Ⅱ(Ⅱa,Ⅱb)　□Ⅲ(Ⅲa,Ⅲb)　☑Ⅳ　□M
感染症　有・無（感染症名：　　　）　　主な病名　ピック病

希望するケア内容
□入　浴：
□食　事：
□送　迎：
□排　泄：
□医療処置：
□その他：口腔ケア、歯みがき、歯石取り

特記事項　高校教員定年退職後
大学院卒業（H6.3）。その後急速に
坂をころげおちるように痴呆になった。
今は幼児がえりし、奥さまの所から
一歩も離れることができない。「おかあさん
おかあさん」と言って後をついてゆく
介護者の心の休まる暇がない。
はみがき不可

送信
| サービス開始予定日　4月1日〜 |
| 希望曜日　月・火・㊌・木・金・土・日　毎週・隔週・その他（　　） |
| 希望時間　13時ごろ |
| 不可日時 |
| 送信記述 |

返信
| 受　入　　可能・不可能・要相談 |
| サービス開始可能日　　　月　　日〜 |
| 可能曜日　月・火・水・木・金・土・日　毎週・隔週・その他（　　） |
| 可能日時　　　　　時ごろ |
| 返信記述 |

図2　介護サービス調査票（Dental Review, 61(2)：88〜89, 2001より）．　名介研　標準様式2000-101

害を有する高齢者である．したがって，診療に着手する場合，罹患している主疾病とその症状並びに，治療上留意する事項や服用薬剤について主治医から情報を得ておかなくてはならない．詳細は他稿参照．

要は，回復期・慢性期の障害を有する要介護者であり，要医療もしくは急性期の人達は，医療施設に入院していると考えればいいのではないだろうか．

f．在宅の場合
1）依頼
歯科訪問診療の依頼は，多くは脳梗塞や大腿骨骨折の後遺症，パーキンソン病，痴呆などで通院困難な人達である．依頼は，本人や家族以外に，介護支援専門員が多くを占めており，後者の場合その情報は，電話の後FAXを用いてサービス調整票が送られてくる．口腔内は，見やすい部位であることから，デジタルカメラやビデオなどを用い，パソコンや携帯電話で情報を簡単に交換することができれば，治療のみならず，口腔の状態把握や指導の充実に効果が期待される．

2）必要な情報
（1）主訴

主訴や状態が歯科医師に正確に伝わらないことが多い．多くは，義歯の破損・紛失・不適合で，次いで，疼痛，充塡物（つめもの）の脱離（とれる）や破損，う歯（むし歯）などである．なお，危険な状況として義歯の誤飲誤嚥も少なくな

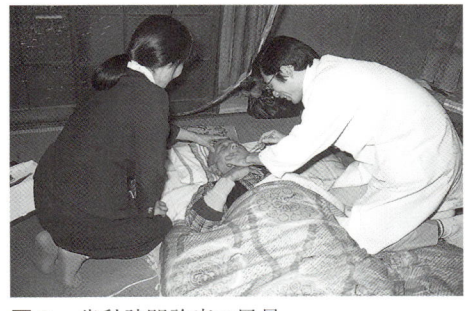

図3　歯科訪問診療の風景．

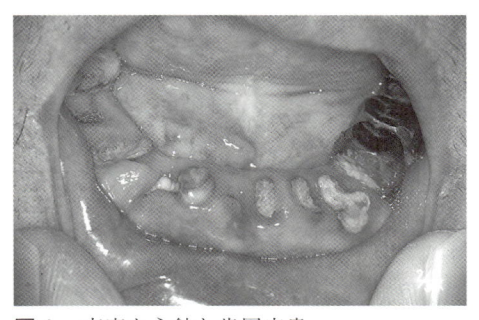

図4　高度なう蝕と歯周疾患．

い．したがって，正確な知識の普及が望まれる．
(2) 主治医の氏名と診療所・病院の住所および連絡先
(3) 全身状態と罹患疾病

　罹患している疾病とその進行状況をはじめ，すでに有している疾患や障害の程度や状況などの情報が必要である．なかでも，罹患疾病による予後や痴呆の程度は治療方針に大きな影響を与える．具体的に必要な項目を挙げると

・障害を引き起こした疾患
・健康状態に影響を及ぼしている疾患
・障害老人の日常生活自立度
・痴呆性老人の日常生活自立度
・現在の全身状態
・罹患疾病の進行状況と予後などがある．

(4) 感染症の有無

　肝炎・MRSA・結核・介癬など感染性のある場合には，病院感染の予防をはじめ医療者が感染もしくはキャリヤーとならないよう，治療に着手する前までに情報提示が不可欠である．

(5) 介護保険受給者証

　要介護認定を受けている人については，介護保険証の確認が必要となる．確認事項として

居宅療養管理指導費

・居宅療養管理指導費

　介護保険制度では，毎月1回歯科医師の居宅療養管理指導が，歯科衛生士等による訪問歯科衛生指導も，従前，医療保険で給付を受けられていた内容が，居宅療養管理指導として位置付けられた．

要介護度

・要介護度

　介護状態に変化がなければ,6〜12か月後に再調査があり，介護認定が行われる．そこで，変化があれば，要介護度が変更され，受けられるサービスが異なってくるため，介護保険証の確認を忘れてはいけない．

介護認定有効期間

・介護認定有効期間

　継続的に診療を行っていると，毎月保険証を確認し忘れる

ことがあり，有効期限の確認を必ず行わなければならない．
介護保険制度では，医療保険制度と異なり，保険証の切り替えが頻繁に行われるので，絶えず注意していなくてはならず介護支援専門員との連携が不可欠となる．
（6）現在の介護者とキーパーソン
　治療方針の決定と同意，治療費などの支払者がだれか確認する．
（7）介護支援専門員並びに所属事業所とその連絡先
　治療方針や治療費などの支払について，その状況を介護支援専門員に連絡し，主治医をはじめ介護サービス提供関係者にトラブルが発生しないよう調整を依頼する．
（8）服用薬剤
　ワーファリン，バッファリン，パナルジンなどの抗凝固剤は，抜歯後の出血の原因となる．抗凝固剤は，口腔乾燥などを呈してくるため，治療や指導に際し主治医と検討することが不可欠となる．なお肝疾患など血液凝固系に影響を与える疾患にも，注意が必要である．
（9）経済状態
　支払いをだれがするのか，家族やキーパーソンに確認する．
　治療費などの支払いで銀行や郵便局を利用される場合，患者の氏名でなく，払い込みをした家族自身の住所氏名が記載されていることがあり，請求時に注意しなくてはならない．請求時に，その旨を改めて伝えることが必要である．
（10）訪問時間
　他の居宅介護サービス提供時間と重ならないようにしなくてはならない．問題となるのは，居宅療養管理指導とホームヘルプサービス，デイケア・デイサービスと重ならないようにすることである．

3）費用負担

前稿でも述べたが，介護保険制度では，1割負担が発生するため，医療保険との兼ね合いから，受給者に理解を得るのが難しく，患者負担は増加することになった．
利用者から『医療費のみで行ってほしい』との声も寄せられ

ている．

また，交通費の実費負担についてみると，訪問看護は多くの場合，その料金に含まれているが，歯科衛生士等による居宅療養管理指導では，別途徴収となりさらに利用者の理解が得られにくい．

4）治療内容

治療は，患者の要望を基本に家族の希望を勘案して決めることになるが，痴呆や全身状態の推移から十分意を尽くすことができないことも多い．

内容は，診療所と異なり医療設備が不十分なことから応急処置が中心となるが，義歯に関することはほぼ診療所で行い得る内容と同様のことができる．しかし，患者の全身状態や家族の要望などで医療担当者の意向が十分反映されるとは限らず，不本意な内容に終始することも少なくない．

痴呆が進行している事例では，現状認識が難しく，苦情を訴えられたり介護者がその言葉に振り回されることもあり注意を要する．

なお，局所麻酔を必要とする抜歯などの治療は，医療事故などのリスク軽減を図るため，病院などへ搬送し，入院させ全身管理下で処置を行うことになり，主治医をはじめ搬送先の施設との連携が不可欠となる．

g．病院や施設の場合

訪問診療の場合，訪問治療の依頼がよせられた施設に歯科が診療科として設置れている場合には，その施設へ出向いて診療した場合，社会保険療養担当規則で保険診療の請求はその施設との合意でどちらかが請求することとされている．

介護保険施設への訪問診療は，医科と異なり歯科では認められている．なお老人福祉施設では毎年受診医療施設を県へ報告，老人保健施設では毎月歯科診療日のレセプト記載が行われている．

基本的には在宅と同様である．

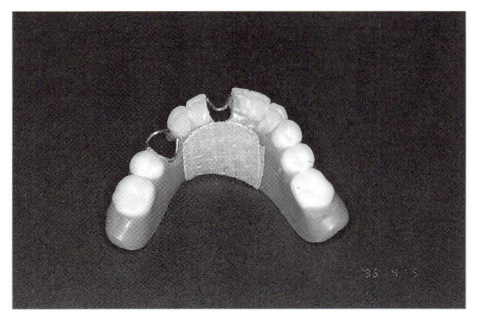

図5　破折した義歯をバンドエイドで修理．

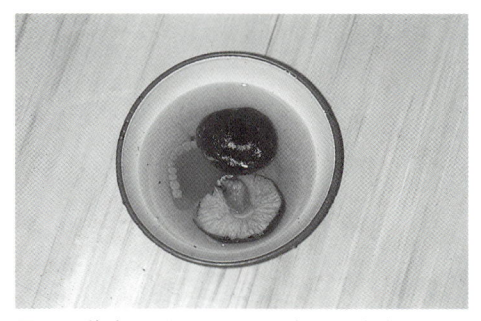

図6　義歯が"しいたけ"を，戻す容器の中に入れてある（痴呆の要介護者）．

1）依頼者

　依頼を寄せてくる状態や疾患などの例を挙げると，脳梗塞や骨折などの後遺症，パーキンソン病，アルツハイマー，痴呆，骨折などの外傷，急性期疾患，悪性腫瘍，結核や肝炎などの感染症，人工呼吸器装着者，意識障害，ターミナルケア，精神疾患など多岐に渡り，歯科治療を行うに際し困難性を伴うことも少なくない．

　なかには，医療者が義歯を紛失してしまったり，患者が誤嚥誤飲した例もある．

2）依頼方法

　本人・家族から直接の場合を除き，多くは，看護婦・主治医・介護支援専門員である．依頼方法は，はじめに電話で行われ，その後，住所などはFAXを用いて行われる．徐々にではあるが，インターネットを利用して，情報の収集・提供・交換も行われるようになってきている．

　デジタルカメラやビデオなどの利用も期待される．

3）必要な情報

（1）主訴

　　歯科医師に伝えられる主訴や状態に正確さを欠くことが多く，治療に使用する必要物品が十分そろわない状況が起きる．したがって，その対策として，出向く前に改めて看護や介護者に主訴や状況を再確認するが，治療の依頼を受けた担当者が勤務明けで不在であったり申し送りが不十分などで，正確

な状態がわからないままになることも多い．本人が，意志を他者に伝えることができない場合は，看護介護している者は，基本的な歯科知識を身につけることが必要となる．

現時点での主訴は，義歯，疼痛，出血，充填物（つめもの）の脱離（とれる）や破損，口腔乾燥，むし歯などである．なかには義歯の誤飲誤嚥の場合もある．

(2) 全身状態と罹患疾病の状況

毎回，診療の前に必ずカルテと看護記録を読み，現在の状況を看護職から得る．

(3) 感染症の有無の確認

対応としては『すべて感染症を有する』として取り扱うことになるが，肝炎や介癬など感染性が強い場合には，病院感染の予防とともに，医療者が感染もしくはキャリヤーとならないようカルテで必ず確認する．

スタンダードプリコーションを基本とする．

(4) 服用薬剤

肝疾患，血液疾患，貧血などで出血傾向が見られる場合，脳梗塞などでワーファリンやバッファリンの服用，透析などによるヘパリンなどの抗凝固剤の使用者については，歯肉や抜歯後の出血の原因となるため，血液一般検査，出血凝固検査，トロンボテストなど，出血凝固系の検査を必ず行いその状態を確認する．

口内炎や口腔乾燥などを呈する薬剤は多く，その治療や指導に際し主治医と検討することが不可欠となる．

(5) 保険証（医療保険・介護保険）と要介護度

病院や施設に入院入所している人に対する歯科の訪問診療は，すべて医療保険の取り扱いとなる．したがって，医療保険の確認が必要であるが，長期入院患者では資格喪失や保険者が変更になっている場合がよく見られ，レセプト（診療報酬明細書・通称レセ）の問い合わせや返戻がなされてくる．

その対応策として，看護職と医事担当者が変更の都度，病棟へ連絡することも一法であろう．イントラネットの活用が望まれる．

（6）看護記録のデータベース

　義歯の紛失や破損などに関するトラブルが発生した場合，データベースに記録がないと対応が十分とれない．病院によっては歯科の記録を記載する部分がないところもあり，改善を依頼するが多くは先送りとなっている．

　少なくとも，義歯の有無（上下），歯磨きの習慣の有無，歯磨きが可能か否か，などの記載は必要である．

（7）退院・転院の申し送り

　訪問の準備で連絡をとると，『退院されました』『転院されました』．なかには，『明日退院ですが，歯科治療はどうなりましたか・・』と．治療を進めるにあたり，主治医や患者家族に治療方針や治療期間の概要を伝えるが，いざとなると難しく，治療途中で退院・転院となることも少なくない．看護記録のどこかに，記載できる項目が必要ではなかろうか．

　また，退院後の継続治療やケアについてサマリー記載時にチェック項目があると，途切れることなく治療などを受けることができ，ほんの少しの気配りが，患者にとり大きな福音となる．

（8）検査やリハビリの時間

　病院や施設へ出向いて診療する場合，時間を事前に通知しておいたのにもかかわらず，食事・検査・リハビリ・他科受診で不在になることがよくみられ，帰棟するまで待機することが少なくない．

　その原因を聞くと申し送りや伝達が不確実の結果生じていることが多い．

（9）口腔の清掃

　歯科受診の予定がある患者には，セルフケアがどの程度可能か，口腔ケアができているか確認し，診療前には口腔内に食物残渣やアメのような間食がないか調べて清潔にしておく．義歯接着剤や安定剤を使用している者については，薬剤を除去しておくこと．

（10）排泄

　診療を受ける直前にトイレに立たれることがあり，高齢者

の場合時間が必要となるので，トイレを確実に終えておくこと．終えていても緊張のためトイレ休憩となる．

(11) 口腔・義歯に関するアセスメント

依頼者が入院入所している場合，施設側のデータベースの不足が目立つ．多くの病院施設では，口腔衛生や義歯に関するアセスメント項目がないか，もしくは項目が設けられていてもチェックされていないことが多く，紛失・誤嚥・誤飲などが発生した場合の対処が困難になる．

(12) その他

留意事項など．

4）治療方針と内容

在宅の場合とほぼ同じで，患者の要望を基本に家族の希望をはじめ，余命・罹患疾患の進行状況・退院退所の時期などを勘案して決めることになる．

治療の基本は，応急処置となるが，義歯に関する内容は，ほぼ診療所で行い得るが，全身状態・家族の要望などで医療担当者の意向が十分反映されるとは限らず，不本意な内容に収まることも少なくない．

痴呆が進行している事例では，介護者がその言葉に振り回されることもあり注意を要する．

h．準備する健康保険証や物品

1）医療者側

日常の物品のなかからその日に必要な物を準備することが，長続きし無駄を省く基本ではないだろうか．訪問診療用に往診車やポータブルユニットは，一開業医では経済的に無理があり，不採算部分を拡大させる経営は一考されたいと思う．

歯科衛生士など従業員教育が不可欠である．

なお，歯科衛生士に，保険証の確認・治療費の請求・治療費の支払いの確認，家族への治療に関する連絡などを，徹底させることが重要である．

2）患者側

(1) 健康保険証，老人医療証，介護保険証，福祉医療証など

看護・介護職も，医療保険と介護保険の一分負担金がどのくらい必要となるか知っておくとよい．

　※なお，保険証をコピーして医療担当者に渡し，書き写し間違いなどのトラブルの発生を防ぐことができる．
（2）用具：洗面器，タオル，ティッシュペーパー，ビニールの風呂敷，懐中電灯，コップ，水，新聞紙など．
（3）治療費：小銭を用意しておいてもらう．
（4）その他：ペットを飼育している場合，診療の邪魔になることがあるので，犬はつないで，鳥は鳥籠にいれておいてもらうとよい．

i．訪問診療に際し留意する疾患

　心疾患，高血圧症，出血傾向を有する疾患，特定疾患（ベーチェット病，悪性関節リウマチ，筋萎縮性側索硬化症など），ステロイド剤服用中，肺機能不全，悪性腫瘍などに罹患している事例では，その進行状況・服用薬剤・予後などを対診し詳細な情報を得て治療に着手することになる．

　なかでも，貧血，肝疾患，抗凝固剤を服用中など出血傾向を有する者では出血凝固時間の確認，高血圧症では安静時最高血圧が160以上の場合は観血処置の検討が必要となる．

　その他，留意しなければならない疾患の例を挙げてみる．

1）リウマチ

　開口障害の進行状況や現在の状態，ステロイドの影響による菌交代現象の有無，顎関節の状態などを把握し，骨の脆弱化による骨折に注意する．

　また観血処置などによりリウマチが悪化することがあるので注意が必要である．

2）筋無力症や筋萎縮性側索硬化症

　ADLの低下に伴いセルフケアが低下するので，残存能力を確認しながら，口腔の清潔が保たれるよう指導する．

　義歯については，セルフケアがしやすいよう作製時の配慮が必要となる．

3）悪性腫瘍

　残された時間（余命）から，治療方針を決める．ターミナルケアへ食の援助としてその一端を担う．

4）血液疾患（白血病など）

　病状が安定したときに観血的処置が行われる．歯ブラシ（極柔らかい毛先の物が市販されている），ガーゼ，スポンジブラシ，巻綿子の選択は，血小板や白血球数など血液の状態により検討する．放射線療法や化学療法を受けている事例でも同様である．病棟では大きなテーマともなるので，詳細は他書にゆずる．病棟などでは，歯ブラシの選択・購入・ブラッシング方法を歯科関係者に助言を求めるとよい．

5）透析者

　抜歯など観血処置を実施する場合，事例によりフサンを使用することがある．

　透析を受けている者は，抜歯数日後，大量出血することがあるので要注意．なお，在宅で腹膜透析などを行っている患者もあるので，状況について詳細を把握しておくこと．

6）低肺機能（じん肺など）

　HOT（在宅酸素療法）を受けている人などでは息こらえができないので抜歯や義歯の型取りが困難となる．したがって，機能低下が軽度な間に，歯科治療を終えておかなくてはならない．

　以上，不快事項が発生しやすい状況におかれている場合を挙げたが，いずれにしても，患者の状況を正確に把握することが基本である．

j．高齢者とセクシャリティ

セクシャリティ

　ここ数年，施設・居宅限らず，トラブルが目立つようになってきた．

　我が国は欧米に比べその取り組みが遅れている．そこで研修会などが各地で開催され始めた．

　歯科訪問診療では，なかでも歯科衛生士の領域では避けて通れない問題であるが本稿では紙面の関係上割愛する．

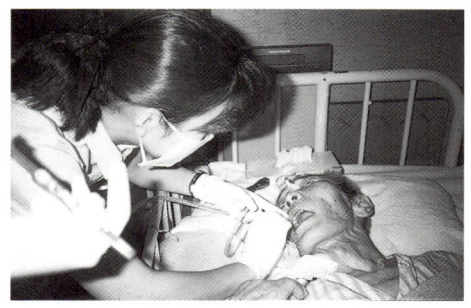

図7 訪問歯科衛生指導の風景（セクシャリティに関する問題が発生した）．

リスクマネジメント

k．リスクマネジメント

医療事故が相次ぎ，リスクマネジメントが注目されるようになったきた．リスクマネジメントは幅広い領域を包含しているのでここでは，歯科訪問診療の現場に関する事項を挙げてみる．

1）医療過誤の防止

訪問診療を在宅で行う場合，診療環境が整っていないこと，患者の状態が良くないことなどから，医療事故や過誤に陥る危険性がある．

したがって，局所麻酔などを使用する抜歯や切開などリスクを伴う診療行為は避け，病院などへ搬送もしくは入院させ治療環境や全身状態が管理できる場所で治療を行うことになる．

2）感染防止

訪問診療の場合，エイズ・肝炎・結核など感染症を有する事例が多く感染対策が必要となる．

訪問診療での基本は
(1) 患者から感染しない
(2) 患者へ感染させない
(3) 患者から患者へのキャリヤーにならない

そこで感染を防ぐには
(1) 主治医などから情報を得る
(2) 感染症について正確な知識を習得する
(3) 感染症があるという認識で機械器具を取り扱う
(4) 患者の全身状態をよく観察する

(5) 消毒・滅菌を厳格に行い，可能な限りディスポ製品を使用する
(6) 医療廃棄物は，在宅の場合持ち帰り，施設の場合は処理を依頼する
(7) 従業員教育を徹底する

などがある．

3) 口腔ケアに付随して考えられる医療過誤（紛争）例

医療訴訟が増加しており，口腔ケアに関連しそうな事例を挙げてみる．

(1) 患者に噛まれてC型肝炎に感染‥1億3000万円賠償請求
(2) 食事を詰まらせて窒息死‥‥‥　2900万円賠償請求

　　不慮の窒息死亡は，平成12年では7500人と推測される．
（厚生労働省大臣官房統計情報部資料から）

(3) 車椅子から転落死‥‥‥‥　2000万円賠償請求

エンゼルケア

I. 死後の処置（エンゼルケア）

在宅死が増してくると推測されるので，死後の処置について，歯科関係者をはじめ介護者にも教育しておかなくてはならない．

1) 義歯の取り扱い

口腔に関するエンゼルケアでは口腔内の清拭と義歯を入れることである．亡くなられた状況により若干異なるが死後1～2時間で硬直が始まる．したがって硬直前に義歯を装着しないと口腔に入らない場合や口唇を閉ざすことができなくなることがある．

亡くなる前しばらくの期間，義歯を取り外してあった場合などでは義歯が合わなくなっている可能性が高く，装着が困難なことが多い．

生前の面影を回復するためにも義歯の装着が望ましい．入院・入所者の場合，家族へは，義歯を持ち帰ったり，片付けたり，捨てたりしないよう，床頭台など，見つけ易い場所に保管する

よう指導しておくとよい．

2）口腔内の処置

体腔内の分泌物の排出を防ぐため，まず顔を横に向けて口角へ膿盆を当て，心窩部を圧迫して胃の内容物を出すか，吸引する．

次いで，口腔内を綿棒などで清拭し，咽頭へ脱脂綿をしっかり詰め込み，その後，青梅綿を詰め義歯を装着する．

綿の詰め方が不十分だと分泌液が口腔から流れ出し，家族が驚き慌てることになる．

なお，綿は外から見えないように留意し，面立ちが整うよう詰める．

3）感染対策

亡くなられた人が感染症を有している場合，感染対策を心掛けなくてはならない．

（1）家族・介護者・親族へ

遺体の体液や血液に触れないように指導する．

（2）葬儀社へ

感染症を有していても，病院側から何も伝えられず，死亡診断書などで知ることもあるという．葬儀社からは，『必ず感染症の有無を連絡していただきたい』との要望が強い．

感染症を有している場合，葬儀社職員の感染を防ぐ意味で，手袋，マスクなどを，使用する場合があり，家族の理解が足りないとトラブルの原因になりかねない．

いずれにしても，家族・葬儀社など関係者の安全配慮と公衆衛生の観点からも，早期の情報の提供が望まれる．

第 4 章

診療の前に知っておきたい知識

1. 歯科治療で注意すべき薬剤

キーワード

a. 歯科治療で投与する薬剤が問題となる疾患

歯科外来では全身疾患の急性期に訪れる患者はほとんどないが，慢性疾患患者が来院する場合が多い．これらの患者の中には，歯科治療の必要性から投与される薬剤により，疾患が悪化したり，常用薬との相互作用により危険を生じたり，薬剤相互の効果に変化を与えたりする場合があるので注意を要する．

パーキンソン病

1）パーキンソン病

通常の歯科治療で使用することは稀ではあるが，向精神薬（ブチロフェノン系精神安定剤，ベンザミド系向精神病薬，フェノチアジン系精神安置剤など）の中には錐体外路症状の発現が高く，パーキンソン病の症状を悪化させるおそれがある．

重症筋無力症

2）重症筋無力症

神経・筋接合部での伝達障害のある重症筋無力症では，抗コリン作用のある多くの薬剤が禁忌となる．このため局所麻酔下の歯科治療では問題が少ないが，静脈内鎮静法で使用される薬剤（ジアゼパム，フルニトラゼパム，ミダゾラムなど）や睡眠薬のほとんどが禁忌となる．抗生物質では筋収縮を抑制する作用のあるリンコマイシン系，神経筋遮断作用のあるアミノグリコシド系が症状の悪化，呼吸抑制をもたらすことから，また副腎皮質ホルモン剤も症状を悪化させることから慎重投与薬となっている．

頭部外傷後遺症

3）頭部外傷後遺症

頭部外傷の後遺症としては麻痺，精神障害，痙攣発作，不定愁訴など多岐にわたり，対症療法がなされている．抗精神病薬は高熱反応の起こるおそれから禁忌となり，脳血流量を低下させるおそれのあるバルビタール系の催眠鎮静薬は慎重投与となっている．

4）精神疾患

歯科治療の必要から投与する薬剤での疾患に対する禁忌薬は少なく，偶発症発生時に投与する薬剤に問題のあることがある．後述する精神疾患の治療薬との禁忌薬は重要である．

躁うつ病 躁うつ病ではアレルギー反応時に投与する塩酸ジフェンドラミン・臭化カルシウムでうつ病が悪化するため禁忌となっている．

てんかん てんかんでは非イオン性造影剤がけいれん発作誘発から禁忌となっている．向精神薬の多くと消炎鎮痛剤のうちインドール酢酸系消炎鎮痛剤（インドメタシン，マレイン酸プログルメタシンなど），MRI用造影剤のガドジアミド水和物（ガドテリドール，ガドペンテト酸メグルミン），抗アレルギー薬のフマル酸クレマスチンがけいれん発作を起こしやすくすることから慎重投与薬となっている．

5）呼吸器疾患

（1）気管支喘息

気管支喘息 気管支喘息では睡眠剤，ベンゾジアゼピン系睡眠導入剤などが原則禁忌薬に指定されているが，これは発作時の呼吸抑制時に使用するとCO_2ナルコーシスを起こす危険があるためで，喘息発作を誘発するわけではない．バルビタール剤は気管支けいれんを誘発することで禁忌薬であり，静脈内鎮静法に使用する薬剤には注意が必要である．また喘息患者ではアレルギー反応を起こしやすいことから，造影剤使用時には注意を要する．アスピリン喘息としてよく知られているように，重篤なアレルギー反応や発作を起こす危険があることから，解熱鎮痛薬のほとんどすべてが慎重投与薬となっている．同じ理由で抗生物質（ペニシリン，セフェム，カルバペネム，モノバクタム系）の投与についてはアレルギーについて十分な注意が必要である．

アスピリン喘息が多少でも疑える患者へやむを得ず消炎鎮痛剤を用いる場合にはアセトアミノフェン（ピリナジン等），または塩酸チアラミド（ソランタール等）を選択する（厚生省免疫・アレルギー研究班：喘息予防・ガイドライン1998，114）．しかし，使用にあたっては十分な注意が必要である．

（2）肺気腫，呼吸不全

呼吸抑制を起こす危険のある睡眠薬（ベンゾジアゼピン系を含め），向精神薬が原則禁忌または慎重投与となっている．静脈内鎮静法施行時には注意を要する．

6）循環器系疾患

　循環器系疾患患者に対しては原則として，循環動態を大きく変化させるおそれのある薬剤は禁忌，または原則禁忌となっている．歯科領域の薬剤としては局所麻酔薬中の血管収縮薬がもっとも関連が深く，エピネフリン含有の局所麻酔薬は，禁忌から原則禁忌に変更になったが，使用量には十分な注意が必要である．

　（1）心機能不全，うっ血性心不全

　心機能不全患者に対して解熱鎮痛剤は禁忌となっている．理由は腎のプロスタグランジン生合成の抑制から，浮腫，循環血液量の増加から心仕事量の増加が起こるからとされている．長期間，大量投与は避ける必要がある．向精神薬は循環抑制を起こす危険から，副腎皮質ホルモン剤は，Naの貯留により，いずれも心不全を悪化させる危険がある．

　（2）高血圧症

　重篤な高血圧症では禁忌薬または慎重投与薬として消炎鎮痛剤があげられている．非ステロイド性消炎鎮痛剤では水，Naの貯留から血圧上昇が起こるおそれがあるのが理由である．歯科領域の使用量，使用期間では治療されている高血圧症では問題は少ないと思われるが，重篤な高血圧時には注意を要する．同じような理由で副腎皮質ホルモン剤は原則禁忌となっている．局所麻酔薬中の血管収縮薬については，前述のごとくである．造影剤も血圧を上昇させることがあるため慎重投与薬になっている．

　不整脈では問題とされている歯科治療に用いる薬剤は少なく，神経痛の治療に用いるカルバマゼピンが禁忌薬とされ,2度以上の房室ブロックには使用すべきではない．

7）消化器系疾患

　（1）胃，十二指腸潰瘍

　消化器系疾患では胃，十二指腸潰瘍などは日常よく遭遇する患者である．これらの患者では非ステロイド系消炎鎮痛剤が胃のプロスタグランジンの生合成を阻害し，胃炎や潰瘍を発生させたり，悪化させたりすることから禁忌となっている．原則禁

忌薬としては長期間投与により消化管潰瘍を発生させるステロイド薬のすべてが含まれる．

(2) 肝硬変，肝障害

肝硬変 肝硬変の禁忌薬の中に肝臓疾患治療薬（グリチルリチン酸・DL－メチオニン，グリチロン錠）があり，肝保護のためと考え投与すると逆効果をもたらすので注意が必要である．非ステロイド系解熱鎮痛剤は肝障害や肝炎を発生させるので重篤な肝障害に対して禁忌薬となっている．

抗生物質ではマクロライド系，テトラサイクリン系，アミノグリコシド系は肝障害があると血中濃度が上昇し，副作用の発生，肝障害の悪化をもたらすので，慎重に投与しなければならない．ペニシリン系，セフェム系，カルバペネム系，モノバクタム系，ペプチド系などは腎臓から排泄されるため，とくに制限されていない．

主として肝臓で代謝される向精神薬や睡眠薬，抗ウイルス剤のアシクロビルは肝障害を悪化させるので慎重投与となっている．一般的に多くの薬剤が肝で代謝されることから慎重な投与が必要である．

8）腎疾患

腎疾患では多くの薬剤の排泄に障害が起こり，血中濃度の上昇により，副作用の発生，腎障害の悪化をもたらす．腎不全患者では投与した副腎皮質ホルモン剤，抗生物質（塩酸セフォゾプラン，塩酸セフォチアム，セフトリアキソンナトリウム，スルベニシンナトリウム，セファゾリンナトリウム，セフチゾキシムナトリウム，セフトリアキソンナトリウム，ピペラシリンナトリウム）の血中濃度が上昇することから慎重な投与が望まれる．消炎鎮痛剤は腎血流量を低下させることから腎障害を悪化させるおそれがある．ジクロフェナクナトリウム（ボルタレン），メフェナムサン（ポンタール）は慎重投与となっている．消毒に用いるヨウドチンキは血中ヨウ素濃度が著しく上昇するおそれがあり，慎重投与となっている．

9）代謝系疾患

糖尿病

（1）糖尿病

　局所麻酔薬中の血管収縮薬が問題であることはよく知られている．エピネフリンは高血糖をもたらすことから，糖尿病性昏睡をもたらすので禁忌であるが，他の血管収縮薬も局所の血流を阻害し，組織の壊死により注射部位に小潰瘍を形成することがある．高濃度の血管収縮薬の使用は避けなければならない．

　副腎皮質ホルモン剤は糖新生促進作用により，血糖値の上昇をもたらすことから大部分が慎重投与，一部が原則禁忌となっている．

10）内分泌疾患

甲状腺機能亢進症

（1）甲状腺機能亢進症

　交感神経興奮薬，副交感神経興奮薬が禁忌薬となっている．局所麻酔薬中のエピネフリンは原則禁忌，静脈内鎮静法に使用するスコポラミン，アトロピン，抗アレルギー薬（塩酸シプロヘプタジン，マレイン酸クロルフェニラミン）が慎重投与薬となっている．

11）膠原病

全身性エリトマトーデス

（1）全身性エリトマトーデス

　非ステロイド性消炎鎮痛剤は全身性エリトマトーデスの腎障害を悪化させたとの報告があり，慎重投与薬に指定されているものが多い．

12）眼疾患

緑内障

（1）緑内障

　抗コリン作用薬が禁忌薬としてあげられ，ベンゾジアゼピン系薬剤（オキサゼパム，クロチアゼム，ジアゼパム，メキサゾラム，フルニトラゼパム，ミダゾラム，ニトラゼパム，ハロキサゾラムなど），スコポラミンなどのほかに，抗ヒスタミン薬，健胃消化剤，亜硝酸アミルなど多岐にわたっている．これらの薬剤は眼圧を上昇させるおそれがある．体液増加により眼内圧の上昇を来すおそれがある副腎皮質ホルモンは原則禁忌薬となっている．

白内障

（2）白内障

白内障では副腎皮質ホルモン剤が水晶体囊の透過性を変化させる恐れがあることから原則禁忌薬となっている．

13）**妊娠**

FDAの薬剤退治危険度分類のうちヒトの胎児に明らかに危険のあるとされるDと禁忌とされているXに分類されている薬剤のうち歯科領域で使用される可能性の大きい薬剤についてあげると，以下のようになる．

解熱鎮痛剤（アスピリン，イブプロフェン，インドメタシン，ジクロフェナク，メフェナム酸など），催眠・鎮静薬〔ベンゾジアゼピン系薬剤（コントール，ジアゼパム，フルニトラゼパム，ミダゾラムなど），バルビタール剤など〕，交感神経刺激薬（メタラミノール），麻薬，抗生物質〔アミノグリコシド（アミカシン，カナマイシン，ストレプトマイシンなど），テトラサイクリンのすべて〕がDに分類されている．Bに分類されているものとしてはセファロスポリンペニシリン製剤がある．造影剤（イオタラム酸，イオパノ酸，ヨードキサム酸），その他の薬剤はすべて安全というわけではなく，ヒト妊婦での対照試験がないものが含まれているので注意を要する．

b．局所麻酔時に問題となる常用薬

1）リドカインとの併用が問題となる薬剤

能書では不整脈に使用される塩酸ベラパミルとH2遮断剤のシメチジンがあげられる．しかし，リドカインを抗不整脈剤として用いる場合に問題となるが，歯科治療に局所麻酔薬として使用される量では問題はないと考える．

2）局所麻酔薬に添加されているエピネフリンが問題となる常用薬

局所麻酔薬中のエピネフリンが問題となる薬剤は数多くあるが，同時に，問題となる薬剤は歯科治療によって上昇する内因性のエピネフリンによっても偶発症を起こす危険性があり注意を要する（表1）．エピネフリンはαとβの作用を持つことから，交感神経を刺激する薬剤および抑制する薬剤はそれぞれ，エピ

表1 エピネフリンの使用が問題となる常用薬の相互作用

薬剤名等	予想される異常
抗精神病薬 　ブチロフェノン系薬剤 　　（セレネース，トロペロン等） 　フェノチアジン系薬剤 　　（ウインタミン等） 　イミノジベンジル系薬剤 　　（デフェクトン等），ゾテピン（ロドピン），チオチキセン（ナーベン），リスペリドン（リスパダール） α-遮断薬	本剤の昇圧作用の反転により，低血圧が現れることがある．これらの薬剤のα-遮断作用により，エピネフリンのβ-刺激作用が優位になるためと考えられている
イソプロレナリン等のカテコールアミン製剤 エピネフリン作動薬（プロタノール等）	不整脈，場合により心停止が現れることがある．蘇生等の緊急時以外には併用しない．これらの薬剤のβ-刺激作用により，交感神経興奮作用が増強すると考えられている
ハロタン等のハロゲン含有吸入麻酔剤	頻脈，心室細動発現の危険性が増大する．心筋のカテコールアミン感受性が亢進すると考えられている
エピネフリン併用注意	
モノアミン酸化酵素阻害薬	本剤が代謝酵素を阻害することにより，カテコールアミン感受性が亢進し，エピネフリンの作用が増強され，血圧の異常上昇を来すと考えられている．
三環系抗うつ薬（イミプラミン，アミトリプチリン等）	本剤はエピネフリン作動性神経終末でのカテコールアミンの再取り込みを遮断し，受容体でのカテコールアミン濃度を上昇させるため，作用が増強され，血圧の異常上昇を来すと考えられている．
ジギタリス製剤	ともに異所性刺激能を持ち，異所性不整脈が現れることがある．
キニジン	相互に心筋に対する作用を増強するため，心室細動が現れることがある
甲状腺製剤（チロキシン等）	本剤は心筋のβ-受容体を増加させるため，カテコールアミン感受性が亢進し，冠不全発作が現れることがある
非選択性β-遮断薬（プロプラノロール等）	β-遮断作用により，α-刺激作用が優位となり，血圧上昇，徐脈が現れることがある
血糖降下薬（インスリン等）	エピネフリンの血糖上昇作用により，血糖降下薬の作用を減弱させることがある

ネフリンの作用を増強，あるいはαまたはβの作用のいずれかを増強する危険を持っている．抗精神病薬，抗うつ薬，甲状腺製剤，降圧剤などを常用している患者ではとくに注意を要する．

c．抗菌薬の投与で問題となる常用薬

抗菌薬 抗菌薬は比較的他の薬剤との相互作用を考えずに投与される場合が多い．しかし，セフェム系，マクロライド系，テトラサイクリン系ではワルファリンの作用増強，アレルギー治療剤デルフェナジン，アステミゾールとの併用では心室性不整脈あるいは心停止が起こることから併用禁忌となっている．マクロライド系抗菌剤，非ステロイド系抗炎症剤との併用で全身痙攣を起こすニューキノロン系抗菌剤など重篤な合併症に注意を要する．マクロライド系では三叉神経痛に使用するカルバマゼピンの血中濃度を上昇させ，めまいや嘔気を起こしたり，不整脈の治療に用いられているジソピラミドとの併用で心不全を起こすなど注意を怠ってはならない．その他胃腸薬のうち抗菌薬の吸収を阻害するものもあり，常用薬を無視すると効果が減弱する場合や逆に常用薬の副作用を増強することもあるので注意が必要である（表2）．

d．合成系抗炎症剤の使用で注意を要する常用薬

合成系抗炎症剤 合成系抗炎症剤の使用ではワルファリンとの併用による抗凝血作用の増強，逆にアスピリンとの併用での作用減弱のほか，前述のニューキノロン系抗菌薬との併用による全身痙攣，躁病治療薬炭酸リチウムの作用増強によるけいれん，抗糖尿病剤の血糖降下作用増強など見過ごしにできない合併症がある（表3）．

表2 抗菌薬の投与で問題となる常用薬

商品名(一般名)	併用薬	予想される異常
セフェム系抗菌剤		
セフジニル(セフゾン)	鉄剤	抗菌剤吸収低下
	ワルファリン	ワルファリンの作用増強
マクロライド系抗菌剤		
エリスロマイシン(エリスロシン,アイロタイシン,アイロゾン)	アレルギー治療剤　デルフェナジン(トリルダン),アステミゾール(ヒスマール)	心室性不整脈,心停止
	強心剤　ジギタリス剤(ジゴキシン)	ジゴキシン作用増強
	頭痛薬　エルゴタミン(カフェルゴット)	エルゴタミン作用増強(四肢の虚血)
	気管支拡張剤キサンチン系テオフィリン(テオロング),アミノフィリン(ネオフィリン)	テオフィリン血中濃度上昇(神経過敏,不整脈)
	抗てんかん薬　カルバマゼピン(テグレトール)	抗てんかん薬血中濃度上昇(めまい,嘔気)
	抗凝血剤　ワルファリン(ワーファリン)	抗凝血剤の作用増強(出血性素因)
	睡眠導入剤　トリアゾラム(ハルシオン)	ねむけ,注意力低下
	不整脈治療剤　ジソピラミド(リスモダン)	心不全
クラリス(クラリスロマイシン)	アレルギー治療薬　テルフュナジン(トリルダン)アステミゾール(ヒスマール)	心室性不整脈,心停止
	気管支拡張剤　キサンチン系テオフィリン(テオロング),アミノフィリン(ネオフィリン)	テオフィリン血中濃度上昇(神経過敏,不整脈)
	睡眠導入剤　トリアゾラム(ハルシオン)	ねむけ,注意力の低下
ルリッド(ロキシスロマイシン)	アレルギー治療薬　テルフュナジン(トリルダン),アステミゾール(ヒスマール)	心室性不整脈,心停止
	強心剤　ジギタリス剤ジゴキシン(ジゴシン)	ジゴキシンの作用増強
	抗てんかん薬　カルバマゼピン(テグレトール)	抗てんかん薬の血中濃度上昇(めまい,嘔気)
	頭痛薬　エルゴタミン(カフェルゴット)	エルゴタミン作用増強(四肢の虚血)

表2　つづき

商品名（一般名）	併用薬	予想される異常
テトラサイクリン系		
塩酸ミノサイクリン（ミノマイシン），塩酸ドキシサイクリン（ビブラマイシン）	抗凝血剤　ワルファリン（ワーファリン）	ワルファリンの作用増強
	胃腸薬　水酸化アルミニウムゲル（マーロックス），アルジオキサ（イサロン）	抗生物質吸収低下
ニューキノロン系抗菌薬		
トスキサシン・オゼックス（トスフロキサシン）タリビッド（オフロキサシン）スパルフロキサシンクラビット（レボフロキサシン）ロメバクト（ロメフロキサシン）	非ステロイド系抗炎症薬	全身けいれん
	胃腸薬　水酸化アルミニウムゲル（マーロックス）	本剤吸収低下
	気管支拡張剤　キサンチン系テオフィリン（テオロング），アミノフィリン（ネオフィリン）	テオフィリン血中濃度上昇（神経過敏，不整脈）
タリビッド（オフロキサシン）	非ステロイド系抗炎症薬	全身けいれん
	貧血治療薬　鉄剤　硫酸鉄（フェロ・グラデュメット）	本剤の吸収低下
	胃腸薬　水酸化アルミニウムゲル（マーロックス）	抗菌剤吸収低下
スパルフロキサシン	非ステロイド系抗炎症薬	全身けいれん
	貧血治療薬　鉄剤　硫酸鉄（フェロ・グラデュメット）	本剤の吸収低下
クラビット（レボフロキサシン）	非ステロイド系抗炎症薬	全身けいれん
	貧血治療薬　鉄剤　硫酸鉄（フェロ・グラデュメット）	本剤の吸収低下
	胃腸薬　水酸化アルミニウムゲル（マーロックス）	本剤の吸収低下
ロメバクト（ロメフロキサシン）	非ステロイド系抗炎症薬	全身けいれん
	胃腸薬　水酸化アルミニウムゲル（マーロックス）	本剤吸収低下

表3 合成系抗炎症剤の投与時に注意を要する常用薬

商品名（一般名）	併用薬	予想される異常
バファリン（アスピリン）	抗凝血剤 ワルファリン（ワーファリン）	抗凝血剤の作用増強
	降圧利尿剤 チアジド系ヒドロクロロチアシド（ダイクロトライド）	降圧作用減弱
	抗糖尿病剤スルホニル尿素薬系トルブタミド（ラスチノシ），インシュリン製剤	血糖降下作用を増強し，悪心，ふるえ，意識喪失
	躁病治療薬 炭酸リチウム（リーマス）	炭酸リチウムの作用増強（手指振戦，けいれん）
ボルタレン（ジクロフェナクナトリウム）	抗凝血剤 ワルファリン（ワーファリン）	作用増強
	アスピリン	相互に作用減弱
	躁病治療薬 炭酸リチウム（リーマス）	炭酸リチウムの作用増強（手指振戦，けいれん）
	副腎皮質ステロイド剤	胃腸障害
	抗悪性腫瘍薬 メトトレキサート（メソトレキセート）	メトトレキサート作用増強（骨髄抑制，口内炎）
	降圧利尿剤カリウム保持性利尿剤トリアムテレン（トリテレン）	急性腎不全
	降圧利尿剤フロセミド（ラシックス）	
	降圧利尿剤ヒドロクロロチアジド（ダイクロトライド）	利尿降圧作用減弱
	強心剤ジギタリス剤ジゴキシン（ジゴキシン）	ジゴキシンの作用増強
	ニューキノロン系抗菌薬	けいれん

表3 つづき

商品名(一般名)	併用薬	予想される異常
ロキソニン（ロキソプロフェン）	ニューキノロン系抗菌薬	痙攣
	抗凝血剤ワルファリン（ワーファリン）	抗凝血剤の作用増強
	抗糖尿病剤スルホニル尿素系トルブタミド（ラスチノン）	血糖降下作用増強
インダシン・インテバン（インドメタシン）	抗炎症剤ジフルニサル（ドロビッド）	胃腸出血
	アスピリン	本剤の作用減弱
	抗凝血剤ワルファリン	抗凝血作用増強
	痛風治療薬尿酸排泄促進剤プロベネシド（プロベネミド）	尿酸排泄促進剤 抗炎症剤の作用増強

2. 検査値一覧

本稿は「第2章 各疾患に対する基礎知識」に対応している.

循環器疾患

項目	正常値	備考
血圧	140mmHg未満/ 90mmHg未満	
心拍数	60〜80回/分	100回/分以上:頻拍 50回/分以下:徐脈
心電図	P波:高さ0.5〜2.5mm 　　　幅 0.1秒以内 PQ間隔:0.12〜0.2秒 QRS幅:0.1秒以内	運動負荷時の1.0mm以上のSTの低下は心筋虚血を疑う
中心静脈圧	5〜10cmH$_2$O	絶対値よりも変動が重要
駆出率(EF)	60〜70%	50%以下で心機能低下

呼吸器疾患

項目	正常値	備考
肺機能検査	1回換気量(TV):500ml 1秒率(FEV$_{1.0\%}$):70%以上 %VC:80%以上 V$_{50}$/V$_{25}$:3以下	 70%以下で閉塞性障害 80%以下で拘束性障害 3以上で末梢気道障害
動脈血ガス分析	pH:7.4±0.04 PaCO$_2$:40±3 mmHg PaO$_2$:95±5 mmHg HCO$_3^-$:25±3 mEq/l SaO$_2$:97±2%	 45mmHg以上で換気障害 70mmHg以下で呼吸不全

代謝性疾患

項目	正常値	備考
甲状腺機能検査	血中遊離サイロキシン (FT_4)：1.1〜2.0 ng/dl	上昇で甲状腺機能亢進症
	血中遊離トリヨードサイロニン (FT_3)：2.6〜5.0 pg/dl	上昇で甲状腺機能亢進症
	甲状腺刺激ホルモン (TSH)：0.6〜7.0 μU/ml	低下で甲状腺機能亢進症
糖尿病検査	空腹時血糖：60〜110 mg/dl	
	グリコヘモグロビンA_1 (HbA_1)：5〜8％	HbA_1，HbA_{1c}はともに過去1〜3か月の平均血糖値を反映する
	グリコヘモグロビンA_{1c} (HbA_{1c})：4〜6％	
脂質代謝検査	総コレステロール ：130〜250 mg/dl	
	HDLコレステロール ：50〜60 mg/dl	
	トリグリセライド ：35〜130 mg/dl	
	リン脂質 ：160〜220 mg/dl	
	遊離脂肪酸 ：0.1〜0.9 mEq/l	

消化器系疾患

項　目	正　常　値	備　　考
肝機能検査	GOT：5～40U/*l*	GOTは心筋梗塞でも高値となる
	GPT：5～35U/*l*	
	γ-GTP：0～80U/*l*	γ-GTPはアルコールや薬物の過剰摂取で増加する
	LDH：120～230U/*l*	
	ALP：25～100U/*l*	ALP，LAPは胆汁流出障害の有無の指標となる
	LAP：70～220U/d*l*	
	Ch・E：300～450U/*l*	Ch・E，アルブミンは肝のタンパク合成能の指標である
	アルブミン：3.5～5.0g/d*l*	
	直接（抱合型）ビリルビン：0～0.3mgd*l*	直接（抱合型）ビリルビンは肝障害で上昇する
	間接（非抱合型）ビリルビン：0～0.8mgd*l*	間接（非抱合型）ビリルビンは溶血性疾患で上昇する
	ICG排泄試験：15分値10%以下	ICG排泄試験は肝全体の機能の指標となる
肝炎ウイルス検査	HBs抗原：現在感染している	
	HBs抗体：過去に感染したことがある	
	HBc抗体：低値なら感染の既往を意味する 高値なら現在感染している	
	HBe抗原：現在感染しており，しかも感染力が強い	
	HBe抗体：感染性はほとんどない	
	HCV抗体：C型肝炎ウイルスに感染している，もしくは感染の既往がある	
膵臓生化学検査	血清アミラーゼ：60～220U/*l*	唾液腺および腎疾患でも上昇する
	血清リパーゼ：10～150U/*l*	

血液・造血器疾患

項　目	正　常　値	備　考
末梢血液検査	赤血球数： 男　400～550万/mm^3 女　370～500万/mm^3 ヘマトクリット値（Ht）： 男　38～50% 女　36～45% 血中ヘモグロビン濃度（Hb）： 男　12.4～17.0g/dl 女　12.0～15.0g/dl 平均赤血球容積（MCV）： 87～103μ^3 平均赤血球血色素（MCH）： 28～35pg 平均赤血球血色素濃度 （MCHC）： 31～36% 白血球数： 3500～8000/mm^3 好中球 　　杆　　状：4～14% 　　分　　葉：42～59% 　　好　酸　球：2～4% 　　好塩基球：0～2% 　　単　　球：3～6% 　　リンパ球：26～40% 血小板数：15～40万/mm^3	 MCV, MCHが低値を示すときは小球性低色素性貧血, MCV, MCHが高値を示す場合大球性高色素性貧血とよばれる 好中球および血小板減少の原因として頻度の高いものに, 薬剤アレルギーがあげられる. アレルギー疾患では好酸球, リンパ球が増加する 3万/mm^{3}以下で出血傾向となる
血液凝固・線溶検査	出血時間（Duke法） ：1-5分 凝固時間（Lee・White法） ：5-15分 活性化部分トロンボプラスチン時間（APTT）：25-40秒 プロトロンビン時間（PT） ：10-12秒 トロンボテスト（TT）：70%以上	 内因性凝固機序のスクリーニングに用いる肝胆道系疾患, アスピリン服用で延長 外因性凝固機序のスクリーニングに用いるVK欠乏, 線溶亢進, DICで延長

腎疾患

項　　目	正　常　値	備　　考
尿　検　査	尿比重：1.002〜1.030 尿蛋白：陰性 ブドウ糖：23〜30mg/dl	
腎機能検査	尿素窒素（BUN） 　：8〜20mg/dl クレアチニン 　：0.6〜1.0mg/dl クレアチニンクリアランス 　：70〜130ml/min 尿　酸（UA）： 男　2.5〜8.0 女　2.0〜6.0mg/dl PSP試験 　15分値：25〜50% 　30分値：40〜60% 　60分値：50〜75% 　120分値：55〜85% Fishberg濃縮試験： 3回尿のうち少なくとも1つの比重が1.022以上	BUN，クレアチニンは感度が低く正常値であっても腎機能が正常とはいえない 糸球体濾過値（GFR）を表す

内分泌疾患

代謝系疾患の項参照

アレルギー疾患

感度および特異度が100%のアレルギー検査は存在しない．また，*in-vivo*のテストを行う際には，必ずアナフィラキシー発作に対応できる設備のもとで行うこと．

項　目	正　常　値	備　　考
皮膚テスト	プリックテスト： 10-15分後に5mm以上の膨疹，または10mm以上の発赤 皮内テスト： 20分後に膨疹10mm以上，または20mm以上の発赤	
チャレンジテスト	数分から数十分間全身状態を観察	
スクラッチテスト	20分後に膨疹が対象の2倍以上，または5mm以上で陽性	
免疫グロブリン検査	IgE：250IU/ml以下	
薬剤によるリンパ球幼若化試験	陰性	対象薬剤を刺激物質として用いる

膠原病・免疫疾患

項　目	正　常　値	備　　考
クームス試験	陰　性	赤血球に対する自己抗体に関する検査
リウマチ因子（RA試験）	陰　性	感度は高いが（80%以上）特異度は低い
抗核抗体（ANA）	20倍未満	自己免疫疾患で高率に陽性となる

3. 略語一覧

A-aDO$_2$	肺胞動脈血酸素分圧較差
A-Cバイパス	大動脈-冠動脈バイパス
ACE	アンジオテンシン変換酵素
ACTH	副腎皮質刺激ホルモン
ADH	抗利尿ホルモン,バソプレッシン
Af	心房細動
AIDS	後天性免疫不全症候群,エイズ
ALL	急性リンパ(芽球)性白血病
ALP	アルカリホスファターゼ
ALS	筋萎縮性側索硬化症
ALT	アラニンアミノトランスフェラーゼ(GPT)
AMI	急性心筋梗塞
AML	急性骨髄性白血病
ANP	心房性利尿ペプチド
AP	狭心症
APTT	活性化部分トロンボプラスチン時間
ASO	抗ストレプトリジンO
AR	大動脈弁閉鎖不全症
ARDS	成人呼吸促迫症候群
ARF	急性腎不全
AS	大動脈弁狭窄症
ASD	心房中隔欠損症
ASO	閉塞性動脈硬化症
AST	アスパラギン酸アミノトランスフェラーゼ(GOT)
ATL	成人T細胞白血病
ATP	アデノシン三リン酸
A-Vブロック	房室ブロック
AVnode	房室接合(部)
A-Vシャント	動静脈シャント
AVP	アルギニンバソプレシン

BA	気管支喘息
BBB	脚ブロック
BMI	肥満指数
BMR	基礎代謝率
BP	血圧
BS	血糖
BT	体温
BUN	血液尿素窒素
BV	血液量，(循環) 血 (液) 量
BW	体重
CABG	冠動脈バイパス手術
CAG	冠動脈造影，冠状動脈造影
CAPD	持続式携帯型腹膜透析法
CBBB	完全脚ブロック
CBC	全血算
CBF	脳血流量，冠血流量
CC	主訴，症例検討会
CCU	冠動脈疾患集中治療室
CD_{50}	50％治効量，治癒量
CF	心不全
CFA	補体結合抗体
CHD	先天性心疾患，冠動脈性心疾患
CHF	うっ血性心不全
CI	心係数
CLBBB	完全左脚ブロック
CLL	慢性リンパ性白血病
CML	慢性骨髄性白血病
$CMRO_2$	脳酸素消費量
CMV	サイトメガロウイルス
CNS	中枢神経系
CO	心拍出量

COLD		慢性閉塞性肺疾患
COPD		慢性閉塞性肺疾患
CP		脳性麻痺
CPA		心肺停止
CPAP		持続気道陽圧
CPC		臨床病理検討会
CPPB		持続陽圧呼吸
CPPV		持続陽圧換気
CPR		心肺蘇生法
CRBBB		完全右脚ブロック
CRF		慢性腎不全
CRP		C反応性蛋白
CT		コンピュータ断層撮影
CTR		心胸郭比
CVA		脳血管障害
CVD		心血管疾患，脳血管障害
CVH		両室肥大
CVP		中心静脈圧
dB		デシベル
DC		直流
DCM		拡張型心筋症
DD		鑑別診断
DIC		播種性血管内凝固
DKA		糖尿病性ケトアシドーシス
DM		糖尿病
Dx		診断
ECF		細胞外液
ECG		心電図
ED_{50}		50％有効量
EEG		脳波
EF		駆出率

EH		本態性高血圧症
EKG		心電図
EMG		筋電図
ENT		耳鼻咽喉科
EOG		エチレンオキサイドガス
EPO		エリスロポエチン
EPI		てんかん
EPS		電気生理学的検査
ERBF		有効腎血流量
ERCP		内視鏡的逆行性胆膵管造影
ERV		呼気予備量
ESR		赤血球沈降速度
ESWL		体外衝撃波砕石術
EVC		呼気肺活量
FBS		空腹時血糖
FDP		フィブリン分解産物
FEV		努力性肺活量
$FEV_{1.0}$		1秒量
$FEV_{1.0\%}$		1秒率
FFA		遊離脂肪酸
FRC		機能的残気量
FUO		不明熱
FVC		努力性肺活量
GABA		ガンマアミノ酪酸(ギャバ)
GFR		糸球体濾過量
GH		成長ホルモン
GMP		グアノシン一リン酸
GOD		グルコース酸化酵素
GTT		ブドウ糖負荷試験
GVHD		移植片対宿主病

HAAb		A型肝炎抗体
Hb		ヘモグロビン
HBV		B型肝炎ウイルス
HCC		肝細胞癌
HCM		肥大型心筋症
HCV		C型肝炎ウイルス
HD		血液透析
HDL		高比重リポ蛋白
HELLP		溶血，肝機能障害，血小板減少症候群
HHD		高血圧性心疾患
HIV		ヒト免疫不全ウイルス
HOCM		閉塞性肥大型心筋症
HOT		在宅酸素療法
HPI		現病歴
HPLC		高速液体クロマトグラフィ
HSV		単純疱疹ウイルス
HTL		ヒトT細胞白血病ウイルス
HUS		溶血性尿毒症性症候群
HV		過換気
HZV		帯状疱疹ウイルス
IABP		大動脈バルーンパンピング
IBS		過敏性腸症候群
IC		最大吸気量
ICF		細胞内液
ICG		インドシアニングリーン
ICP		頭蓋内圧
ICT		冠動脈内注入血栓溶解療法
ICU		集中治療部
IDDM		インスリン依存性糖尿病
IE		感染性心内膜炎
IFN		インターフェロン
Ig		免疫グロブリン

IHD		虚血性心疾患
IPPB		間歇的陽圧呼吸
IR		予備吸気量
IRV		吸気予備量
IRBBB		不完全右脚ブロック
ISA		内因性交感神経活性
ISF		組織液
ISG		免疫血清グロブリン
ISH		収縮期高血圧症
ITP		突発性（特発性）血小板減少性紫斑病
IU		国際単位
IVC		下大静脈
IVH		中心静脈栄養
LAD		左軸偏位
LBBB		左脚ブロック
LC		肝硬変症
LD_{50}		50％致死量
LDH		乳酸脱水素酵素
LE		エリテマトーデス
LOS		低心拍出量症候群
LVH		左室肥大
MAOI		モノアミン酸化酵素阻害薬
MAP		平均動脈圧
MBC		最大換気量
MCH		平均赤血球血色素量
MCHC		平均赤血球血色素濃度
MCV		平均赤血球容積
MDR		多剤耐性
MED		最少有効量
MG		重症筋無力症
MH		悪性高熱症

MI		心筋梗塞
ML		悪性リンパ腫
MLD		最小致死量
MOF		多臓器不全
MR		僧帽弁閉鎖不全症，僧帽弁逆流（症）
MRI		磁気共鳴画像
MRSA		メチシリン耐性黄色ブドウ球菌
MS		僧帽弁狭窄症
MSI		僧帽弁狭窄閉鎖不全（症）
MVV		最大換気量，最大努力呼吸
NCV		神経伝導速度
NGF		神経成長因子
NGT		鼻腔栄養チューブ
NIDDM		インスリン非依存型糖尿病
NMJ		神経筋接合部
NO		酸化窒素
N_2O		亜酸化窒素（笑気）
NPO		絶食
NSAID		非ステロイド性消炎鎮痛薬
OGTT		経口ブドウ糖負荷試験
OHP		高圧酸素療法
OMI		陳旧性心筋梗塞
OP		外来患者
PA		肺動脈
PAC		心房性期外収縮
$PaCO_2$		動脈血二酸化炭素分圧
PaO_2		動脈血酸素分圧
PAT		発作性心房頻拍
PAWP		肺動脈楔入圧
PCWP		肺毛細管楔入圧

PDA	動脈管開存症
PEEP	呼気終末陽圧呼吸
PET	ポジトロンCT（画像）
PG	プロスタグランジン
PH	肺高血圧症，既往歴
PO_2	酸素分圧
POMR	問題志向型診療記録
POS	問題志向型システム
PPH	原発性肺高血圧症
PR	肺動脈弁閉鎖不全症
PRA	血漿レニン活性
PS	肺動脈弁狭窄症，逆説睡眠
PSD	心身症
PSVT	発作性上室性頻拍
PT	プロトロンビン時間
PTCA	経皮的経管冠動脈形成術
PTCR	経皮的経管冠動脈血栓溶解術
PTMC	経皮経管僧帽弁交連切開術
PTT	部分トロンボプラスチン時間
PVC	心室性期外収縮
PVT	発作性心室性頻拍
QOL	生活の質
RA	慢性関節リウマチ
RAST	放射性アレルギー吸着試験
RBBB	右脚ブロック
RBC	赤血球（数）
RBF	腎血流量
RDS	呼吸促迫症候群
REM	急速眼球運動
RES	細網内皮系
RF	リウマチ熱

RI		放射性同位元素
RIA		ラジオイムノアッセイ（放射免疫定量法）
RNA		リボ核酸
RR		回復室，呼吸数
RV		残気量
Rx		処方箋
SAH		くも膜下出血
SaO_2		酸素飽和度
SCC		扁平上皮癌
SD		標準偏差
SDH		硬膜下血腫
SEP		感覚誘発電位
SHR		高血圧自然発症ラット
SIADH		抗利尿ホルモン分泌異常症候群
SIDS		乳幼児突然死症候群
SJS		シェーグレン症候群
SLE		全身性エリテマトーデス
SLO		ストレプトリジンO
SNP		ニトロプルシドナトリウム
SpO_2		経皮的酸素飽和度
SSS		洞不全症候群
STD		性感染症
SVC		上大静脈
SVPC		上室性期外収縮
TA		三尖弁閉鎖（症）
TAE		経カテーテル肝動脈塞栓術
TB		結核
TBV		全血液量
TEE		経食道心エコー術
T／F		ファローの四徴症
TIA		一過性脳虚血発作

TLC		肺気量
TNF		腫瘍壊死因子
TP		総蛋白
TPHA		梅毒トレポネーマ赤血球凝集テスト
TPN		完全静脈栄養
TR		三尖弁閉鎖不全症
TS		三尖弁狭窄症
TSH		甲状腺刺激ホルモン
TTP		血栓性血小板減少性紫斑病
TTT		チモール混濁試験
TV		1回換気量
TVC		時間肺活量
Tx		治療法
UC		潰瘍性大腸炎
UCG		超音波心臓検査
UIV		尿素窒素
URI		上気道感染
US		超音波検査
UTI		尿路感染
VAT		心室興奮時間
VC		肺活量
VD		性病
VDM		血管拡張物質（薬）
VEM		血管収縮物質（薬）
VEP		視覚誘発電位
VF：Vf		心室細動
VHD		心臓弁膜症
VO_2		酸素摂取量
VPC		心室性期外収縮
VSD		心室中隔欠損症
VT		心室頻拍

VWF		フォンウィルブランド因子
WBC		白血球
WHO		世界保健機関
WNL		正常範囲内
WT		体重
ZST:ZnTT		硫酸亜鉛混濁試験

索引

ア

IDDM	63
ITP	94, 96
RA	135
──試験	249
RPP	43
アイゼンメンガー症候群	33
アジソン病	119
アスピリン喘息	130
アドバンスモニタ	42
アニリド型	132
アポイント	13
アミノ酸	115
アミン	115
アルツハイマー型痴呆	184, 190
アレキシシミア	150
アレルギー検査	129
悪性貧血	93, 96, 201
安静狭心症	27
安定狭心症	27

イ

in vitro test	128
in vivo test	128
インスリン依存型糖尿病	63
インスリン非依存型糖尿病	64
胃炎	81, 83, 88
胃潰瘍	81, 83, 86, 87, 234
異型狭心症	27
一次孔欠損	33

ウ

ウイルス性肝炎	82, 87, 89
──の診断	85
うつ傾向	184
うつ病	144, 146, 147, 149
右心不全	34

エ

AIDS	197
ALM	93
AML	93
MRSA	197
NIDDM	64
NYHA分類	38
SLE	135
SS	135
エステル型	132
エンゼルケア	228

カ

ガス交換	46
かかりつけ歯科医	205
下垂体性副腎皮質機能低下症	119
過敏性腸症候群	81, 84, 86, 88
介護	187
──保険証	172
──認定審査会	175
──認定有効期間	218
──報酬	212
──老人施設	211
拡張型心筋症	31, 37, 40, 44
合併症妊娠	162
褐色細胞腫	119, 123, 125, 126
仮面うつ病	144
肝炎	80
──ウイルス検査	246
肝機能検査	246
肝硬変	83, 87, 89, 201, 235
──の検査	86
間接的要因	46
患者のタイプ	10
冠拡張薬	28
冠動脈	27
感染症	196, 197
──治療薬	110

感染性心内膜炎	30
感染防止	227
観血処置	9

キ

気管支炎	47, 51, 53
気管支喘息	50, 53, 233
起坐呼吸	34
器官形成期	161
急性骨髄性白血病	93
急性腎不全	104
急性白血病	93, 96
急性リンパ性白血病	93
居宅療養管理指導費	218
虚血性心疾患	27, 36, 39, 43
仰臥位低血圧症候群	160
狭心症	27, 199
胸痛	28
起立性心疾患	43
金属アレルギー	133, 157

ク

クームス試験	249
クッシング症候群	117, 121, 123, 124
クル病	69
駆出率	31, 244

ケ

ケアプラン	214
ケアマネジャー	214
蛍光抗体法	155
月経周期	158
血圧変動	6
血圧レベル	26
血液凝固因子第Ⅷ・第Ⅸ因子	95
血液凝固・線溶検査	247
血液透析	104
血清タンパク異常血症	66, 72, 74
血友病A・B	95, 96, 99, 201
原発性副腎皮質機能低下症	119

コ

コルチゾール	117

誤嚥性肺炎	47
口腔乾燥症	196
口腔出血に対する局所止血法	98
口舌ジスキネジー	61
甲状腺機能検査	245
甲状腺機能亢進症	115, 236
甲状腺機能低下症	116, 121, 124, 126
甲状腺クリーゼ	116, 124
甲状腺ホルモン	115
合成系抗炎症剤	239
攻撃因子	81
抗うつ薬	146
抗核抗体	249
抗菌薬	239
抗血栓薬内服患者	36
抗精神病薬	146
抗不安薬	145
抗パーキンソン病薬	55
厚生省透析適応基準	106
高血圧症	26, 34, 39, 42, 199, 234
高血圧性脳症	26
高脂血症	64, 71, 76
——の治療薬	71
高齢者人口	4
膠原病	134
骨髄移植	93
骨髄性白血病	93
骨粗鬆症	68, 73, 75, 78
骨軟化症	69, 73, 75, 78

サ

3—3—9度方式	192
左心不全	34
再生不良性貧血	92, 96, 201
在宅酸素療法	226
細菌性肺炎	48
酸性の消炎鎮痛剤	130

シ

CLL	94
CML	94
C型肝炎	83
——の診断	85

シェーグレン症候群	135, 138, 139, 140, 142
自己調節機能	26
自己免疫疾患	95, 134
自然流産	164
脂質代謝異常	64
脂質代謝検査	245
歯肉出血	196
歯肉増殖症	196
主治医意見書	175
十二指腸潰瘍	81, 83, 86, 87, 234
重症筋無力症	61, 232
出血傾向をきたす疾患	94, 96, 97, 99
上気道炎	47, 51, 53
症候性てんかん	58
常染色体優性遺伝	95
紹介状	39, 40
食用黄色4号, 5号	130
人工透析	104, 106
——患者	107, 113, 200, 226
心筋逸脱酵素	28
心筋梗塞	28, 199
心筋症	30, 37, 40, 44
心室性期外収縮	31
——の重症度	37
心室中隔欠損	33, 38, 41, 44
心身症	150
心臓弁膜症	30, 36, 40, 43
心電図	244
心拍数	244
心不全	34, 38, 41, 45, 49
心房細動	31
心房中隔欠損	33, 38, 41, 44
神経症	143, 145, 147, 148
進行性筋ジストロフィー	56
進行性全身性強皮症	136, 138, 140, 141, 142
診査の手順	11
腎機能検査	248
腎不全	103

ス

スクラッチテスト	249
スティーブンス—ジョンソン症候群	151
ステロイド依存性	130
ステロイドカバー	127
ステロイドホルモン	115
ステロイド療法	202
ストレスの原因	12
水頭症	60
錐体外路症状	146, 149
膵臓生化学検査	246

セ

セネストパチー	145
精神分裂病	144, 146, 148, 149
先天性心疾患	33, 38, 41, 44
全身性エリテマトーデス	135, 137, 139, 140, 141, 236
全身性皮膚筋炎	137, 138, 140, 141, 142

ソ

僧帽弁狭窄症	30, 36, 40, 43
僧帽弁閉鎖不全症	30, 36, 40, 43
躁うつ病	233
即時型アレルギー	128
続発性高脂血症	65
蹲踞	33

タ

WHOによる高血圧の診断基準	26, 195
WHOによる高血圧の病期分類	35
WPW症候群	32
タンパク質代謝異常	66
多形滲出性紅斑	151, 154, 155, 156
——症候群	151
多剤併用化学療法	93
多臓器不全	47
多発性硬化症	60
大動脈弁狭窄症	30, 37, 40, 44
代謝性骨疾患	68
代償性肝硬変	83
胎盤通過性	162
帯状疱疹	153, 155, 156, 157

チ

チアノーゼ	193
チャレンジテスト	249

遅延型アレルギー	128
痴呆	188
──性老人自立度	175
中心静脈圧	244

ツ

つわり	160
痛風	67, 73, 75, 77

テ

DIC	93
DM	137
Duchenne型筋ジストロフィー	56
TSH受容体抗体	121
テタニー	120, 126
てんかん	58, 233
手足口病	153, 155, 156, 157
低血糖ショック	75
低酸素状態	47
低タンパク血症	66, 76
鉄欠乏性貧血	92, 95
天疱瘡	152, 154, 156, 157

ト

10日規制	169
閉じこもり症候群	183
頭部外傷後遺症	232
動脈血ガス分析	244
動脈硬化	48
糖代謝	63
──異常	63
糖尿病	63, 69, 74, 75, 199, 236
──検査	245
──治療薬	70
特発性血小板減少性紫斑病	94, 99, 201
特発性てんかん	58

ニ

ニコルスキー現象	153
二次孔欠損	33
二次性高血圧	26
日常生活自立度	175
日本人の平均寿命	5

日本有病者歯科医療学会	2
尿検査	248
妊産婦への対応	164
妊娠悪阻	160
妊娠中毒症	162

ネ

ネフローゼ症候群	102, 106, 113

ノ

脳血管障害	188, 200
脳血管性痴呆症	190
脳出血	26
脳性麻痺	59

ハ

Basedow病	115, 121, 123, 125
パーキンソン病	54, 190, 232
バイタルサイン	191
ハイリスク妊娠	162
パルスオキシメーター	193
ばち状指	33
肺炎	47, 51
肺気腫	49, 51, 53
肺機能検査	244
肺梗塞症	50, 51
肺水腫	34, 49, 51
肺塞栓症	50, 51
白内障	237
白血球減少症	92
白血病	93, 97, 99, 201
播種性血管内凝固	93

ヒ

B型肝炎	82
──の診断	85
PM	137
PSS	136
ビタミンD欠乏症	73
皮内テスト	132, 249
非ウイルス性肝炎	82, 84, 86, 88
非代償性肝硬変	83
肥大型心筋症	31, 37, 41, 44

肥満症	65, 72, 76
左―右シャント	33
標準体重	72
貧血	91, 95, 97, 98

フ

von Willebrand病	95, 97, 100
ファロー四徴症	33, 38, 41, 44
プリックテスト	249
プロドラッグ	87
不安定狭心症	27
不整脈	31, 37, 41, 44
副甲状腺機能亢進症	119, 122, 125, 126
副甲状腺機能低下症	120, 122, 125, 126
副甲状腺クリーゼ	126
副甲状腺ホルモン	120
副腎皮質機能亢進症	117, 121, 124, 126
副腎皮質機能低下症	119, 122, 124, 127
腹膜透析	104

ヘ

ベーチェット病	136, 138, 139, 141, 142
ヘリコバクターピロリ	81
ベンゾジアゼピン系	145
平均寿命の国際比較	5
扁平苔癬	152, 154, 156

ホ

防御因子	81
発作性頻拍症	32
本態性高血圧	26

マ

末梢血液検査	247
満月様顔貌	118
慢性関節リウマチ	135, 137, 139, 140, 141, 190
慢性骨髄性白血病	94
慢性糸球体腎炎	103, 105, 107
慢性腎不全	103, 104, 106
慢性白血病	93, 94, 96
慢性リンパ性白血病	94

ミ

右―左シャント	33
脈拍数	194

メ

メチルパラベン	130, 132
免疫グロブリン検査	249

モ

モニタリング	191
問診	11

ヤ

薬疹	131

ユ

有病者	3

ヨ

要介護高齢者	211
要介護度	218

ラ

ラムゼイ・ハント症候群	153

リ

リウマチ	225
――因子	249
リスクマネジメント	227
リンパ性白血病	93
緑内障	236

ロ

労作性狭心症	27

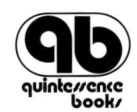

有病者歯科治療ハンドブック

2001年11月10日　初版発行

監修代表　　　白川　正順

　　　　　　　古屋　英毅

監修・編集　　日本有病者歯科医療学会

発　行　人　　佐々木一高

発　行　所　　クインテッセンス出版株式会社
　　　　　　　〒101-0062
　　　　　　　東京都千代田区神田駿河台2-1
　　　　　　　廣瀬お茶の水ビル4F　電話(03)3292-3691

印刷・製本　　三松堂印刷株式会社

Ⓒ2001　クインテッセンス出版株式会社　禁無断転載・複写
Printed in Japan　　　　　　　　　ISBN4-87417-706-9 C3047
定価はカバーに表示してあります